Food and more
FOOD FOR BRAIN

FOOD and more

FOOD FOR BRAIN

MOEWIG

Redaktion City Food & Foto
Gudrun Hoffmüller (redakt. Leitung),
Volker Eggers, Petra Orzech, Silke Riese

Satz und Layout: Eylin Drews

Fotos: City Food & Foto

Printed in Germany
ISBN 3-8118-1564-4

Brainfood für starke Denker

Wir können uns heute vieles leisten, die Technik erleichtert uns das Leben und übernimmt für uns Tausende von Handgriffen. Und dennoch war der Leistungsdruck noch nie so stark wie heute: Die Anforderungen am Arbeitsplatz, in der Schule oder auch in der Freizeit steigen ständig. Für viele ist das tägliche Leben zum Dauerstress geworden, und immer mehr Menschen leiden unter persönlichen Spannungen und Konflikten.

Unser Gehirn braucht, wie kein anderes Organ, eine gezielte Nährstoffzufuhr. Es muß ständig „gefüttert" werden, damit unsere grauen Zellen nicht kapitulieren, damit die Intelligenz und das Gedächtnis ihre Leistungen steigern und allen Anforderungen gerecht werden. Denn ohne unser Gehirn läuft im wahrsten Sinne nichts. Selbst den kleinen Finger können wir ohne es nicht bewegen.

Welche Nährstoffe für unser Gehirn wichtig sind, wie sie im Körper wirken und in welchen Lebenmitteln sie enthalten sind, zeigen wir Ihnen in diesem Buch.

Nicht nur eine gezielte Nährstoffzufuhr fördert die Leistung des Gehirns, auch eine Reihe anderer Faktoren kann die Wirkung erhöhen. Dabei spielt zum Beispiel die Anzahl der täglich eingenommenen Mahlzeiten eine entscheidende Rolle, aber auch die Zubereitung der Speisen und die Zusammenstellung der Lebensmittel sind hierfür ausschlaggebend.

In unserem großen Rezeptteil finden Sie eine Fülle leckerer Gerichte, mit denen Sie sich über den Tag hinweg gesund ernähren können. Mit diesen kulinarischen Köstlichkeiten erhält Ihr Gehirn alles, was es braucht. Lassen Sie sich von den raffinierten Gerichten verwöhnen. Wir wünschen Ihnen guten Appetit!

Ihre Redaktion
City Food & Foto

Inhalt

INFO

FRÜHSTÜCK

SNACKS

VORSPEISEN

HAUPTGERICHTE

Vegetarische Gerichte

Möhren-Apfel-Salat S. 59

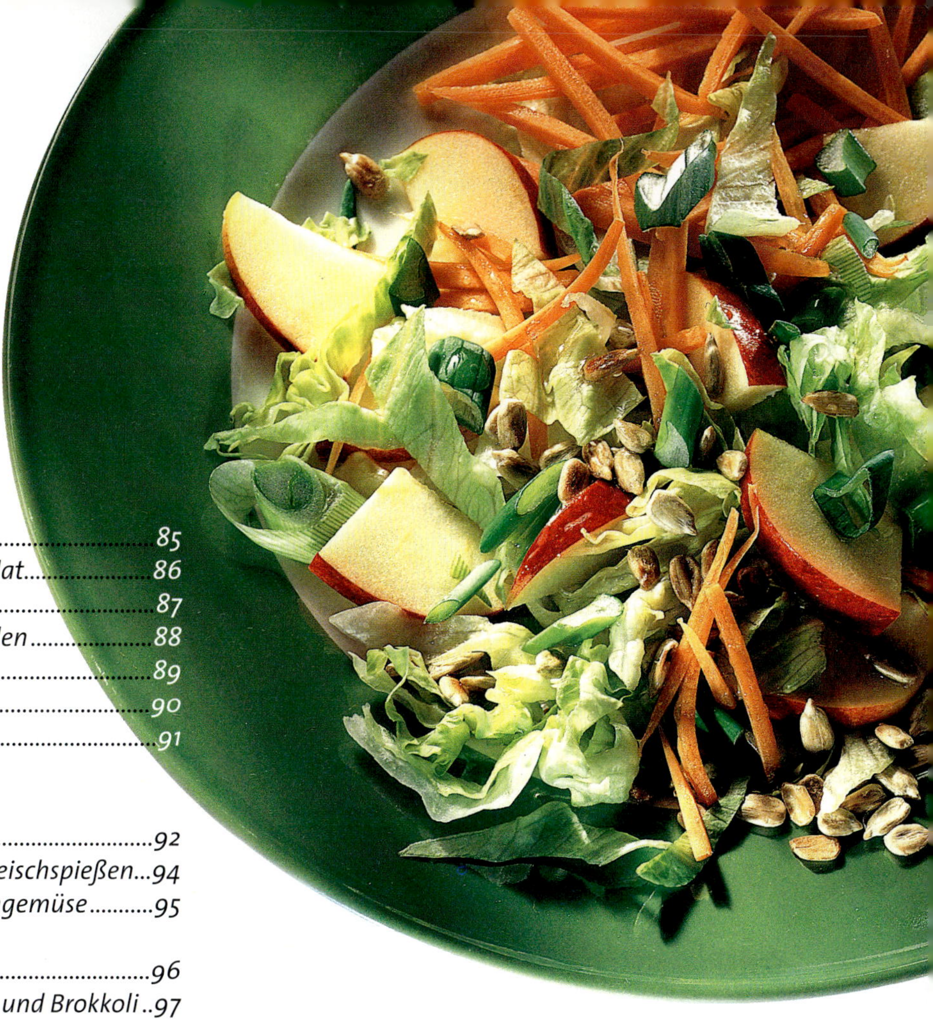

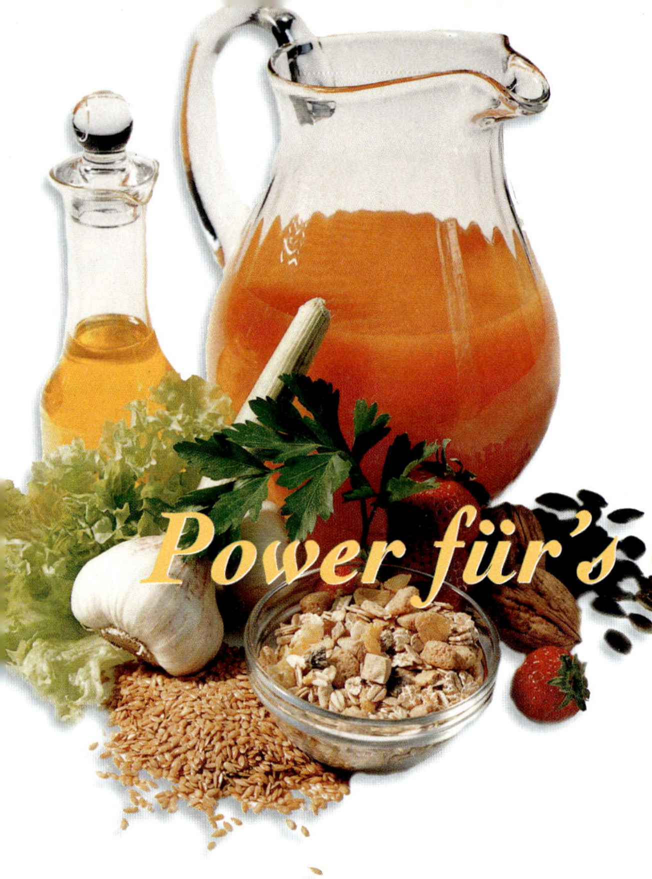

Power für's Gehirn

DIE LEITZENTRALE ALL UNSERER HANDLUNGEN – MIT DER WIR DENKEN, FÜHLEN, HANDELN – BRAUCHT EINE OPTIMALE VERSORGUNG MIT SÄMTLICHEN NÄHRSTOFFEN. UND DIE KÖNNEN WIR NUR ÜBER DIE NAHRUNG ZUFÜHREN. JE MEHR WIR DAS GEHIRN BEANSPRUCHEN, DESTO BESSER MUSS ES „GEFÜTTERT" WERDEN. DENN ES REGELT ÜBERALL IM KÖRPER UNMENGEN AN ARBEIT, AUCH IM DARM, IN DER LEBER UND IM IMMUNSYSTEM. DAZU BRAUCHT ES BIS ZU 15 PROZENT UNSERES BLUTES, DAS DURCH DEN KÖRPER GEPUMPT WIRD, UND ETWA EIN VIERTEL DES GESAMTEN SAUERSTOFFES. KEIN ANDERES ORGAN REAGIERT SO EMPFINDLICH AUF ERNÄHRUNGSFEHLER.

LEISTUNG DURCH GEZIELTE ERNÄHRUNG

Noch nie waren der Leistungsdruck und die Informationsflut so stark wie heute: Die ständige Konfrontation mit neuen Eindrücken und Nachrichten, mit Terminstress und Zeitdruck treibt unser **Gehirn zu Höchstleistungen**. Dabei spielen das Alter, die Lebensumstände und die Tätigkeit keine Rolle. Ob in der Schule, in der Arbeitswelt oder zu Hause – überall werden wir vor Anforderungen gestellt, die zu bewältigen sind. Bei vielen führt diese zunehmende Belastung zu Nervosität, Aggression und Konzentrationsschwäche. Dem kann nur mit einer **gezielten Ernährung** entgegengesteuert werden. Denn nur dann sind wir in der Lage, diese ständigen Belastungen des Alltags zu überstehen und das gesamte Potential unserer Leistung auszuschöpfen.

Die richtige Auswahl und Zusammensetzung der Lebensmittel ist also nicht nur für die körperliche Fitness, sondern auch für Geist und Psyche bedeutsam.
Bereits im Mutterleib können bei einer mangelhaften Ernährung erhebliche **Beeinträchtigungen der geistigen Entwicklung** entstehen. Und auch die Konzentration und der Intellekt bleiben bei einer Fehlernährung auf der Strecke. Damit dies alles nicht geschieht, müssen wir das Gehirn mit einer gezielten Nährstoffauswahl und ausreichend Energie versorgen. Denn nur dann sind wir wirklich leistungsfähig.

„COMPUTER" GEHIRN – DAS REIBUNGSLOSE ZUSAMMENSPIEL

Von unserem Gehirn werden sämtliche Abläufe gesteuert, koordiniert und kontrolliert.

Dabei arbeitet es ähnlich wie ein Computer. Die faszinierende Struktur des Gehirns beschäftigt die **Neurologen** seit Jahren. Viele grundlegende Vorgänge konnten bereits entschlüsselt werden. Dennoch ist die Forschung längst noch nicht abgeschlossen, und vieles heißt es noch zu entdecken.

Man weiß zwar, daß sich das Gehirn während des Wachstums in **rasanter Geschwindigkeit** (pro Minute entstehen ca. 250.000 neue Nervenzellen) vergrößert; wie es allerdings wächst und strukturiert ist, konnte bis heute nicht erforscht werden. Auch warum unser Gehirn auf Vererbung, Erfahrung und Entwicklung so unterschiedlich reagiert, bleibt ein Geheimnis. Dabei spielen die Größe und das Gewicht des Gehirns keine Rolle.

So steigern Sie die Leistung

DAS GEHIRN BRAUCHT NAHRUNG
Zu lange Abstände zwischen den Mahlzeiten senken den Blutzuckerspiegel. Unser Gehirn braucht zwischendurch immer wieder Nachschub.

PAUSE ZUR RICHTIGEN ZEIT
Nur 90 bis 120 Minuten ist unser Gehirn zur Höchstleistung fähig. Dann sinkt die Leistungskurve rapide ab. Gönnen Sie ihm einige Minuten Ruhe und evtl. einen kleinen Snack. Dann ist es bald wieder topfit.

IN RUHE GENIESSEN
Bis das Sättigungsgefühl unser Gehirn erreicht hat, dauert es ca. 20 Minuten. Also in Ruhe genießen und nicht zu hastig essen. So führt man dem Körper nicht zuviel Nahrung zu.

DER BIOLOGISCHE RHYTHMUS
Ungefähr alle 90 Minuten zieht sich der Magen mehrmals rhythmisch zusammen. Dabei stellt sich automatisch ein Hungergefühl ein. Falls man darauf nicht reagiert, kommt es zum Leistungstief.

DIE EMPFANGSZENTRALE

Alle unsere Sinneseindrücke und Handlungen, ob wir sehen, riechen, schmecken bzw. gehen oder greifen, werden vom Gehirn gesteuert. Dabei sind einzelne Regionen des Gehirns für folgende Funktionen zuständig:

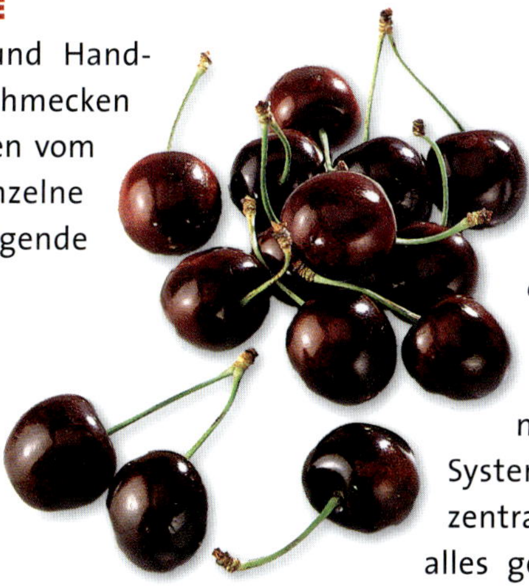

- ***Thalamus steuert die Muskelbewegung, das Bewußtsein und Zeitgefühl***
- ***Hypothalamus ist für Bedürfnisse wie Hunger, Durst oder das Sexualverhalten zuständig***
- ***Amygdala ist für die Emotionen, Sinne und Gefühle verantwortlich***
- ***Hippocampus dient als Zwischenlager für die Kurzzeitinformationen und verteilt diese an spezielle Regionen weiter***

Sie alle erhalten ihre Informationen vom limbischen System, das wie eine Empfangszentrale funktioniert. Hier wird alles gespeichert und weitergeleitet. Hier findet aber auch das Wechselspiel zwischen Seele und Körper statt.

Die Nervenz

WIE FUNKTIONIERT EIN NEURON?

Wie jede andere **Nervenzelle** besteht ein Neuron aus einem Zellkörper und Zellkern. Ein wesentlicher Unterschied zur reinen Körperzelle besteht allerdings darin, daß sich Neuronen nicht mehr vermehren können. Sie geben ihre **Informationen** weiter – und zwar über eine Signalvermittlung. Dabei werden die Nachrichten über das Axon weitergeleitet, das sich in kleinere Ästchen aufspaltet und mit Dentriten anderer Zellen eine Vereinigung (Synapse) bildet.
Biochemische **Botenstoffe**, die in den Nervenzellen hergestellt werden, machen dabei eine Vermittlung erst möglich. Der Neurochemie sind inzwischen einige dieser Botenstoffe bekannt. Andere müssen noch erforscht und entdeckt werden.

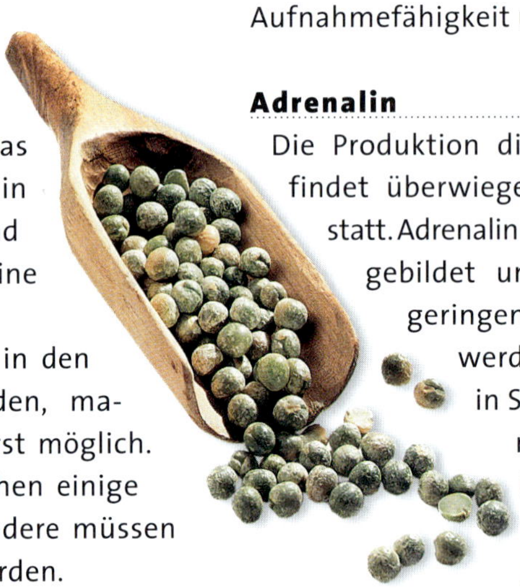

Viele dieser Botenstoffe werden aufgebaut mit Substanzen, die wir über die Nahrung aufnehmen, wie z.B. die Aminosäuren. Wichtig ist dabei, daß dem Gehirn immer nur eine begrenzte Menge dieser **Transmitter** zur Verfügung steht. Darum müssen wir, für eine optimale Funktion des Gehirns, die von ihm benötigten Substanzen ständig zuführen. Die Aufgaben der einzelnen Botenstoffe ist sehr vielschichtig: Mal beeinflussen sie bestimmte Abläufe, mal können sie sich aktiv daran beteiligen.

DIE WICHTIGSTEN NEUROTRANSMITTER

Ohne Neurotransmitter läuft im Gehirn und im zentralen Nervensystem nichts. Sie geben Signale von Zelle zu Zelle weiter und dirigieren im Gehirn das Gedächtnis, die Sprache, die Aufnahmefähigkeit und das logische Denken.

Adrenalin

Die Produktion dieses wichtigen Hormons findet überwiegend im Nebennierenmark statt. Adrenalin wird aus dem Noradrenalin gebildet und kann auch zu einem geringen Teil im Gehirn aufgebaut werden. Geraten wir kurzzeitig in Stress, wird vermehrt Adrenalin ausgeschüttet. Das hilft, den Stress besser zu bewältigen. Bei einer längeren Belastung kann die Wirkung aber auch ins Gegenteil umschlagen und zu Depressionen führen.

Serotonin

Ein Tausendsassa unter den Botenstoffen, denn das Serotonin ist bei vielen Lebensvorgängen maßgeblich beteiligt: Es bremst Hunger und Schmerz, weist Aggressionen in ihre Schranken und kontrolliert **unseren Biorhythmus**. Allgemein wird dieser Botenstoff auch „Glückshormon" genannt, da er uns ein zufriedenes und ausgeglichenes Gefühl vermittelt. Bei Mangel hingegen kommt es zu Aggressivität oder Depression. Ein starkes Verlangen nach Genußmitteln macht sich dann bemerkbar. Serotonin wird unter Mitellen

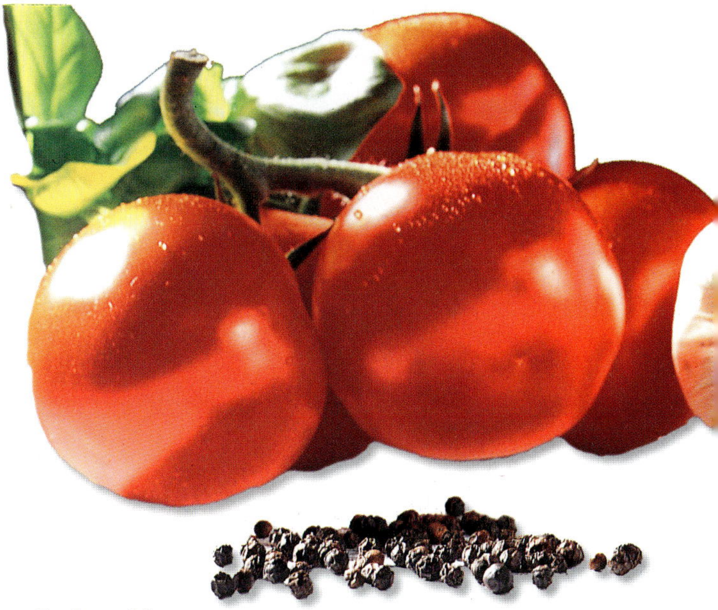

wirkung von Kohlenhydraten und vom Vitamin B1 direkt aus der essentiellen Aminosäure **Tryptophan** gebildet, die über die Nahrung aufgenommen werden muß. Gute Lieferanten hierfür sind Fische, Hülsenfrüchte und einige Gemüsesorten wie Tomaten, Rettich und rote Bete sowie Mandeln und Bananen. Aber auch in Milch und Joghurt kann man diese Aminosäure finden.

Dopamin

Dopamin ist einerseits für die Gedanken und für die Phantasie zuständig, andererseits aber auch für den **Bewegungsmechanismus** und hat eine anregende Wirkung auf unser Herz-Kreislauf-System. Lieferant für diesen Botenstoff ist die Aminosäure **Thyrosin**. Man findet sie in Tofu, Geflügelfleisch und fettarmen Käsesorten.

Acetylcholin

Ob wir in der Lage sind, Informationen aufzunehmen und zu behalten, oder ob wir uns auf Dinge konzentrieren können, hängt maßgeblich von diesem Neurotransmitter ab. Zum Aufbau benötigt er Cholin , ein Bestandteil aus Lecithin. Diese **Nervennahrung** findet man überwiegend in Käse, Buttermilch, Nüssen, Eigelb, Leber und Sojabohnen. Medikamente und Drogen können die Wirkung erheblich stören. Zudem führt eine Unterversorgung zu Vergeßlichkeit und Konzentrationsmangel. Wurtmann (er forscht im Auftrag der NASA) stellte fest, daß Acetylcholin im Gehirn überwiegend im **Hippocampus** zu finden ist. Eine vermehrte Aufnahme von Cholin, so vermutet der Forscher, könnte bei einem Versagen des Kurzzeitgedächtnisses helfen.

Endorphine

Bei psychischem Stress werden Endorphine bevorzugt vom Stoffwechsel in Anspruch genommen. Dieser Botenstoff wird u.a. mit Hilfe der Aminosäuren Lysin, Tyrosin, Phenylalanin und Methionin aufgebaut. Besonders in einer **Extremsituation**, herbeigeführt durch Leistungsdruck, Konflikte oder Sorgen, müssen wir über die Nahrung diese Bausteine zuführen. Fisch, mageres Fleisch und Käse sind hierfür gute Lieferanten. Aber nicht nur über die Nahrung läßt sich Endorphin aufbauen, auch **kreative Beschäftigung** und sportliche Betätigung kurbeln die Produktion an.

Noradrenalin

Die Aminosäuren Lysin, Methionin und Phenylalanin sind die Ausgangsstoffe für Dopamin, aus dem dieses Hormon entsteht. Es hat eine anregende Wirkung, und es beeinflußt unser Gedächtnis und **Lernverhalten**. Zudem gehört Noradrenalin auch zu den „Glückshormonen“ und ist sogar in der Lage, bei Stress eine euphorisierende Wirkung zu vermitteln. Mageres Fleisch, Fisch und Käse sollten wir bevorzugen, um Noradrenalin in Gang zu halten. Aber auch die **Vitamine C** und **B 6** sowie Magnesium und Mangan spielen bei der Bildung eine wichtige Rolle.

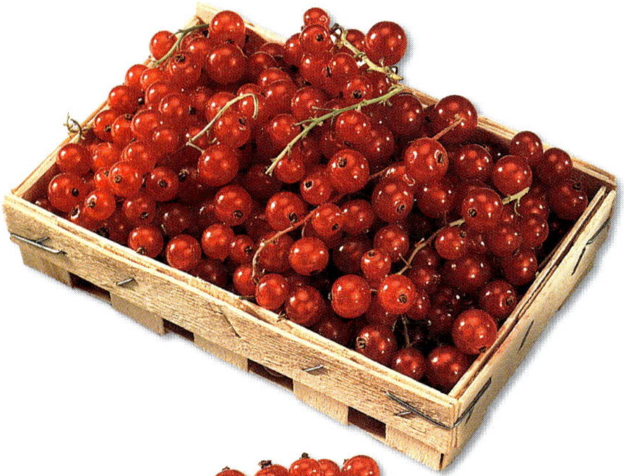

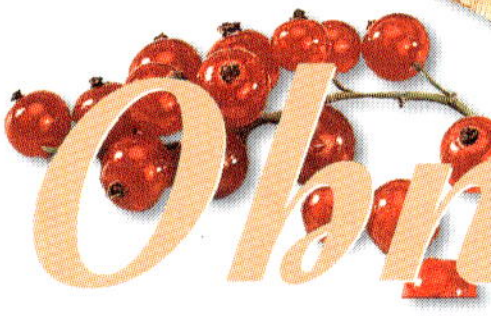

Ohne Energie läuft nichts

Auch wenn unser Gehirn lediglich 2 bis 3 Prozent unseres gesamten Körpergewichtes ausmacht, verschlingt es einen Löwenanteil der **Nahrungsenergie**. Etwa 20 Prozent des täglichen Bedarfs wandert in das Gehirn. Dabei ist nicht nur entscheidend, wieviel wir essen, sondern auch, **was wir essen** und in welcher Zusammensetzung. Denn in unserer Nahrung müssen genau die Substanzen enthalten sein, aus denen dann die notwendigen Botenstoffe zur Informationsübermittlung gebildet werden können. Für diese Stoffe sind Proteine, Fett, Glucose, Vitamine und auch Mineralstoffe enorm wichtig.

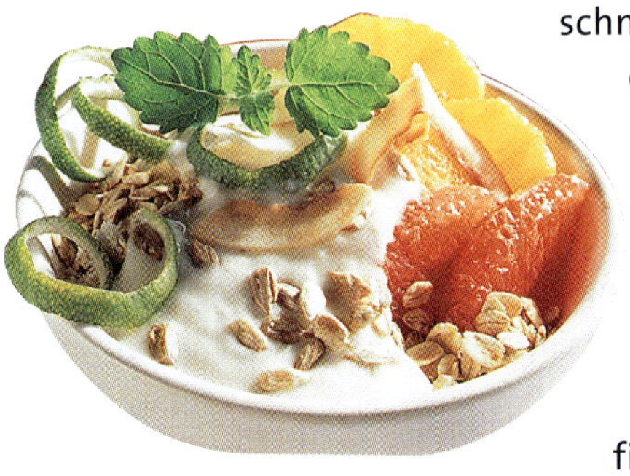

KOHLENHYDRATE – DIE BRINGEN POWER

Sie sind die Hauptenergiequelle für unsere Körperaktivität und liefern den Treibstoff für die Muskel- und Gehirnarbeit. Kohlenhydrate werden in den **Pflanzen gebildet**, und zwar unter der Einwirkung von Sonnenenergie. Unser Gehirn benötigt für seine Funktionsfähigkeit, im Gegensatz zu den anderen Körperzellen, nur die kleinste Einheit der Kohlenhydrate, die Glukose. Die wichtigsten Kohlenhydrate sind Stärke- und Zuckerarten und Zellulose. Dabei unterscheidet man zwischen den komplexen und den einfachen Kohlenhydraten, die man zum Beispiel in Früchten und Süßigkeiten oder auch in Traubenzucker findet. Hieraus kann die Glukose schnell gewonnen und dem Gehirn über das Blut bereitgestellt werden. Zwar steigt der **Glukosespiegel** bei den einfachen Kohlenhydraten rasch an, nimmt aber auch genauso schnell wieder ab. Dies kann zu einer Unterzuckerung führen. Die Folgen sind: Heißhunger und **Konzentrationsschwäche**. Komplexe Kohlenhydrate sind beispielsweise in Getreideprodukten, Reis, Kartoffeln und Gemüse zu finden. Im Verdauungsprozeß werden die komplexen Kohlenhydrate (Polysaccaride bzw. Vielfachzucker) von bestimmen Enzymen herausgelöst und in **Glukosemoleküle** gespalten. Diese Moleküle gehen nach und nach ins Blut über und wandern so in unser Gehirn. Erst jetzt steht Glukose als Superkraftstoff dem Gehirn zur Verfügung. Auf diese Weise wird es kontinuierlich optimal mit Energie versorgt, und wir können uns auch über längere Zeit hinweg sehr gut konzentrieren.

AUF DIE KOMBINATION KOMMT ES AN

Folgende Nahrungszusammenstellungen liefern eine optimale Eiweißversorgung

- Fleisch, Fisch oder Milch – mit Brot, Vollkornreis- oder -nudeln.
- Milch, Ei, Quark oder Käse – mit Kartoffeln
- Weizen oder Roggen – mit Gemüsen und Salaten aller Art oder Hülsenfrüchten

Füttern wir hingegen unseren Körper ständig mit **Süßigkeiten**, Weißmehlprodukten, zuckerhaltigen Getränken usw., also mit industriell hergestellten Lebensmitteln, nehmen wir isolierte bzw. konzentrierte Kohlenhydrate zu uns. So kommen wir zwar auch an genug Glukose, aber kaum noch die positiven Stoffe wie Vitamine, **Ballast- und Mineralstoffe**, wie sie in naturbelassenen Nahrungsmitteln in Hülle und Fülle vorkommen. Dabei ist gegen ein kleines Stück Kuchen, eine knusprige Semmel zwischendurch oder auch mal eine Süßigkeit zum Trost nichts einzuwenden. Kein gesunder Mensch ist bei einem mäßigen Zuckerverzehr je krank geworden. Allerdings: Auf unserem Speiseplan stehen leider viel zu viele dieser isolierten Kohlenhydrate.

SO KÖNNEN WIR UNS GUT KONZENTRIEREN

Um unserem Gehirn eine optimale Versorgung gewährleisten zu können, sollte ca. 60 Prozent unserer Nahrung aus Kohlenhydraten bestehen. Denn die Denkfähigkeit, die Konzentration und unser **positives Empfinden** ist nur dann vorhanden, wenn der Glukosespiegel konstant bleibt. Das heißt nicht, daß wir ständig essen müssen. Ein Teil unseres Bedarfs wird in der Leber und in den Muskeln gespeichert. Die Hormone **Insulin** und **Glucagon** regeln dabei den Glukosehaushalt. Bei einem längerfristigen Nahrungsverzicht werden jedoch auch diese Speicher geleert, es kommt zu einer Unterzukkerung. Die Folge: Kopfschmerzen, Schlaflosigkeit und nervöse Störungen. Um diese zu verhindern, sollten sie die Speisen optimal verteilen, d.h. 5–6 kleinere Mahlzeiten pro Tag einnehmen.

EIWEISS – DER NEUROTRANSMITTER

Das Nahrungseiweiß, welches aus Riesenmolekülen besteht, wird während der Verdauung in viele kleine Untereinheiten, die Aminosäuren, gespalten. Nur sie können durch die Darmwände gelangen und so ins Blut aufgenommen werden. **Aminosäuren** sind ein wichtiger Baustein für unser Gehirn, da sie als Neurotransmitter agieren. Von den 22 verschiedenen Aminosäuren kann der menschliche Körper neun, die als lebensnotwendig, also essentiell gelten, weder selbst bilden noch speichern. Darum müssen sie über die Nahrung zugeführt werden. Fehlt nur eine dieser Säuren, läßt unsere Leistungsfähigkeit nach. Aminosäuren befinden sich sowohl in tierischen wie auch in pflanzlichen **Nahrungsmitteln**. Gute tierische Lieferanten sind mageres Fleisch, Fisch, Milch und Milchprodukte sowie Eier. In Pflanzen sind sie z.B. in Hülsenfrüchten, Soja, Vollkornprodukten, Nüssen, Gemüse und Kartoffeln enthalten. Die Konzentration von Aminosäuren im Blut schwankt stark und ist abhängig von der Anzahl und von der Größe der Mahlzeiten. Um einem Mangel entgegenzusteuern, sollte man die ganze Palette der Eiweißquellen nutzen, und zwar in der richtigen Gewichtung.

Aminosäu

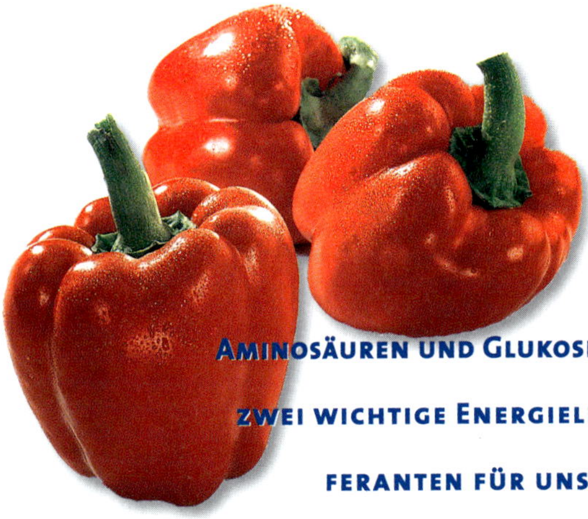

AMINOSÄUREN UND GLUKOSE – ZWEI WICHTIGE ENERGIELIEFERANTEN FÜR UNSER GEHIRN. SIE HALTEN UNSEREN GEIST FIT UND LEISTUNGSFÄHIG UND SIND FÜR VIELE FUNKTIONEN IN UNSEREM KÖRPER ZUSTÄNDIG

DIE WICHTIGSTEN AMINOSÄUREN AUS DER PFANZENWELT

Isoleucin

Diese Aminosäure reguliert den Thymus und den Stoffwechsel. Wichtig bei Stress. Oliven, Avocados, Nüsse und Papayas sind gute Lieferanten.

Lysin

Sorgt für den reibungslosen Fettstoffwechsel mit Hilfe von Leber und Galle. Vorkommen in grünem Gemüse und orange Früchten, in Soja und Sprossen und in vielen Rüben.

Phenylalanin

Entsorgt Körperabfälle über die Nieren. Bei Mangel kann es zu Depressionen kommen. In Karotten, Tomaten, Petersilie, Äpfeln und Ananas enthalten

Tryptophan

Regeneriert die Zellen und das Gewebe im Gehirn und in den Nerven. Kommt in allem vor, was in der Erde wächst, z.B. Möhren, Rettich und Rüben.

FETT – KONZENTRIERTE ENERGIEQUELLE

Übergewicht und Zivilisationskrankheiten brachten Fett in den letzten Jahren immer mehr in Verruf. Es wurde zuviel und oft vom Falschen gegessen. Dabei hat gerade Fett für unsere geistige Leistungsfähigkeit eine bedeutende Funktion. Ohne diese Energiequelle können zum Beispiel die **fettlöslichen Vitamine** gar nicht aktiv werden. Die empfindlichen ren

Gehirn- und Nervenzellen sind zum Schutz mit einem Fettgewebe gepolstert, und Axone haben eine Hülle aus Fett, die sie schützt. Cholin, ein wesentlicher Bestandteil der **Omega-3-Fettsäuren**, hält diese Hülle geschmeidig. Nur über die Nahrung kommen wir an diese Säuren heran. Gute Lieferanten hierfür sind z.B. Fische wie Makrelen, Heringe, Thunfisch oder Lachs.

DIE FÜNF POSITIVEN EIGENSCHAFTEN

Fett transportiert die fettlöslichen Vitamine (A,D,E,K) sowie die essentiellen Fettsäuren durch die Darmwand in den Blutstrom. Und erst durch Fette wird das Vitamin D dem Körper verfügbar gemacht. Zudem machen Fette aus Carotin zum Beispiel das Augen- und Anti-Krebsvitamin A.

- ***Fett umschließt alle Organe im menschlichen Körper und schützt sie.***

- ***Fast die Hälfte unseres Fettdepots liegt unter der Haut. So können wir starke Temperaturschwankungen besser verkraften.***

- ***Bei der Verdauung bleibt Fett länger im Magen, verlangsamt so die Salzsäureproduktion und hat einen hohen Sättigungsswert.***

- ***Fett ist ein starker Geschmacksträger. Erst mit ihm schmeckt das Essen richtig gut. Es entlockt den Speisen viele Aromastoffe, macht den Braten knusprig und den Kuchen saftig.***

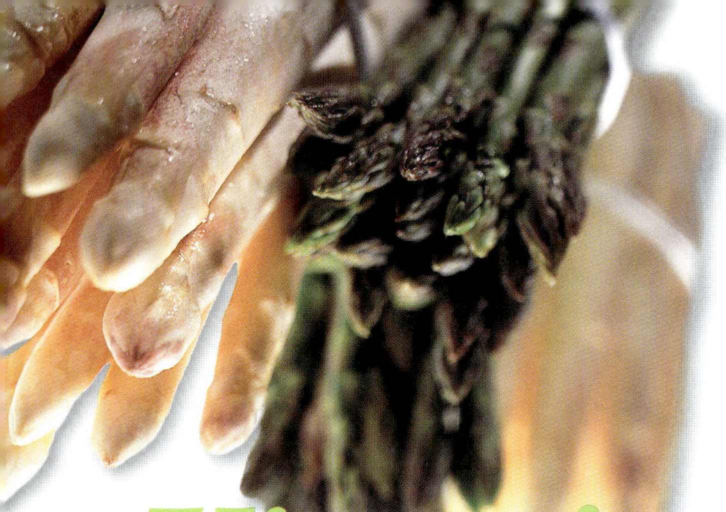

Vitamine & Mineralstoffe

VITAMINE – FÜR GEISTIGE VITALIÄT

Jeder von uns braucht sie, und zwar Tag für Tag. Denn die Vitamine sorgen für einen reibungslosen Ablauf unseres Stoffwechsels. Somit ist auch unser Gehirn auf sie angewiesen – für das persönliche Wohlbefinden und für unseren Intellekt. Dabei reichen schon, im Gegensatz zu den Energieträgern, **winzige Mengen** dieser wertvollen Stoffe aus, um fit und leistungsfähig zu bleiben. Vitamine kann der menschliche Körper, bis auf das Vitamin D, selbst nicht produzieren, sie müssen daher über die Nahrung zugeführt werden.

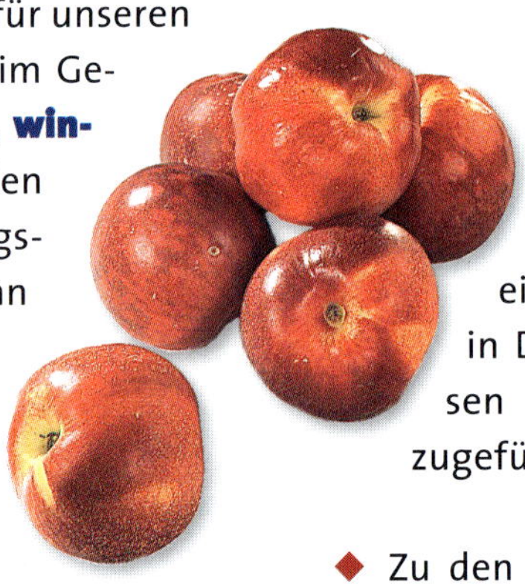

Nach den neuesten wissenschaftlichen Erkenntnissen spielen Vitamine eine noch entscheidendere Rolle für die **geistige Fitness** als bislang angenommen. Gerade bei außergewöhnlichen Belastungen, zum Beispiel starkem seelischen Stress, schnellt der Vitaminbedarf drastisch in die Höhe.

DAS GANZE POTENTIAL

Genau 13 Vitamine hat man bis heute entschlüsselt. Jedes von ihnen hat seine spezielle Aufgabe im Körper, wobei sich einige von ihnen auch gegenseitig unterstützen. Vitamine werden in zwei Gruppen unterteilt:

- Die fettlöslichen Vitamine A, D, E und K können nur in Verbindung mit Fett wirksam werden und greifen direkt in den **Stoffwechsel** ein. Sie sind speicherbar, können also in Depots angelegt werden und müssen somit nicht ständig dem Körper zugeführt werden.

- Zu den wasserlöslichen Vitaminen gehört die B-Gruppe und das Vitamin C. Sie kann der Körper nicht speichern, darum müssen die Vitamine über die Nahrung in **ausreichender Menge** zugeführt werden. Sie funktionieren wie Katalysatoren, werden somit bei den chemischen Reaktionen nicht verbraucht, sondern beschleunigen diese nur.

Eine ausführliche Übersicht der Vitamine, ihrer Funktionen und Vorkommen finden Sie auf den Seiten 20 und 21.

MINERALSTOFFE – AKTIVIEREN DEN STOFFWECHSEL

Wie Vitamine sind auch Mineralstoffe für unsere körperliche und geistige Gesundheit lebensnotwendig. Und auch sie können nur über die Nahrung zugeführt werden. Ihre Aufgaben sind vielschichtig: sie sind verantwortlich für Blut- und Nervenzellenaufbau und -funktion, für Verdauung und Stoffwechsel, für den Erhalt und **Aufbau der Knochen** und Zähne und helfen im Immunsystem Abwehrstoffe aufzubauen. Zudem sind Mineralstoffe, genauso wie die Vitamine, für die Herstellung der **Neurotransmitter**, der Botenstoffe, notwendig. Sie ermöglichen erst die Verbindung zwischen Gehirn, Nervenbahnen und allen Organen. Sie regulieren aber auch unseren Herzschlag, unsere Atmung und jede Bewegung, selbst die des kleinen Fingers und auch den Lidschlag unseres Auges.

Wie nun kommt man an diese wertvollen, lebensnotwendigen Stoffe? Die höchste Dichte besitzt das Gemüse. Obendrein erhalten wir auch noch jede Menge **Ballast- und Biostoffe**, wenn wir viel Gemüse essen. Für die optimale Ausbeute sind eine schonende Zubereitung und viel Rohkost von Bedeutung. Auch in Getreide steckt eine Menge Mineralstoffe. Allerdings, je weniger die Randschichten mit Schale vermahlen werden, desto geringer ist der Mineralstoffgehalt im Mehl.

In der Tabelle auf den Seiten 20 und 21 erhalten Sie einen Überblick der wichtigsten Mineralstoffe, ihrer Funktion und der Lebensmittel, in welchen sie enthalten sind. Prinzipiell läßt sich aber sagen: Bei einer guten, **ausgewogenen Mischkost** und einem hohen Anteil an Vollkornprodukten ist eine ausreichende Versorgung gewährleistet.

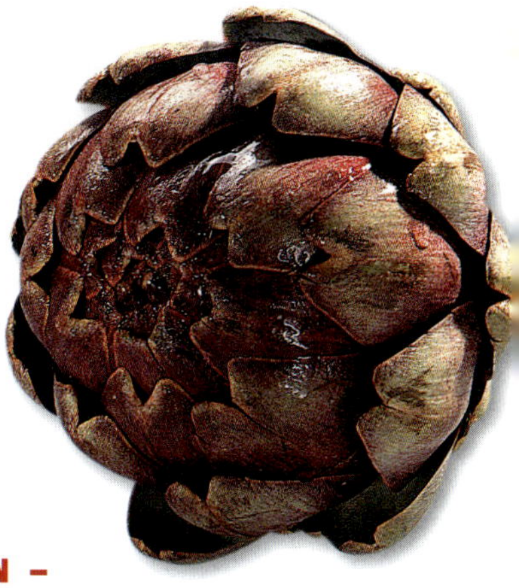

RICHTIG ERNÄHREN – ABER WIE?

Zu den wichtigen Inhaltsstoffen der Nahrung und den chemischen Abläufen im Körper gibt es vieles zu berücksichtigen; eines ist unumstritten: Essen ist nicht nur eine reine Nahrungsaufnahme, sondern etwas, was wir mit allen **Sinnen genießen** sollen. Essen muß also Spaß machen, die Farben und der Duft der Speisen sollen den Appetit anregen, und es soll lecker schmecken. Nur dann kann Essen unser Leben, unser Wohlbefinden und unsere **Gesundheit** beeinflussen. Schon allein der Kauf von frischem Obst und Gemüse auf dem Wochenmarkt und die Zubereitung der Speisen in der häuslichen Küche kann zu einem Ritual werden, das unser Leben bereichert!

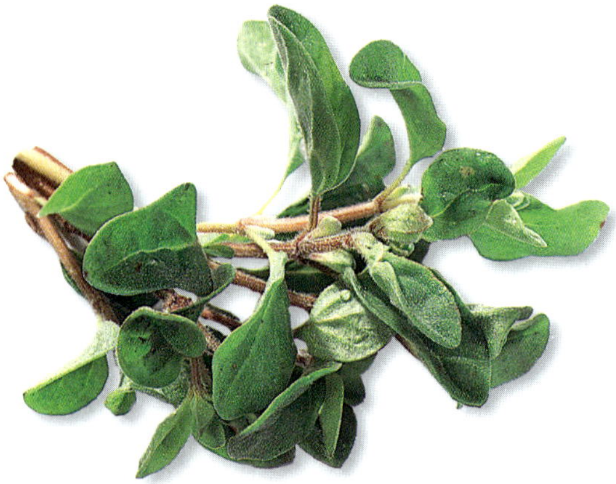

VON ALLEM ETWAS, ABER BEWUSST

Das A und O einer optimalen Ernährung ist eine ausgewogene Mischkost – von allem etwas und das in der richtigen Kombination. Die 10 goldenen Regeln der DGE (Deutsche Gesellschaft für Ernährung) bringen dieses auf den Punkt:

- ***Vielseitig – aber nicht zuviel. Abwechslungsreiches Essen schmeckt und ist vollwertig***
- ***Wenig Fett und fettreiche Lebensmittel. Denn zuviel Fett macht dick***
- ***Würzig, aber nicht salzig. Kräuter und Gewürze unterstreichen den Eigengeschmack der Speisen***
- ***Viele Vollkornprodukte. Sie liefern wichtige Nährstoffe und Ballaststoffe***
- ***Reichlich Obst, Gemüse und Kartoffeln. Diese Lebensmittel sind der Mittelpunkt gesunder Ernährung***
- ***Wenig tierisches Eiweiß. Pflanzliches Eiweiß ist ebenso wichtig***
- ***Trinken mit Verstand. Ihr Körper braucht viel Wasser (ca. 3 l pro Tag), aber keinen Alkohol***
- ***Öfters kleine Mahlzeiten. Das bringt Sie in Schwung und gleicht Leistungstiefs aus***
- ***Schmackhaft und schonend zubereiten. Garen Sie kurz, mit wenig Wasser und Fett***

	Vitamin A Beta Carotin	**Vitamin**
empfohlene tägl. Zufuhr für Erwachsene	0,8 – 1,0 mg (Vitamin A)	5 µg
wichtig für	Sehvermögen, Aufbau der Haut und der Schleimhäute, Abwehr von Sauerstoffradikalen (Zellschutz)	Knochenbildu Calcium- und Phosphatstof wechsel
Mangelerscheinungen	Lichtempfindlichkeit, Nachtblindheit, Haut- und Schleimhautschäden, Infektionsanfälligkeit	Entkalkung de Knochen, Rac bei Kindern
gefährdete Gruppen	Raucher(innen), Menschen mit chron. Alkoholmißbrauch	Säuglinge, Personen, die wenig im Frei aufhalten
Vorkommen	**Vitamin A:** Leber, Butter, Margarine, Eigelb, Milch **Beta-Carotin:** grüne, rote u. gelbe Gemüse- und Obstsorten, Möhren, Grünkohl, Brokkoli, Melonen, Aprikosen	Hering, Makre Eigelb, Milch Milchprodukt Butter, Marga Vitamin D wir bei ausreiche Sonnenlicht in der Haut gebi

	Calcium (Ca)	**Selen (Se)**
empfohlene tägl. Zufuhr für Erwachsene	900 mg	20–100
wichtig für	Knochen- und Zahnbildung, Blutgerinnung, Erregbarkeit der Muskeln	Schützt die Zellen vor freien Radikalen
Mangelerscheinungen	unvollständiger Knochenaufbau, Entkalkung der Knochen	Mangel unbe kannt. Überd sis kann zu Schädigunge führen
gefährdete Gruppen	Heranwachsende, Milchallergiker	Herz-Kreisla Patienten
Vorkommen	Milch, Milchprodukte, Brokkoli, Grünkohl, Fenchel, Kräuter, Mineralwasser	Getreide, Sojabohnen Hülsenfrüch Kartoffeln, Fleisch, Fisc Eier

Vitamine

	Vitamin E	Vitamin K	Vitamin B_1	Vitamin B_2	Vitamin B_6	Vitamin B_{12}	Folsäure	Vitamin C
	12 mg	60–80 µg	1,1–1,3 ~~µg~~ mg	1,5–1,7 ~~µg~~ mg	1,6–1,8 ~~µg~~ mg	3 µg	300 µg	75 mg
	tz der Nah- s- und erfette vor törung durch rstoff	Blutgerinnung	Kohlenhydratstoffwechsel, Nerventätigkeit	Fett-, Kohlenhydrat- und Eiweißstoffwechsel, Energiegewinnung, Haut, Schleimhäute	Verarbeitung von Eiweiß, Blutbildung	Blutbildung	Eiweißstoffwechsel, Blutbildung, Zellneubildung, Schleimhäute, Steigerung der Abwehrkräfte	Aufbau von Bindegewebe, Haut, Knorpel, Knochen, Zähnen, Immunsystem, Entgiftungsarbeit, Eisenverwertung
	geler- inungen erst selten	Mangelerscheinungen äußerst selten, Neigung zu Blutungen, gestörte Wundheilung	Störung des Nervensystems, Herzbeschwerden, Konzentrationsschwäche, Infektionsanfälligkeit	Hautveränderungen, Wachstumsstörungen	Hautveränderungen, Krämpfe, Blutarmut (Anämie)	Blutarmut, Nervenschäden	Blutarmut, Schwangerschaftskomplikationen	Schwäche, Müdigkeit, Infektionsanfälligkeit, Störung des Bindegewebsstoffwechsels und der Wundheilung
	her die hr an mehr- ungesättig- Fettsäuren, o höher der min-E-Bedarf	Frühgeborene, chron. Erkrankte	Menschen mit chron. Alkoholmißbrauch	Raucher(innen)	Raucher(innen), Menschen mit chron. Alkoholmißbrauch	strenge Vegetarier (Veganer), Personen nach Magenoperationen, alte Menschen	Raucher(innen), Menschen mit chron. Alkoholmißbrauch	Raucher(innen), ältere Menschen
	nöl (Weizen- nöl, Sonnen- nenöl), Pflan- amen (Son- lumenkerne se etc.), Voll- produkte, Fisch	Eigensynthese durch Darmbakterien; Grüngemüse, Kohlgemüse	Vollkornprodukte, Vollkorn-Haferflocken, mageres Schweinefleisch, Hülsenfrüchte, Kartoffeln	Milch und Milchprodukte, Vollkornprodukte, Fleisch, Fisch, Leber	Vollkornprodukte, Fleisch, Fisch, Kartoffeln, Gemüse, Bananen	Fleisch, Fisch, Eier, Milch	grünes Blattgemüse, Leber, Eier, Vollkornprodukte, Sojabohnen, Rote Bete, Nüsse	schwarze Johannisbeeren, Zitrusfrüchte, Paprika, Kartoffeln, Leber

Mineralstoffe

	Magnesium (Mg)	Natrium (Na) Chlorid (Cl)	Kalium (K)	Eisen (Fe)	Jod (J)	Zink (Zn)
	300–350 mg	5 g NaCl (Richtwert)	2000 mg	12–15 mg	200 µg	12–15 mg
	maktivität, gbarkeit der keln und Nerven, chen	Gewebespannung, Erregbarkeit der Zellen (Nerven und Muskeln); Cl: Magensalzsäure	Gewebespannung, Herz- und Muskelfunktion	Bildung von rotem Blut- und Muskelfarbstoff	Bildung der Schilddrüsenhormone	Enzymaktivität, Abwehrkräfte, Wachstum und Fortpflanzung
	kelkrämpfe	Mangel erst bei sehr großen Schweißverlusten, Übelkeit, Kreislaufversagen	Muskelschwäche, Herzrhythmusstörungen	Blutarmut, Müdigkeit, Erschöpfung, erhöhte Infektionsanfälligkeit	Schilddrüsenvergrößerung, Jodmangelkropf	Wachstumsverzögerung, Hautveränderungen, schlechte Wundheilung, Appetitlosigkeit, erhöhte Infektionsanfälligkeit
	schen mit chron. holmißbrauch, ungssportler, bei htem Flüssig- verlust	Hitzearbeiter, Leistungssportler. Achtung: Die meisten Menschen nehmen zuviel NaCl (Kochsalz) auf!	Hitzearbeiter, Leistungssportler	Frauen mit monatl. Regelblutung, einseitige Ernährung (Veganer). Verbesserung der Eisenverwertung durch Vitamin C-reiche Säfte, frisches Obst und Gemüse	Heranwachsende, Schwangere und Stillende	Heranwachsende, Schwangere und Stillende
	eideprodukte, nprodukte, e, Fleisch, enfrüchte, eralwasser	Wurst, Käse, Brot, Fertiggerichte	Obst, Gemüse, Kartoffeln, Vollkornprodukte, Fleisch, Fisch, Milch	Fleisch, Leber, Vollkornerzeugnisse, Brokkoli, Spinat	Seefisch, Milch, Jodsalz und damit hergestellte Lebensmittel	Leber, Fleisch, Milchprodukte

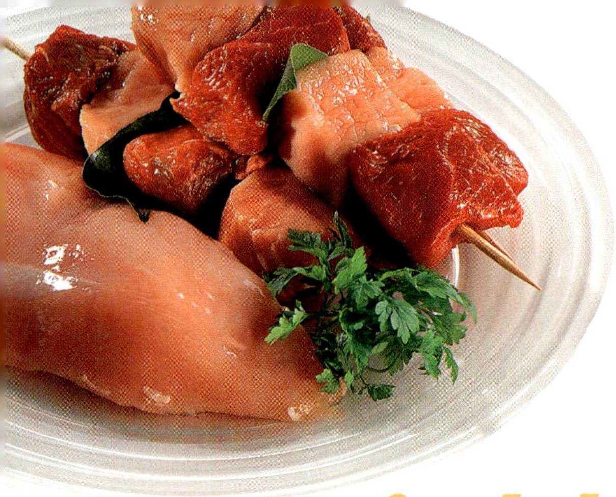

So fühlen Sie sich rundherum wohl

FIT DURCH SPORT

Neben einer ausgewogenen Ernährung spielt körperliche Fitness für unser Gehirn eine ebenso wichtige Rolle. Sportliche **Aktivitäten**, und zwar am besten an der frischen Luft, treiben den Stoffwechsel an und liefern dem Gehirn reichlich **Sauerstoff**. Denn seine Leistungsfähigkeit ist nur dann gewährleistet, wenn genügend Blut zu ihm transportiert wird. Mindestens einmal in der Woche sollten Sie sich sportlich betätigen. Dabei ist die Art und Weise nicht ausschlaggebend. Wie wäre es zum Beispiel mit Joggen, Schwimmen, Radfahren oder Wandern? Aber auch Tanzen und Gymnastik (bei geöffnetem Fenster) hält Sie topfit, und das Herz-Kreislauf-System wird richtig angekurbelt.

DIE „FREIEN RADIKALE“

Durch Medikamente, übermäßigen Alkoholkonsum, Nikotin und die Schadstoffe aus der Luft entstehen sogenannte freie Radikale. Etwa 10.000mal am Tag wird jede Zelle von ihnen angegriffen. Diese **aggressiven Moleküle** kann ein gesunder Körper abwehren. Falls aber ein Überschuß an freien Radikalen, zum Beispiel bei einer sehr hohen **seelischen Belastung**, eine Kettenreaktion auslöst, kann es zur Zellzerstörung kommen. Die besten Waffen dagegen sind die sogenannten Antioxidantien – wie Vitamin A, C und E und das Spurenelement Selen. Sie machen die **Zellkiller** unschädlich und fördern die Körperfunktion.

SO KÖNNEN SIE STRESS ABBAUEN

Jeder Mensch verarbeitet Stress auf unterschiedlichste Art. Was für den einen schon zum Zusammenbruch führt, entpuppt sich bei dem anderen zu einer euphorisierenden Wirkung. Doch in zunehmendem Maße leiden viele Menschen darunter: Hektik und ständige Herausforderung machen krank. Zum Abbau von Stress benötigt unser Gehirn **Aminosäuren**, komplexe Kohlenhydrate, die B-Vitamine und das Vitamin C sowie die Mineralstoffe Calcium und Magnesium. Gute Aminosäuren- und Vitamin B-Lieferanten sind Milch und Milchprodukte, Fisch, mageres Fleisch, Gemüse und Nüsse. In **Vollkorngetreide** und Gemüse steckt eine Menge Kohlenhydrate, und Paprika, Brokkoli und Zitrusfrüchte haben einen hohen Vitamin-C-Gehalt. Wenn Sie diese Lebensmittel bevorzugen, ist auch die Calcium- und Magnesiumzufuhr gewährleistet.

KONZENTRATIONSSCHWÄCHE

Konzentration macht unsere grauen Zellen hungrig. Cholin, der Baustoff von Acetylcholin, kann unser Gedächtnis innerhalb von nur 90 Minuten wieder auffrischen, und Serotonin sorgt dafür, daß wir in Ruhe arbeiten können. Gute Quellen sind Käse, Hülsenfrüchte, Vollkorn, Nüsse, Gemüse und Obst wie Bananen, Feigen und Ananas. Wichtig für eine lange Konzentration: Möglichst 5–6 kleine Mahlzeiten über den Tag verteilt zu sich nehmen.

DAS BRINGT GUTE LAUNE

Serotonin und Noradrenalin vermitteln uns das Gefühl von Zufriedenheit und Glück. Nervosität, Unkonzentriertheit und schlechte Laune zeigen uns, daß unser Gehirn mit diesen Stoffen „gefüttert" werden will. Dann braucht unser Körper verstärkt Fisch und Meeresfrüchte, Geflügel, mageres Fleisch oder Käse. Zwischendurch können Sie zum Beispiel mit einer Banane oder mit Studentenfutter ihre gute Laune wiederherstellen.

DER ERHOLSAME SCHLAF

Serotonin beruhigt auf angenehme Art und läßt Sie ruhig einschlafen. Entscheidend ist oft die letzte Mahlzeit: Bevorzugen Sie ein leichtes kohlenhydratreiches und eiweißarmes Gericht. Denn Eiweiß macht munter. Ideal sind Getreide, Kartoffeln, Gemüse und Nüsse. Aber auch ein Getränk aus Milch und Honig mit Haferflocken vermischt sorgt für angenehmen Schlaf.

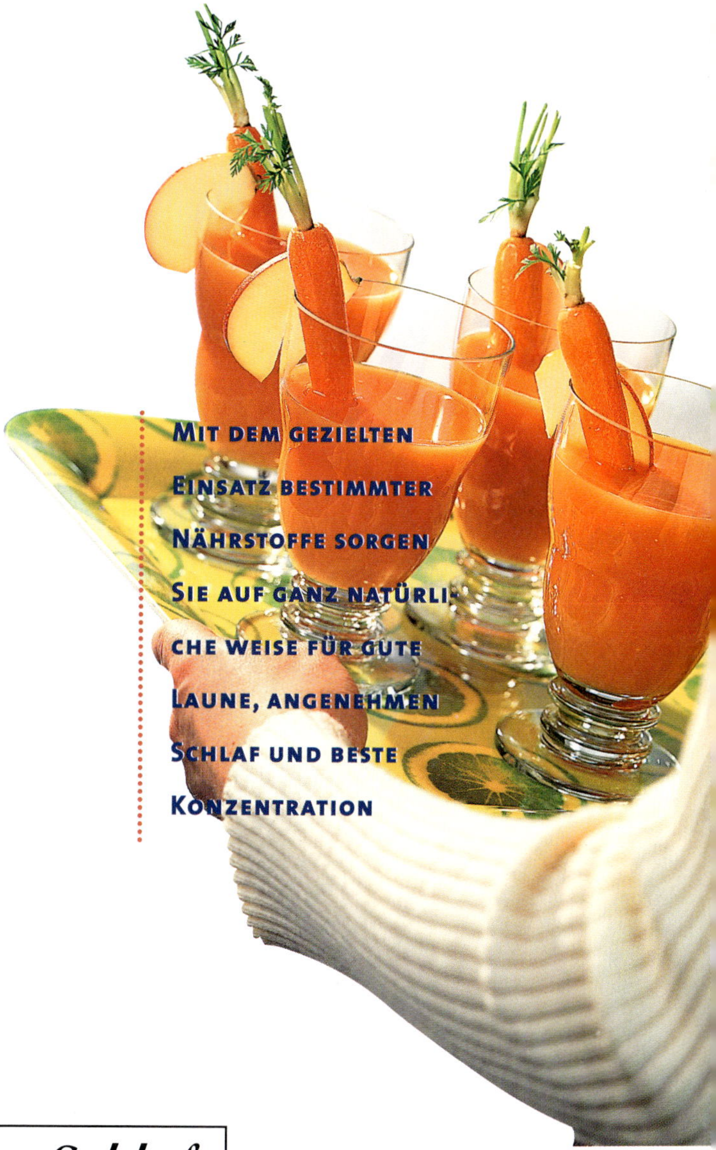

Mit dem gezielten Einsatz bestimmter Nährstoffe sorgen Sie auf ganz natürliche Weise für gute Laune, angenehmen Schlaf und beste Konzentration

Für guten Schlaf

KALTE FÜSSE
Haben Sie vor dem Einschlafen kalte Füße? Lassen Sie das Wasser in der Badewanne auf ca. 36 °C erwärmen, Füße hineinhalten und innerhalb von einer Viertelstunde auf 42 °C erhitzen.

RICHTIGE TEMPERATUR
Halten Sie die Temperatur in Ihrem Schlafzimmer auf 15 bis 18 °C.

SCHLAFTABLETTEN
Ist bei Ihnen der Griff danach schon automatisch? Setzen Sie mal die Tablette ab, und versuchen Sie es lieber mit dem kleinen Schlummerdrink (siehe oben).

LEICHTE KOST
Essen Sie nicht zuviel und zu fett am Abend. Der Magen muß ständig arbeiten und kommt so nicht zur Ruhe.

SPORT IN MASSEN
Bei einem ausgiebigen Lauf bilden sich Endorphine, die das Gehirn anregen und so für Stunden einen „Wacheffekt" auslösen. Ein Spaziergang am Abend tut's auch.

ZUVIEL DES GUTEN
Zuviel Alkohol raubt den ruhigen Schlaf. Gegen ein Glas Rotwein oder ein kleines Bier ist nichts einzuwenden.

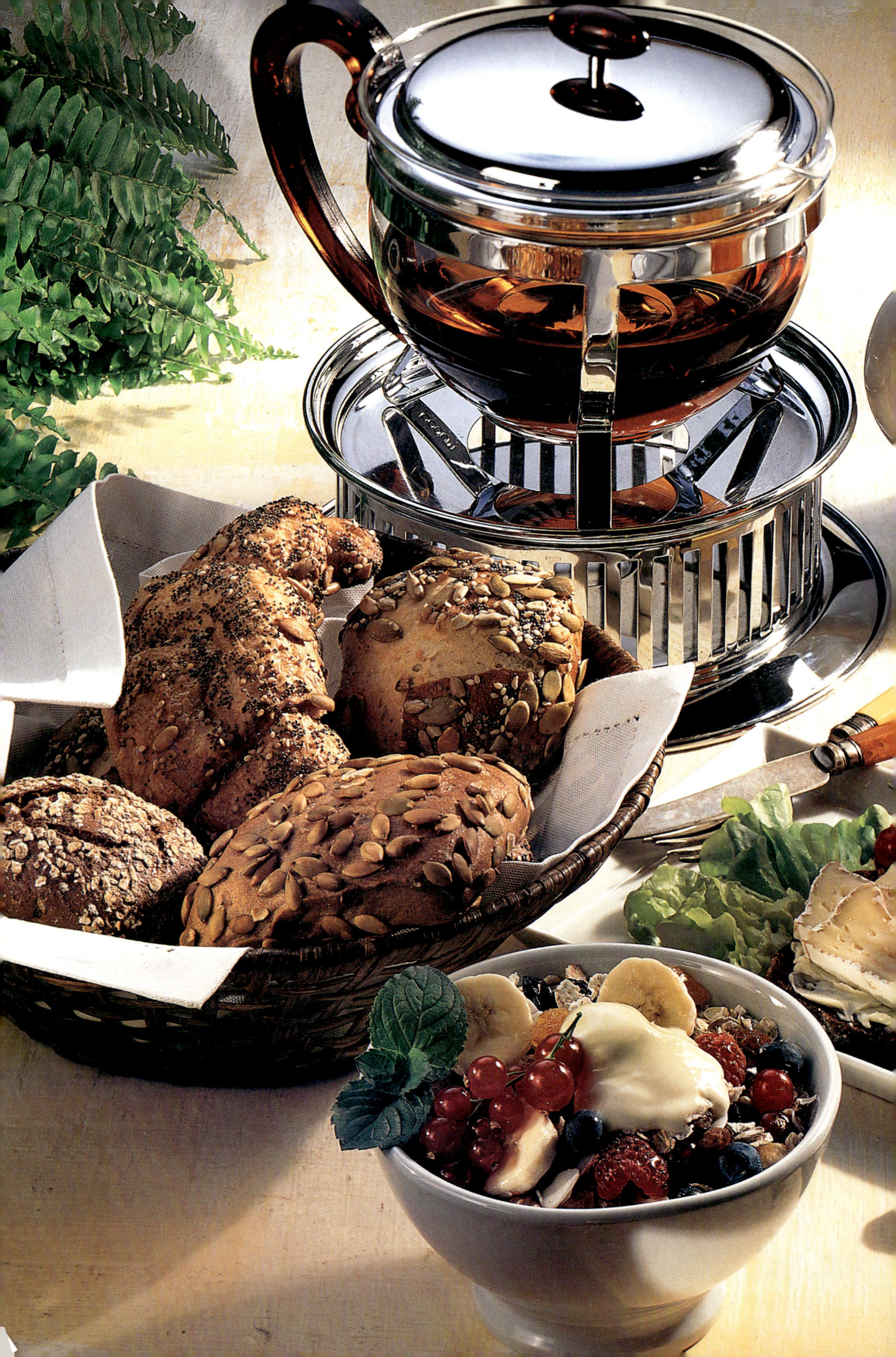

Das bringt Ihr Gehirn auf Trab – Köstlichkeiten zum FRÜHSTÜCK

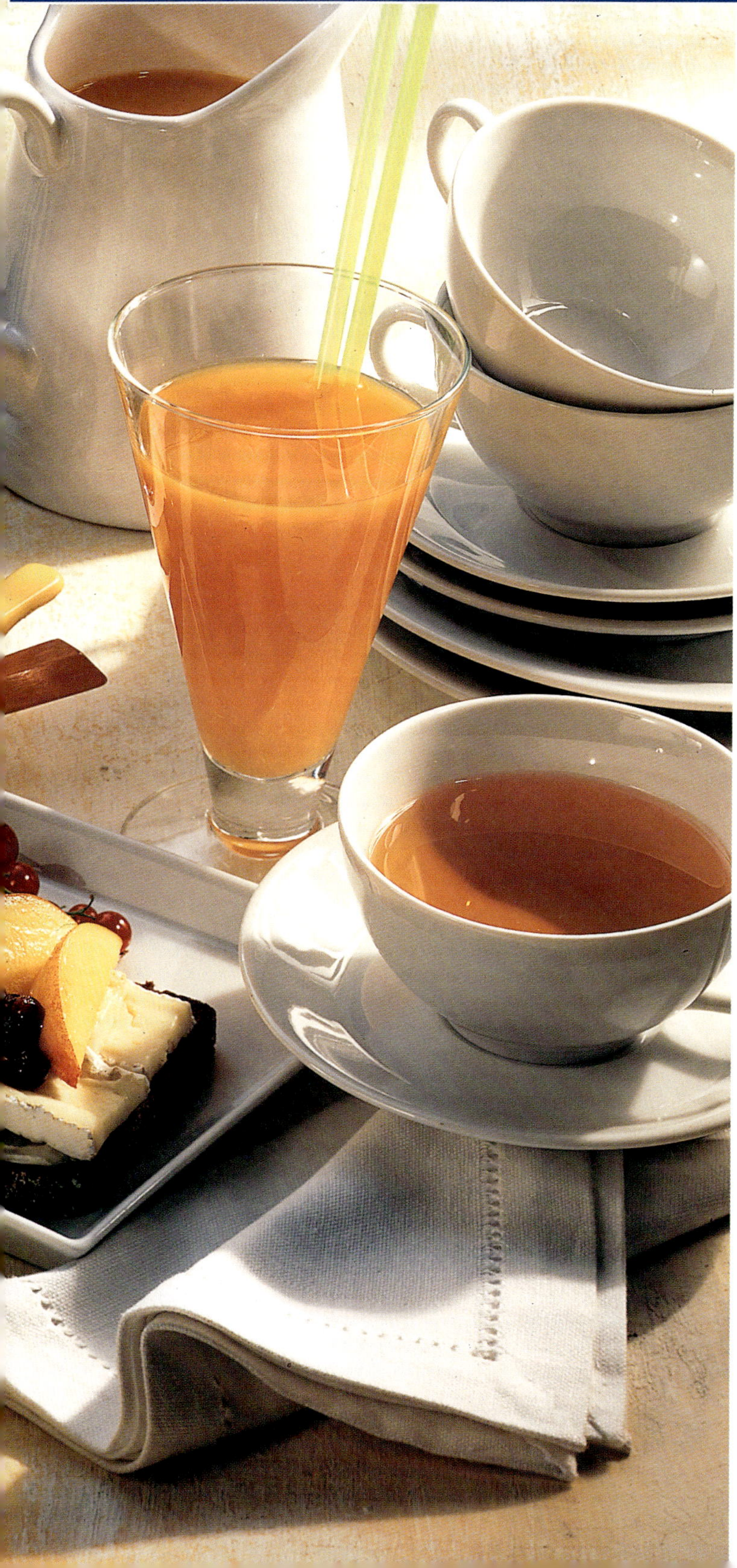

VOLLKORNBROT MIT BRIE-KÄSE

ZUTATEN FÜR 4 PERSONEN:

1 mittelgroße Nektarine
4 Scheiben Vollkornbrot
40 g Butter oder Margarine
200 g Briekäse
4 TL Preiselbeeren (Glas)
Salat und Johannisbeeren

◆ Nektarine waschen und in ca. 8 Spalten schneiden. Brotscheiben mit Fett bestreichen. Brie in Scheiben schneiden. Brotscheiben mit Brie, Nektarine und Preiselbeeren belegen. Mit Salat und Johannisbeeren garnieren. Dazu schmeckt Multi-Vitamin-Saft und Tee.

Zubereitungszeit ca. 5 Minuten.
Pro Person ca. 1550 Joule/370 Kalorien. E: 15 g, F: 23 g, KH: 25 g.

BEERENMÜSLI

ZUTATEN 4 PERSONEN:

je 125 g Johannisbeeren, Blaubeeren und Himbeeren
1 mittelgroße Banane
300 g Müsli mit Früchten
600 g Vanille-Joghurt

◆ Beeren waschen und trockentupfen. Johannisbeeren abzupfen. Banane schälen und in Scheiben schneiden. Müsli mit Obst mischen. Joghurt unterrühren. In Schälchen füllen.

Zubereitungszeit ca. 10 Minuten.
Pro Portion ca. 1630 Joule/390 Kalorien. E: 15 g, F: 12 g, KH: 53 g.

FLAKES MIT OBST UND JOGHURT

ZUTATEN FÜR 2 PERSONEN:

1 Kiwi
1 Banane
1 kleiner Apfel
½ Papaya
100 g Crunchy nut (Flakes mit Erdnüssen und Honig)
300 g Sahne-Joghurt

◆ Kiwi und Banane schälen und in Scheiben schneiden. Apfel waschen, vierteln, entkernen und kleinschneiden. Die Papayahälfte schälen, entkernen und in Spalten schneiden. Crunchy nut, Joghurt und Obst in zwei Müslischalen verteilen.

Zubereitungszeit ca. 20 Minuten.
Pro Portion ca. 2010 Joule/480 Kalorien. E: 9 g, F: 17 g, KH: 69 g.

GEMÜSE MIT AVOCADO-DIP

ZUTATEN FÜR 2 PERSONEN:

1 Avocado
1 Knoblauchzehe
2 EL Crème fraîche
Saft von ½ Zitrone
Salz, Pfeffer
2 EL Sonnenblumenkerne
200 g Salatgurke
4 Möhren
2 Stangen Staudensellerie
1 Kohlrabi
10 Radieschen

◆ Avocado halbieren, entkernen und schälen. Knoblauch schälen. Avocado und Knoblauch pürieren. Crème fraîche unterrühren. Mit Zitronensaft, Salz und Pfeffer würzen. Kerne leicht rösten. Über den Dip streuen. Gemüse schälen bzw. putzen, waschen und kleinschneiden. Mit Dip anrichten.

Zubereitungszeit ca. 25 Minuten.
Pro Portion ca. 1970 Joule/470 Kalorien. E: 10 g, F: 40 g, KH: 16 g.

HIMBEER-SHAKE

ZUTATEN FÜR 2 PERSONEN:

125 g Himbeeren
200 ml Kefir
150 ml Milch
flüssiges Vanille-Aroma

◆ Die Himbeeren, Kefir und die Milch in eine hohes Gefäß geben und pürieren. Mit Vanille-Aroma abschmecken.

Zubereitungszeit ca. 10 Minuten.
Pro Portion ca. 540 Joule/130 Kalorien. E: 7 g/ F: 6 g/ KH: 10 g.

KÄSE-BRÖTCHEN

ZUTATEN FÜR 2 PERSONEN:

4 Scheiben Tilsiter-Käse
2 Vollkorn-Brötchen
40 g Butter oder Margarine
einige Salatgurkenscheiben
2 Radieschen
evtl. Kerbelblättchen

◆ Käse entrinden. Brötchen aufschneiden und Hälften mit Fett bestreichen. Untere Hälften mit je zwei Käsescheiben, einigen Gurkenscheiben und Radieschenhälften belegen. Die obere Hälfte daraufsetzen. Evtl. mit Kerbel garnieren.

Zubereitungszeit ca. 10 Minuten.
Pro Portion ca. 2100 Joule/500 Kalorien. E: 21 g/ F: 34 g/ KH: 27 g.

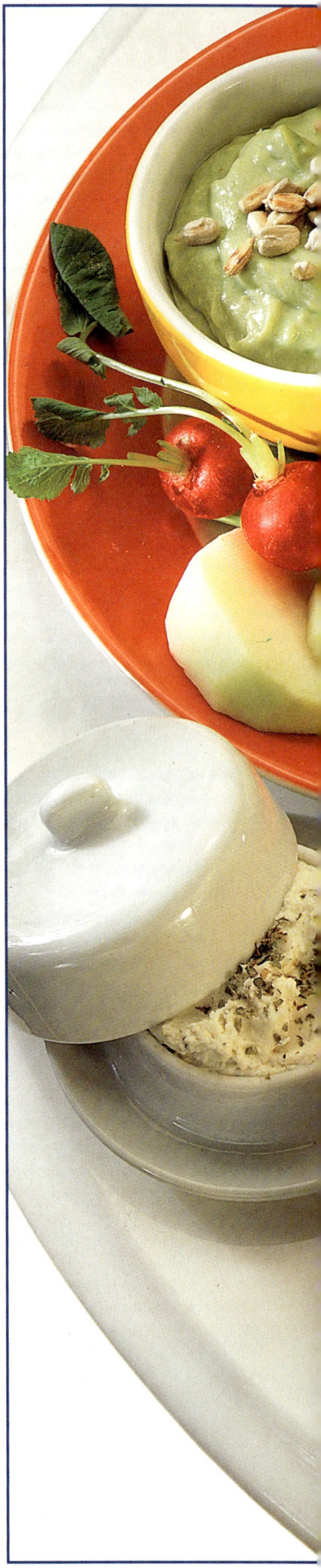

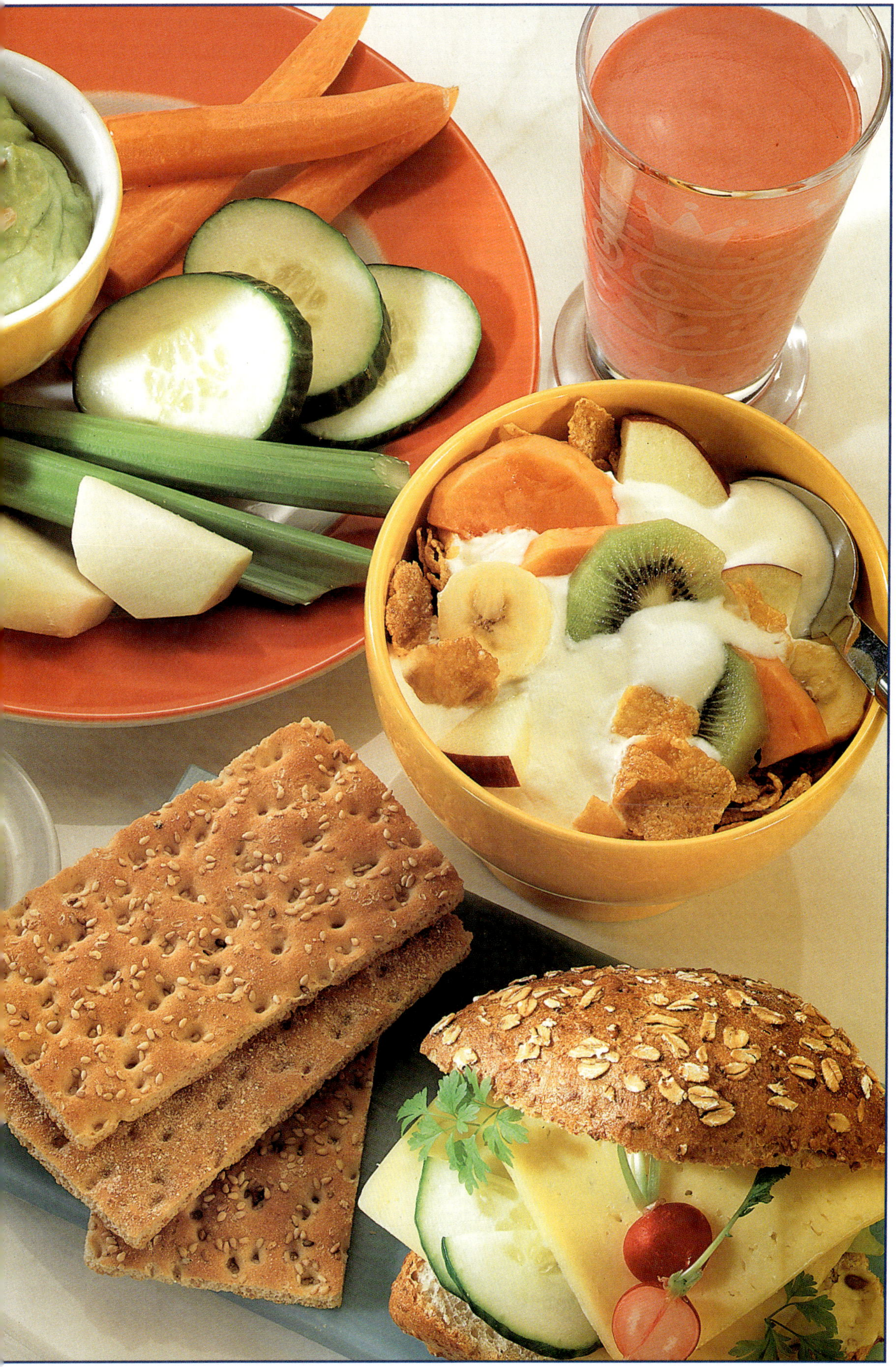

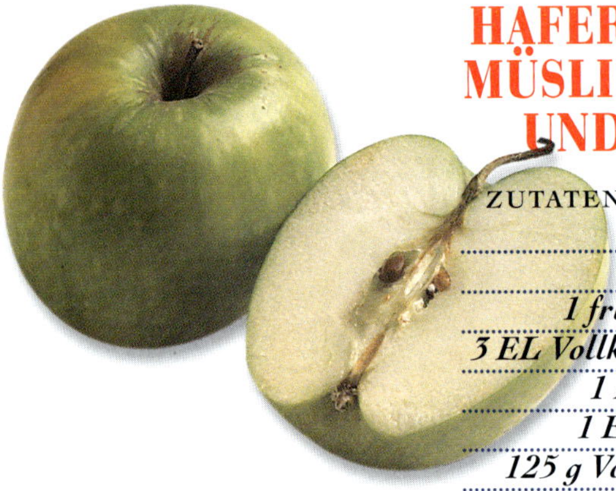

HAFERFLOCKEN-MÜSLI MIT APFEL UND DATTEL

ZUTATEN FÜR 1 PERSON:

1 Apfel
1 frische Dattel
3 EL Vollkorn-Haferflocken
1 EL Honig
1 EL Rosinen
125 g Vollmilch-Joghurt
Zitronenmelisse zum Verzieren

◆ Apfel waschen, trockenreiben, vierteln und das Kerngehäuse entfernen. Apfel, bis auf eine kleine Spalte, grob raspeln. Dattel entkernen und in feine Würfel schneiden.

◆ Geraspelten Apfel und Dattelwürfel mit Haferflocken, Honig und Rosinen vermischen. Mischung, bis auf 1 Eßlöffel, unter den Joghurt rühren. Müsli auf einen Teller geben und mit der restlichen Mischung bestreuen. Die Apfelspalte darauf anrichten und Müsli mit Zitronenmelisse verzieren.

Zubereitungszeit ca. 10 Minuten.
Portion ca. 1590 Joule/380 Kalorien. E: 12 g/ F: 8 g/ KH: 63 g.

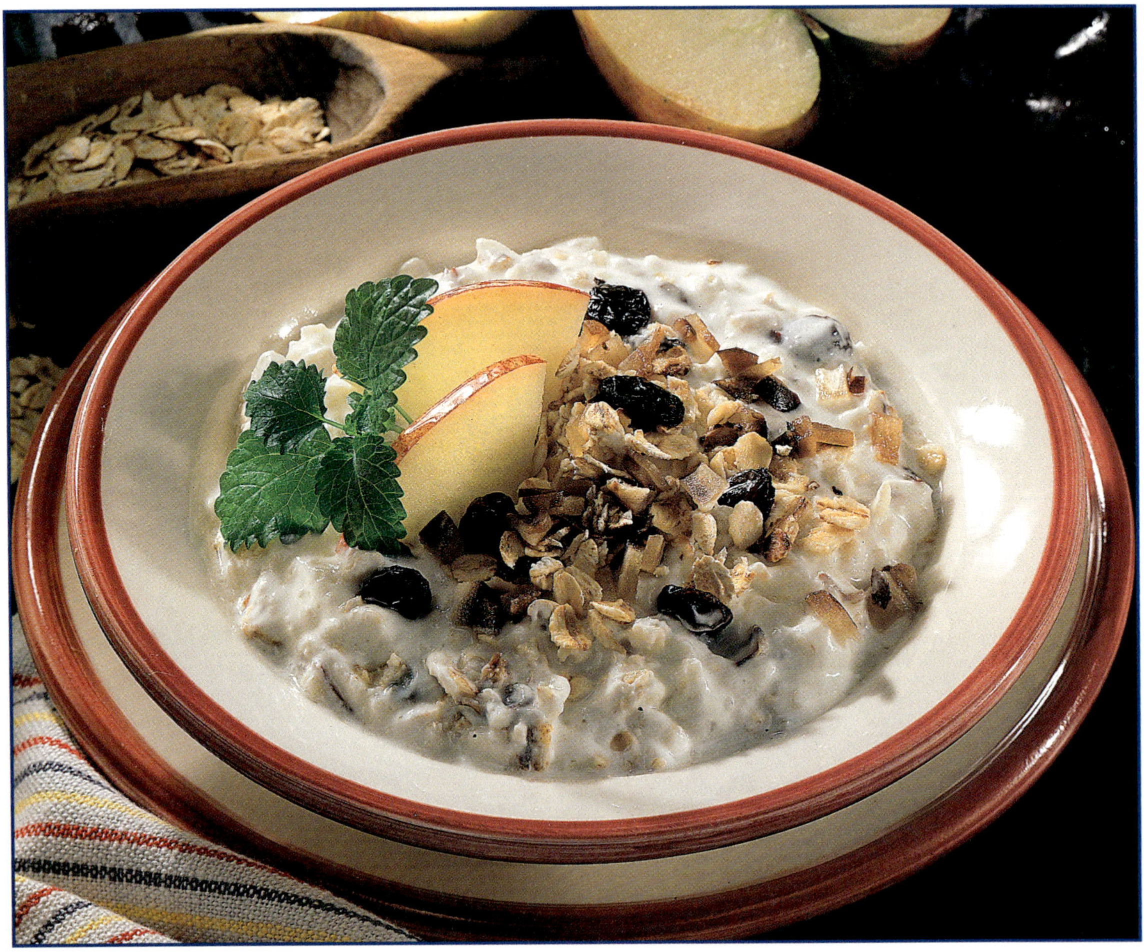

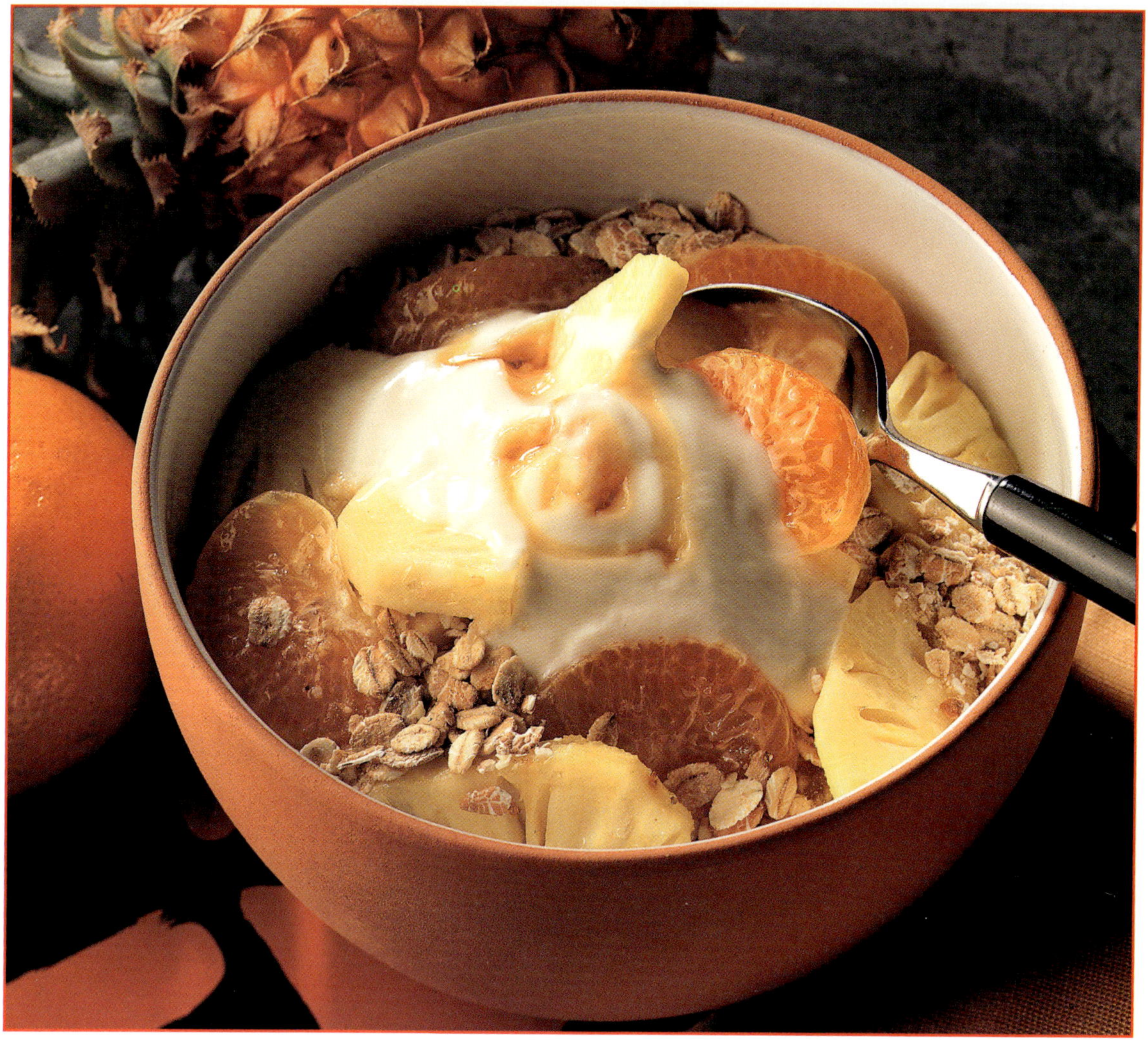

FRÜCHTE-MÜSLI

ZUTATEN FÜR 4 PERSONEN:

1 kleine Ananas
4 Clementinen
125 g Früchte-Müsli (ohne Zucker)
250 g Dickmilch
ca. 2 TL flüssiger Honig

◆ Ananas schälen, halbieren und den Strunk herausschneiden. Fruchtfleisch in kleine Stükke schneiden. Die Clementinen schälen und in Scheiben bzw. Stücke schneiden.

◆ Die Ananasstücke und die Clementinen mit dem Müsli mischen und in kleinen Schälchen anrichten. Dickmilch darauf verteilen und mit flüssigem Honig beträufeln.

Zubereitungszeit ca. 10 Minuten.
Pro Portion ca. 1000 Joule/240 Kalorien. E: 6 g/ F: 5 g/ KH: 41 g.

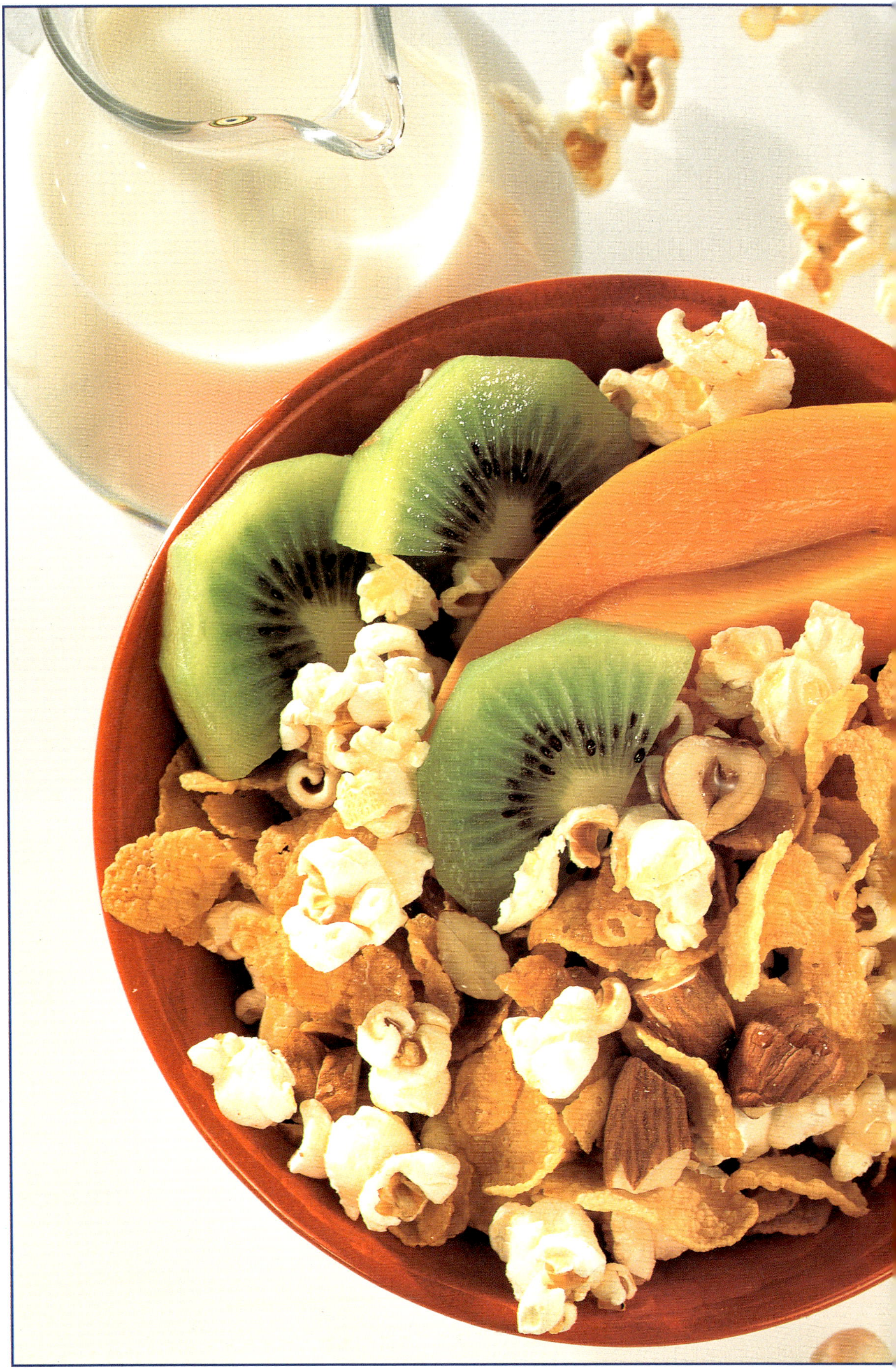

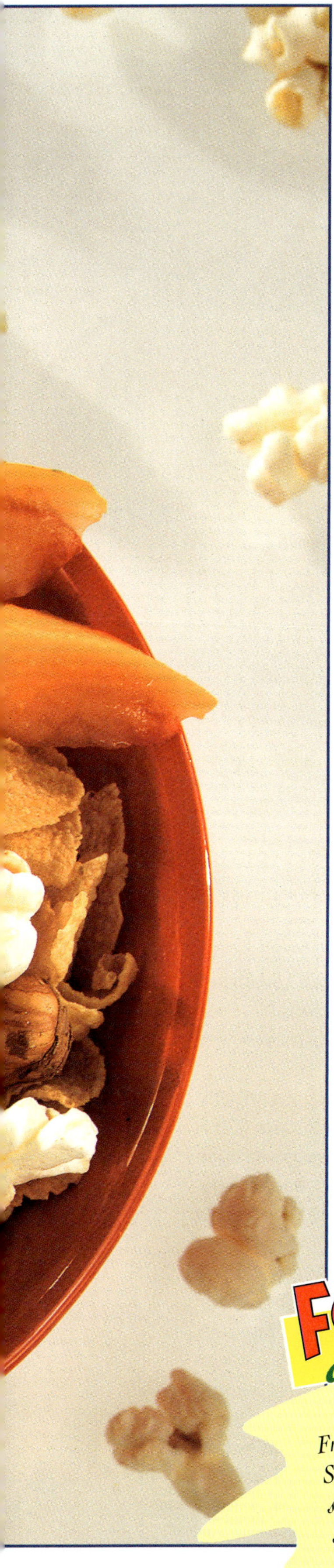

POPCORN-MÜSLI

FOTO

ZUTATEN FÜR 4 PERSONEN:

1–2 EL Nuß-Öl
40 g Popcorn-Mais
2 EL Ahornsirup
1 Papaya
2 Kiwis
30 g Mandeln mit Haut
30 g Haselnußkerne mit Haut
40 g Corn flakes

◆ Soviel Öl in einem Topf oder einer Pfanne erhitzen, daß der Boden gerade damit bedeckt ist. Maiskörner zufügen, Topf- bzw. Pfannendeckel daraufsetzen und Herdplatte ausschalten. So lange warten, bis die Popkörner springen. Ahornsirup darübergießen und erkalten lassen.

◆ Papaya halbieren, schälen, entkernen und in Spalten schneiden. Kiwis schälen und kleinschneiden. Mandeln und Nüsse grob hacken. Popcorn, Cornflakes und Nüsse mischen. Mit dem Obst anrichten. Dazu kalte Milch reichen.

Zubereitungszeit ca. 20 Minuten.
Pro Portion ca. 960 Joule/ 230 Kalorien. E: 5 g/ F: 12 g/ KH: 26 g.

DINKELMÜSLI MIT FRÜCHTEN

ZUTATEN FÜR 4 PERSONEN:

250 g Dinkel- oder Weizenkörner (gibt's im Reformhaus; grob schroten lassen)
2 mittelgroße Bananen
2 EL Zitronensaft
250 g frische oder tiefgefrorene Himbeeren
300 g Vollmilch-Joghurt
3 EL Schlagsahne
3 EL Honig
3 EL gehobelte Haselnüsse
3 EL ungeschwefelte Rosinen
nach Belieben einige Zitronenmelisseblättchen zum Verzieren

◆ Am Vortag das grob geschrotete Getreide mit kaltem Wasser zu einem festen Brei verrühren. Zugedeckt über Nacht stehen lassen.

◆ Am nächsten Tag Bananen schälen, in Scheiben schneiden und mit Zitronensaft beträufeln. Himbeeren verlesen (tiefgefrorene Himbeeren auftauen lassen). Joghurt, Sahne und Honig glattrühren.

◆ ²/₃ Joghurtsoße mit dem Getreideschrot mischen. Obst, Haselnußblättchen und Rosinen, bis auf jeweils 1 Eßlöffel zum Bestreuen, unter den Getreidebrei heben. In vier Schälchen anrichten und den restlichen Joghurt darübergeben. Obst, Nußblättchen und Rosinen darüberstreuen. Nach Belieben mit Melisse verzieren.

Zubereitungszeit ca. 25 Minuten (ohne Wartezeit).
Pro Portion ca. 2260 Joule/540 Kalorien. E: 14 g, F: 15 g, KH: 79 g.

FOOD and more TIP

Frühstück ist das A und O für einen guten Start in den Tag. Wenn's mal schnell gehen soll, kann man es auch mal durch einen frischen Obst- oder Gemüse-Drink ersetzen. Guten Appetit!

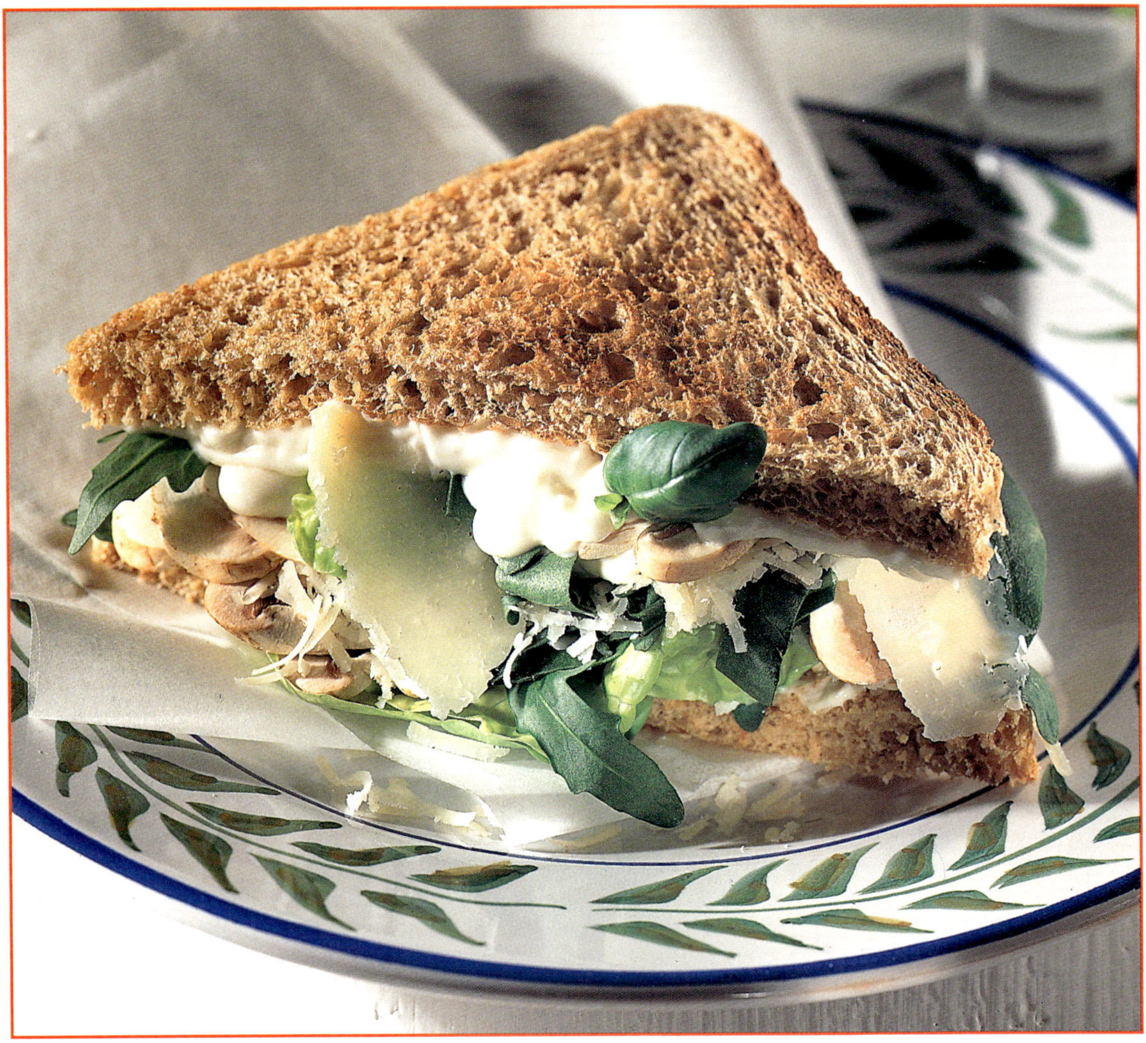

PARMESAN-RAUKE-SANDWICH

ZUTATEN FÜR 1 SANDWICH:

2 Scheiben Vollkorn-Sandwich-Brot
2 EL Salatcreme
1 Blatt Kopfsalat
4–6 Blättchen Rauke-Salat
1 Champignon
30 g Parmesan vom Stück
nach Belieben Basilikumblättchen zum Garnieren

◆ Sandwichbrote jeweils von einer Seite mit der Salatcreme bestreichen. Salatblätter waschen und trockenschütteln. Champignon putzen, eventuell waschen und in schmale Scheiben schneiden. Parmesan mit einem Käsehobel oder einem Sparschäler in Löckchen hobeln.

◆ Sandwich mit dem Kopfsalatblatt, Champignonscheiben, Parmesan und Rauke belegen. Die andere Brotscheibe mit der bestrichenen Seite nach unten auf die Zutaten geben. Mit einem scharfen Messer diagonal in 2 Dreiecke schneiden. Nach Belieben mit Basilikum garnieren.

Zubereitungszeit ca. 10 Minuten.
Portion ca. 1680 Joule/400 Kalorien. E: 18 g, F: 18 g, KH: 41 g.

SCHARFES PEPERONI-SANDWICH

ZUTATEN FÜR 1 SANDWICH:

2 Scheiben Vollkorn-Sandwich-Brot
2 EL Joghurt-Salatcreme
2 Salatblätter
1 kleine rote Peperoni
½ Tomate
½ mittelgroße Zwiebel
3 kleine Scheiben Schweinebraten-Aufschnitt

◆ Brotscheiben jeweils von einer Seite mit der Joghurt-Salatcreme bestreichen. Salatblätter putzen, waschen und gut abtropfen lassen. Peperoni der Länge nach aufschneiden, Kerne herauslösen. Peperoni waschen und in Ringe schneiden. Tomate waschen und in Scheiben schneiden. Zwiebel schälen und in dünne Ringe schneiden.

◆ Eine Brotscheibe mit Salatblättern, Schweinebraten, Tomatenscheiben, Peperoni- und Zwiebelringen belegen. Die zweite Brotscheibe mit der bestrichenen Seite nach unten auf die Zutaten legen. Mit einem scharfen Messer diagonal in 2 Dreiecke schneiden.

Zubereitungszeit ca. 5 Minuten.
Portion ca. 800 Joule/190 Kalorien. E: 11 g, F: 13 g, KH: 7 g.

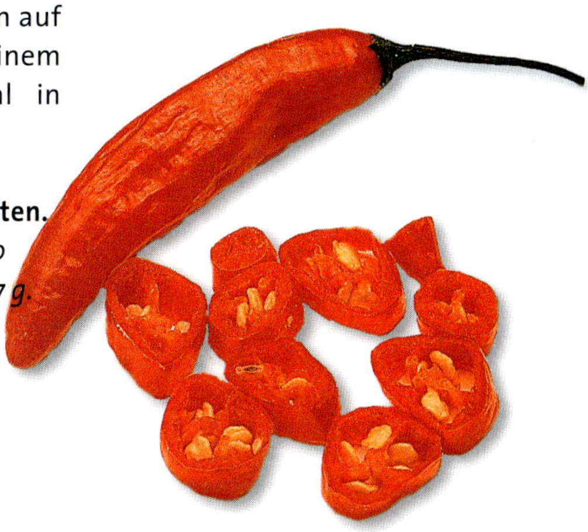

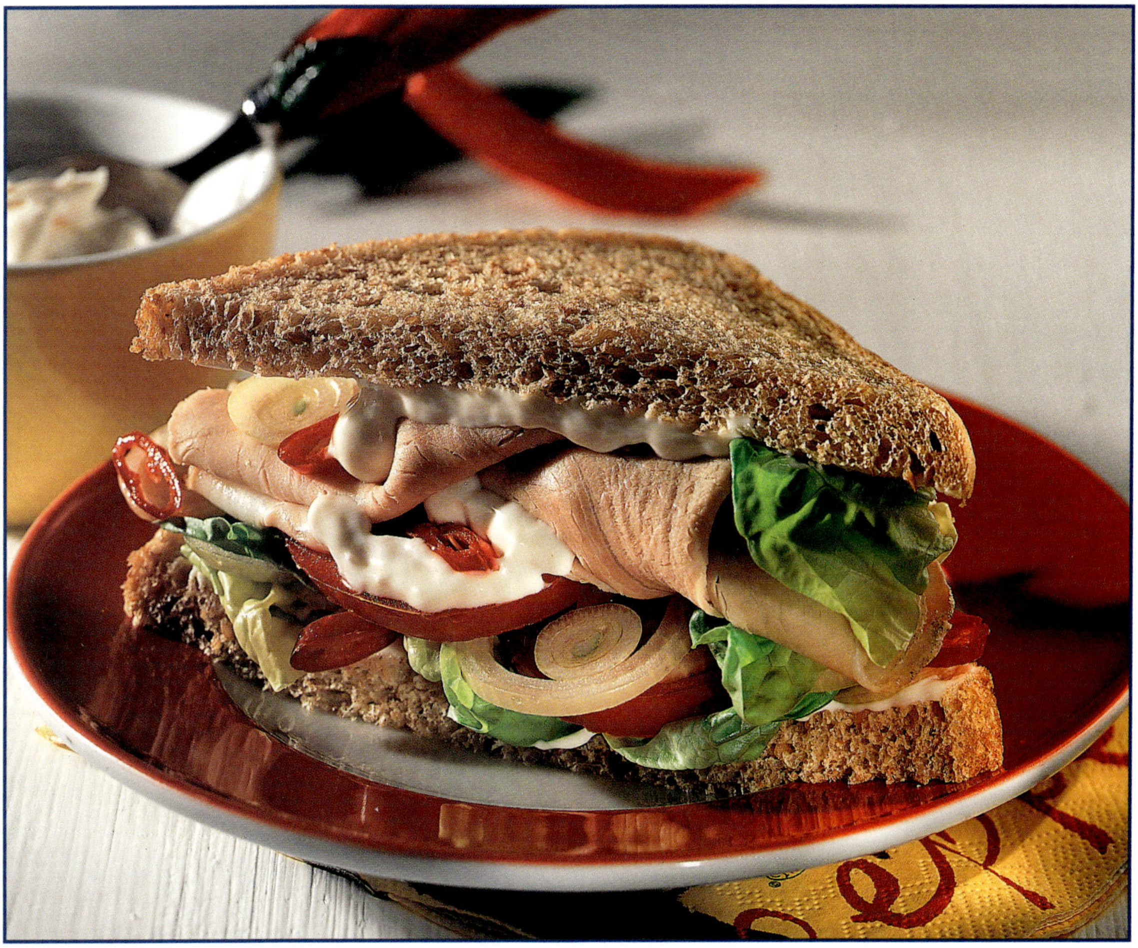

FRÜHSTÜCK

KNACKIGES FRÜHLINGSBROT

Foto

ZUTATEN FÜR 4 PERSONEN:

4 Scheiben (à 50 g) Vollkornbrot
40 g Butter oder Margarine
einige Blätter Friséesalat
6 Radieschen
150 g Möhren
½ Bund Schnittlauch
150 g Crème fraîche
Salz
weißer Pfeffer
einige Alfalfasprossen

◆ Vollkornbrot mit Fett bestreichen. Friséesalat waschen und abtropfen lassen. Radieschen putzen, waschen und in dünne Scheibchen schneiden. Möhren schälen und auf einer Reibe grob raspeln.

◆ Für das Dressing Schnittlauch waschen, trockentupfen und etwas davon zum Garnieren beiseite legen. Rest in feine Röllchen schneiden. Crème fraîche und Schnittlauch glattrühren. Mit Salz und Pfeffer würzen.

◆ Brote mit Salat, Radieschenscheiben, Möhrenraspeln und Sprossen belegen. Etwas Crème fraîche und Schnittlauch auf die belegten Brote geben.

Zubereitungszeit ca. 20 Minuten.
Pro Portion ca. 1210 Joule/290 Kalorien. E: 5 g, F: 20 g, KH: 23 g.

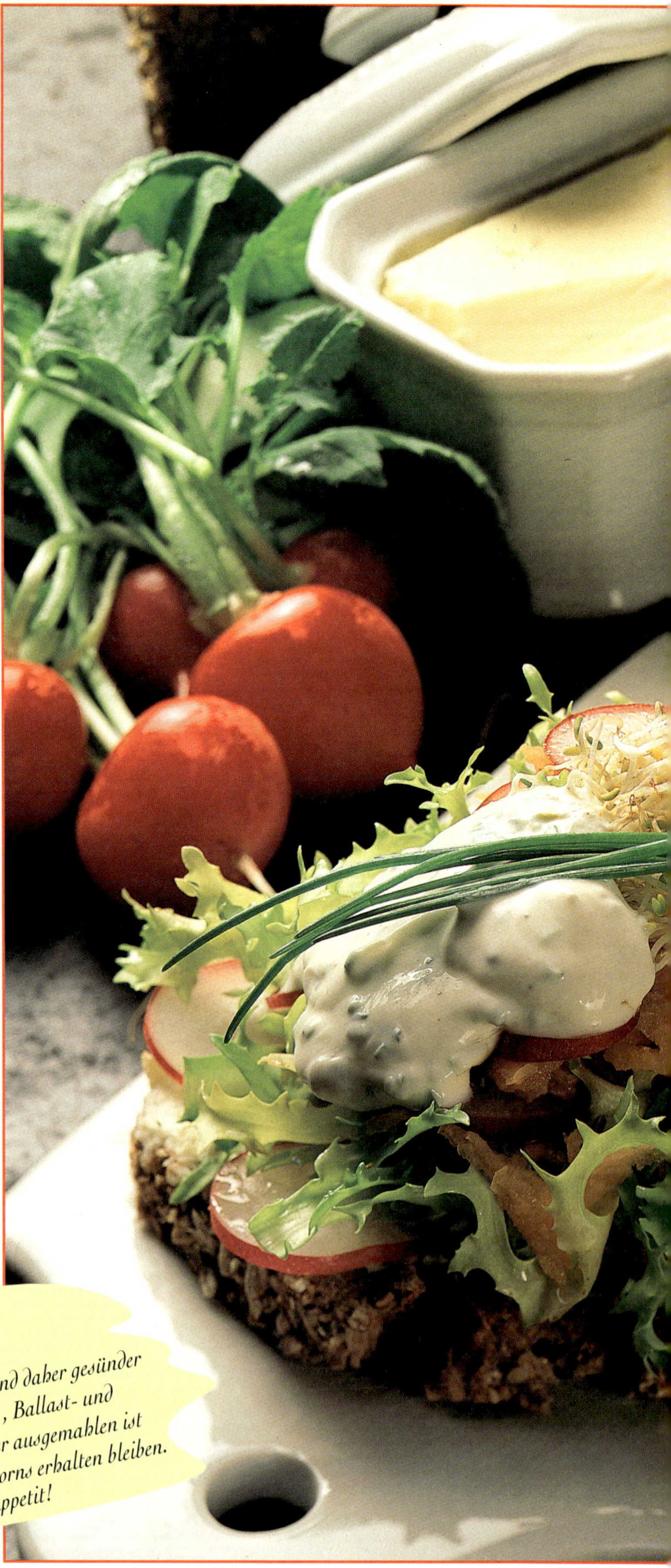

FOOD and more TIP

Vollkornbrot ist reicher an Nährstoffen und daher gesünder als Weißbrot. Es enthält mehr Mineral-, Ballast- und Geschmacksstoffe, weil das Mehl weniger ausgemahlen ist und die wertvollen Randschichten des Korns erhalten bleiben. Guten Appetit!

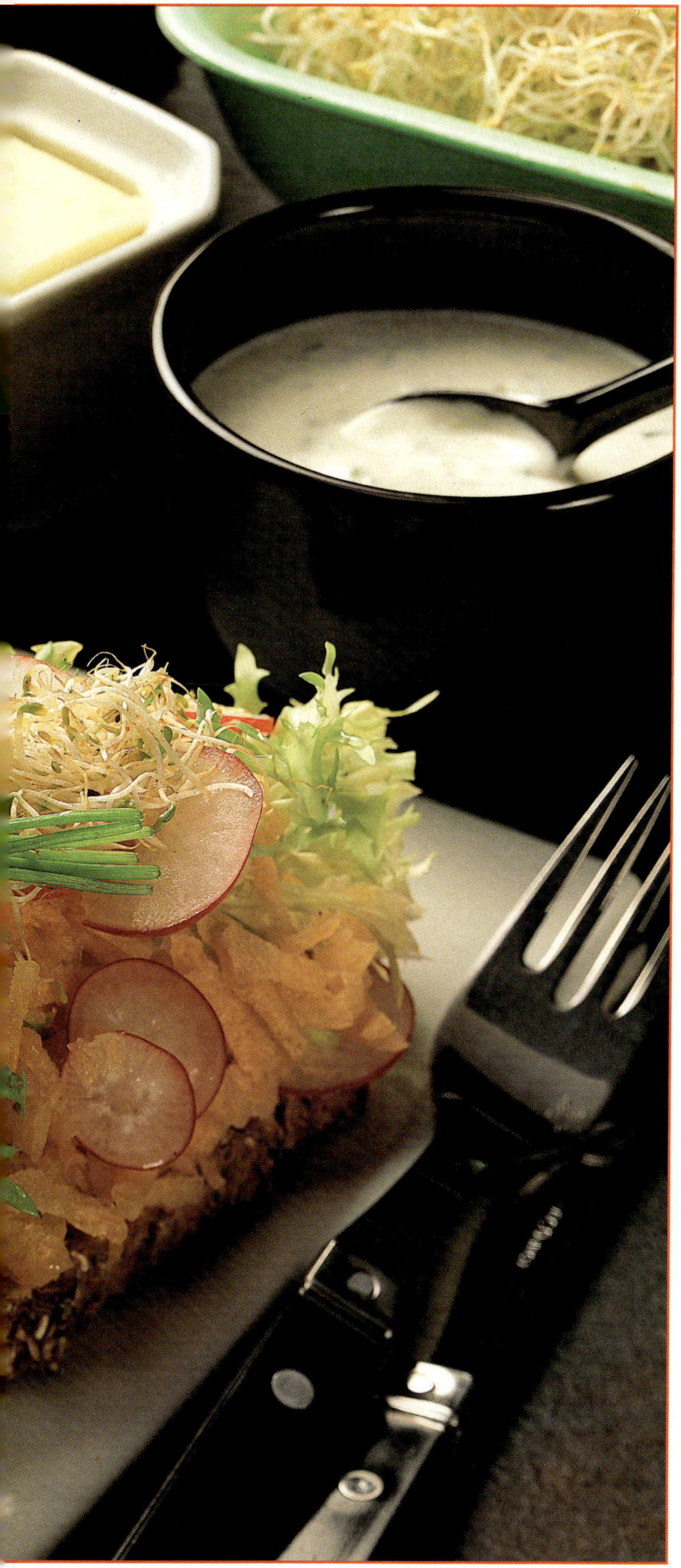

SCHLEMMER-SANDWICH MIT ROHKOST

ZUTATEN FÜR 1 PERSON:

1 Scheibe Roggenmischbrot
10 g Halbfett-Margarine
2 Blätter Eisbergsalat
2 Scheiben (à ca. 15 g) Kasseler-Aufschnitt
2 Tomatenscheiben (ca. 20 g)
4 dünne Scheiben Salatgurke
2 TL Honig
3–4 TL Zitronensaft
½ TL mittelscharfer Senf
Salz, Pfeffer
1 Zweig Dill
½ Apfel (ca. 50 g)
30 g Sellerieraspel (aus dem Glas)
50 g Möhre

◆ Brot mit Margarine bestreichen und diagonal halbieren. Salat putzen, waschen und kleinschneiden. Auf eine Brothälfte verteilen und mit Kasseler, Tomate und halbierten Gurkenscheiben belegen.

◆ 1 Teelöffel Honig, 1–2 Teelöffel Zitronensaft und Senf verrühren und mit 1 Prise Salz und Pfeffer abschmecken. Dill waschen und, bis auf etwas zum Garnieren, fein schneiden und unterrühren. Soße über die Gurkenscheiben gießen und die zweite Brothälfte daraufsetzen.

◆ Für die Rohkost Apfel waschen und Kerngehäuse herausschneiden. Apfel in Stifte schneiden. Sellerie abtropfen lassen. Möhre schälen und grob raspeln. Restlichen Zitronensaft und Honig verrühren. Alle Salatzutaten und Zitronen-Honigsoße mischen. Sandwich mit Dill garniert servieren.

Zubereitungszeit ca. 20 Minuten.
Portion ca. 1260 Joule/300 Kalorien. E: 12 g, F: 8 g, KH: 46 g.

ARTISCHOCKEN-OLIVEN-SALAT

ZUTATEN FÜR 4 PERSONEN:

1 Dose (425 ml) Artischockenherzen
200 g Kirschtomaten
1 Kopf Batavia-Salat
3–4 EL Balsam-Essig
Salz
Pfeffer
etwas Zucker
6 EL Sonne & Olive (Sonnenblumenöl mit Olivenöl extra vergine)
100 g schwarze Oliven

◆ Artischockenherzen auf ein Sieb geben und abtropfen lassen. Kirschtomaten waschen, trockentupfen und nach Belieben halbieren. Batavia-Salat putzen, waschen und in mundgerechte Stücke zupfen. Essig mit Salz, Pfeffer und Zucker würzen. Öl darunterschlagen. Artischocken, Tomaten, Salat und Oliven mit der Vinaigrette vermengen und in einer Schüssel anrichten.

Zubereitungszeit ca. 20 Minuten.
Pro Portion ca. 1000 Joule/240 Kalorien. E: 4 g, F: 18 g, KH: 14 g.

COUSCOUS-SALAT MIT ERDNUSS-SOSSE

ZUTATEN FÜR 4 PERSONEN:

Salz
150 g Couscous (vorgekochter Hartweizengrieß)
150 g Zuckerschoten
3 Schalotten
1 Knoblauchzehe
150 g Austernpilze
2 EL Öl
Pfeffer
1/2 Kopf Frisée-Salat
100 ml Hühnersuppe (Instant)
2 EL Erdnußcreme
1 EL Essig-Essenz
1 EL Sojasoße
1 EL Honig
etwas Sambal Oelek
4 EL Sesamöl
50 g geröstete, gesalzene Erdnußkerne

◆ 150 ml Wasser und etwas Salz aufkochen. Couscous einstreuen und ca. 5 Minuten ausquellen lassen. Zwischendurch mit einer Gabel mehrmals auflockern. Erkalten lassen.

◆ Zuckerschoten putzen, waschen und eventuell halbieren. In kochendem Salzwasser ca. 5 Minuten blanchieren. Schalotten und Knoblauch schälen. Schalotten in Spalten schneiden, Knoblauch durch die Knoblauchpresse drücken oder sehr fein hacken. Pilze mit Küchenpapier abreiben.

◆ Pilze, Schalotten und Knoblauch im heißen Öl kurz anbraten. Mit Salz und Pfeffer würzen. Frisée-Salat putzen, waschen und in mundgerechte Stücke zupfen.

◆ Für die Soße Brühe, Erdnußcreme, Essig, Sojasoße und Honig unter Rühren erwärmen. Sambal Oelek und Sesamöl unterrühren. Soße abkühlen lassen. Zutaten auf einer Platte anrichten, Soße darüber verteilen. Mit Erdnüssen bestreuen.

Zubereitungszeit ca. 30 Minuten.
Pro Portion ca. 1420 Joule/340 Kalorien. E: 9 g, F: 28 g, KH: 14 g.

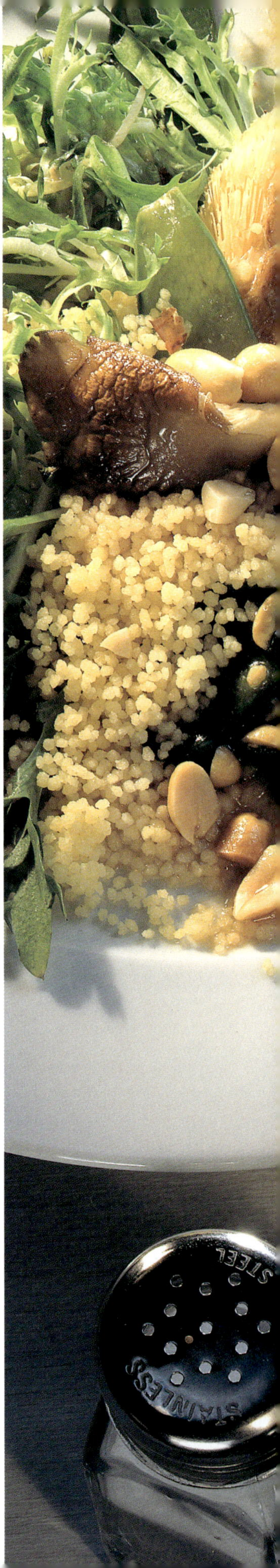

Raffiniert und schnell gemacht – **SNACKS** *für zwischendurch*

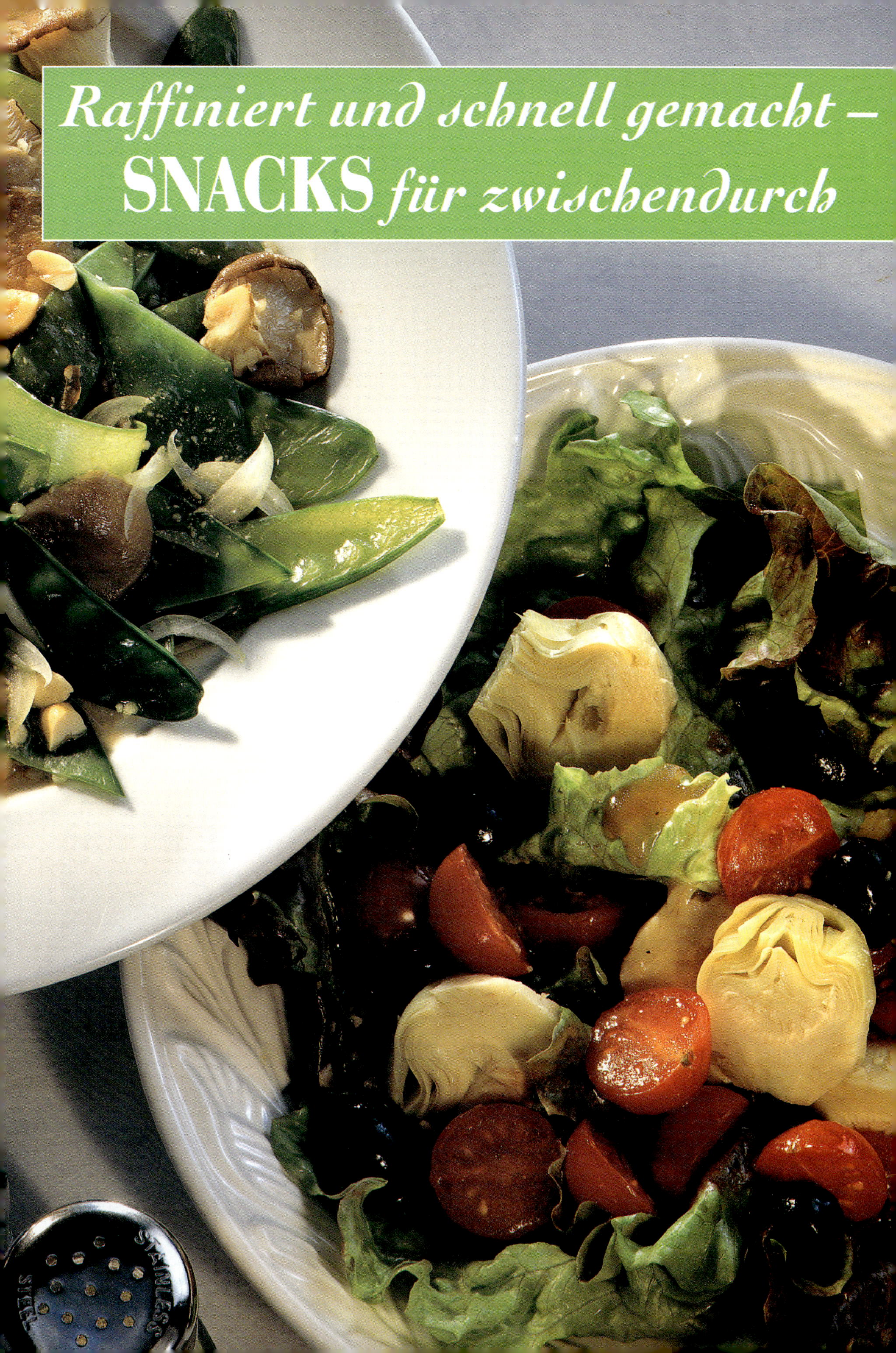

ERDBEER-FRISÉE-SALAT

ZUTATEN FÜR 4 PERSONEN:

200 g Frisée-Salat
30 g Alfalfa-Sprossen
400 g Erdbeeren
4 EL Himbeer-Essig
Salz
Pfeffer
4 EL Öl
30 g Parmesan-Käse

◆ Frisée-Salat putzen, waschen, abtropfen lassen und in mundgerechte Stücke zupfen. Sprossen waschen und auf einem Sieb abtropfen lassen. Erdbeeren waschen, putzen und in Scheiben schneiden.

◆ Frisée-Salat, Erdbeeren und Sprossen auf 4 Tellern anrichten. Essig mit Salz und Pfeffer würzen. Öl darunterschlagen. Vinaigrette über den Salat verteilen. Von dem Käse mit einem Sparschäler dünne Stücke abschälen, über den Salat streuen und servieren.

Zubereitungszeit ca. 25 Minuten.
Pro Portion ca. 670 Joule/160 Kalorien. E: 4 g, F: 12 g, KH: 6 g.

FOOD and more TIP

Salatsoßen lassen sich schon einige Stunden vor dem Verzehr oder auf Vorrat zubereiten. Sie schmecken dann intensiver, weil Kräuter und Gewürze ihr Aroma besser entfalten.

Guten Appetit!

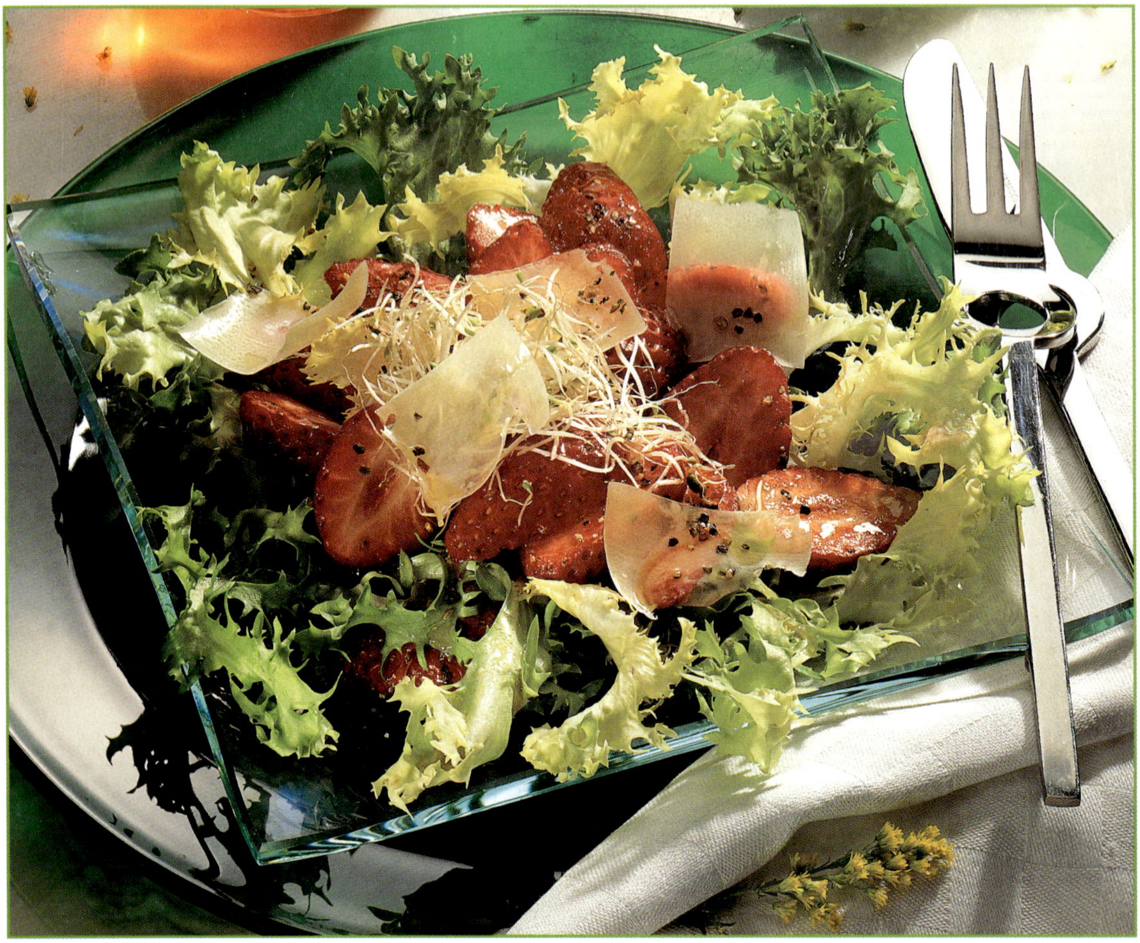

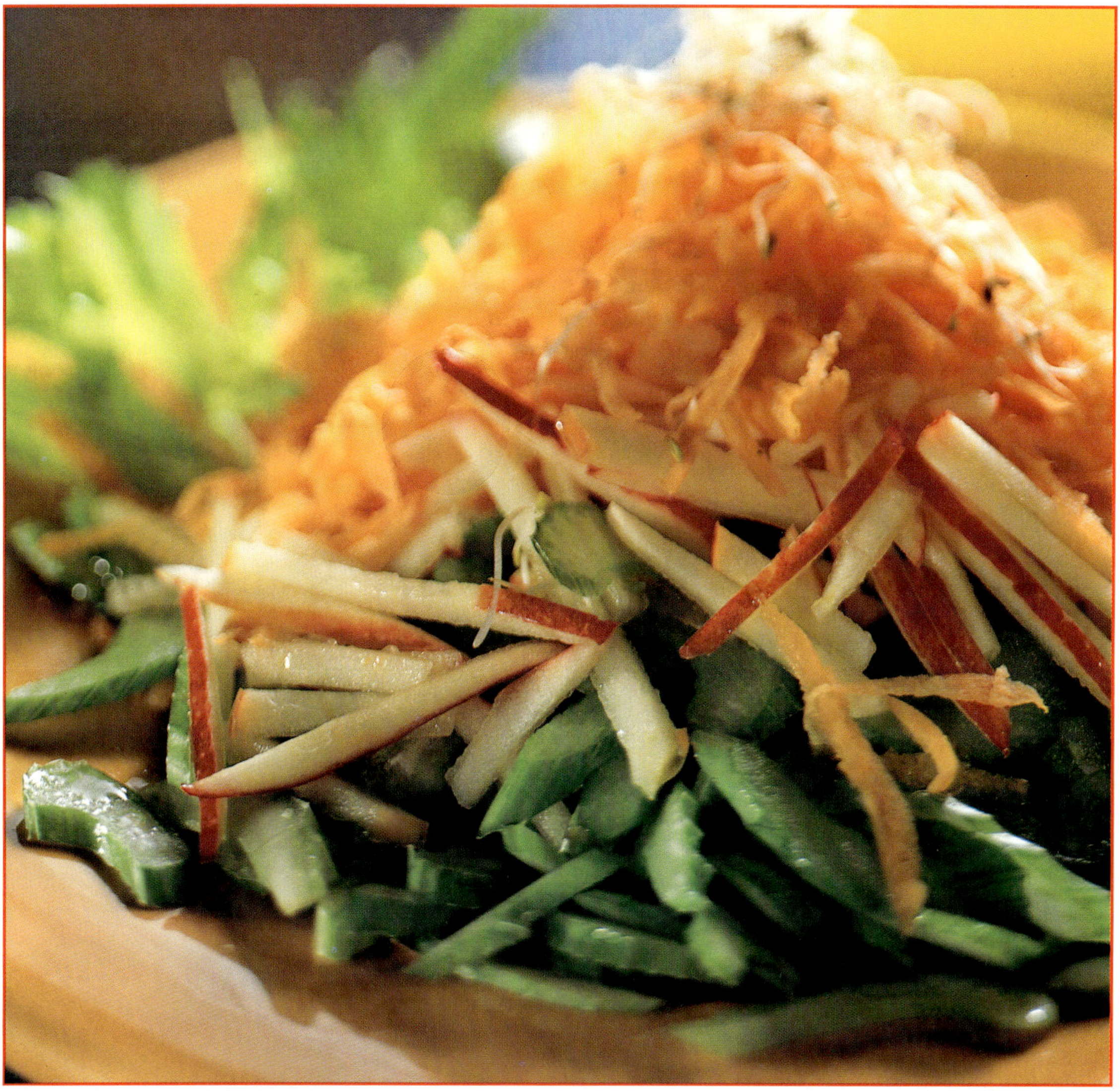

VITAMIN-SALAT MIT 2 SOSSEN

ZUTATEN FÜR 4 PERSONEN:

250 g Möhren
1/2 Staude Stangensellerie
2 Äpfel
100 g Alfalfasprossen
3 EL Apfel-Essig
etwas Zucker
Salz
weißer Pfeffer
6 EL Sonnenblumen-Öl
2 EL Walnuß-Öl
etwas Petersilie und Schnittlauch
150 g Sahne-Joghurt
2–3 EL Zitronensaft

◆ Möhren schälen und grob raspeln. Sellerie putzen, waschen und in dünne Scheiben schneiden. Äpfel gründlich waschen, trockentupfen und vierteln. Kerngehäuse entfernen und die Apfelviertel in feine Stifte schneiden. Sprossen kalt abspülen und abtropfen lassen.

◆ Für die Walnußsoße Essig mit Zucker, Salz und Pfeffer würzen. 4 Eßlöffel Sonnenblumen-Öl und Walnuß-Öl unterschlagen. Für die Kräutersoße Petersilie und Schnittlauch waschen, trockenschütteln und hacken. Joghurt, restliches Öl und Zitronensaft verrühren, Kräuter zufügen und unterrühren. Mit Salz und Pfeffer abschmecken. Salatzutaten auf einer Platte anrichten und die Soßen dazu reichen.

Zubereitungszeit ca. 25 Minuten.
Pro Portion ca. 1170 Joule/280 Kalorien. E: 3 g, F: 24 g, KH: 11 g.

CHICORÉE-APRIKOSEN-SALAT

FOTO

ZUTATEN FÜR 4 PERSONEN:

75 g Macadamia-Nüsse (ersatzweise Cashewkerne)
1 Dose (425 ml) Aprikosen
125 g Roquefort-Käse
Salz
weißer Pfeffer
500 g Chicorée
1 Kopf Radicchio-Salat (ca. 180 g)

◆ Nüsse halbieren und in einer Pfanne ohne Fett rösten. Aprikosen abtropfen lassen und den Saft dabei auffangen. Käse grob zerkleinern (etwas beiseite legen), mit 100 ml Aprikosensaft in eine Schüssel geben und pürieren. Soße mit Salz und Pfeffer abschmecken.

◆ Vom Chicorée und Radicchio die äußeren Blätter entfernen und waschen. Salate jeweils halbieren, waschen und den Strunk herausschneiden. Salate in mundgerechte Stücke schneiden. Salate und Aprikosen mit der Roquefortsoße vermengen. Eine Platte mit Salatblättern auslegen und den Aprikosen-Salat darauf anrichten. Mit den Nüssen und restlichem Käse bestreuen.

Zubereitungszeit ca. 20 Minuten.
Pro Portion ca. 1340 Joule/320 Kalorien. E: 10 g, F: 24 g, KH: 20 g.

FITNESS-SALAT

ZUTATEN FÜR 1 PERSON:

je 1 kleine gelbe und grüne Paprikaschote
1 mittelgroße Tomate
1 Banane
Zitronensaft zum Beträufeln
1 EL Crème fraîche
3 EL Magermilch-Joghurt
Curry
Salz
weißer Pfeffer
2 Scheiben Kasseler (à 15 g)
nach Belieben einige Petersilienblättchen zum Verzieren

◆ Paprika und Tomaten putzen, waschen und in dünne Ringe bzw. Scheiben schneiden. Banane schälen und schräg in Scheiben schneiden. Mit Zitronensaft beträufeln.

◆ Crème fraîche und Joghurt glattrühren und mit Curry, Salz und Pfeffer abschmecken. Vorbereitete Zutaten mit Kasselerscheiben und der Currycreme anrichten. Nach Belieben mit Petersilie garnieren.

Zubereitungszeit ca. 15 Minuten.
Portion ca. 1340 Joule/ 320 Kalorien. E: 18 g, F: 8 g, KH: 42 g.

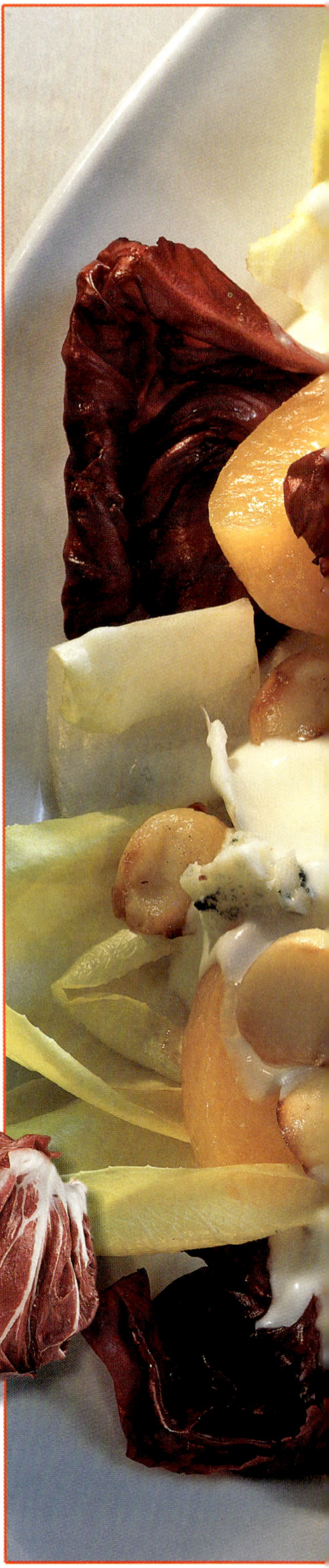

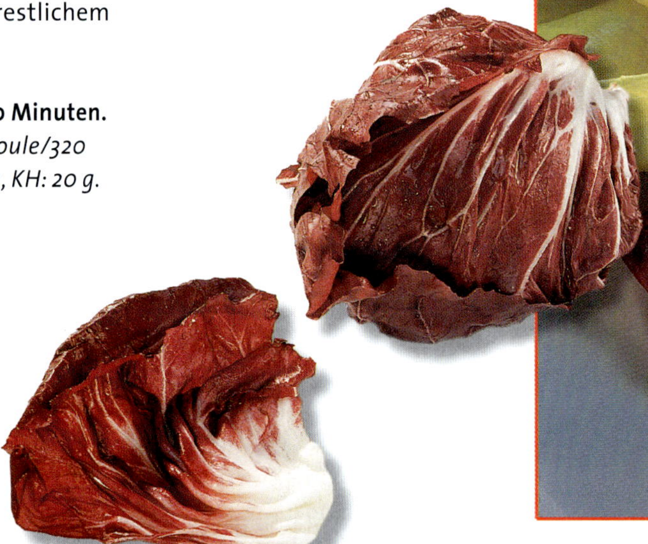

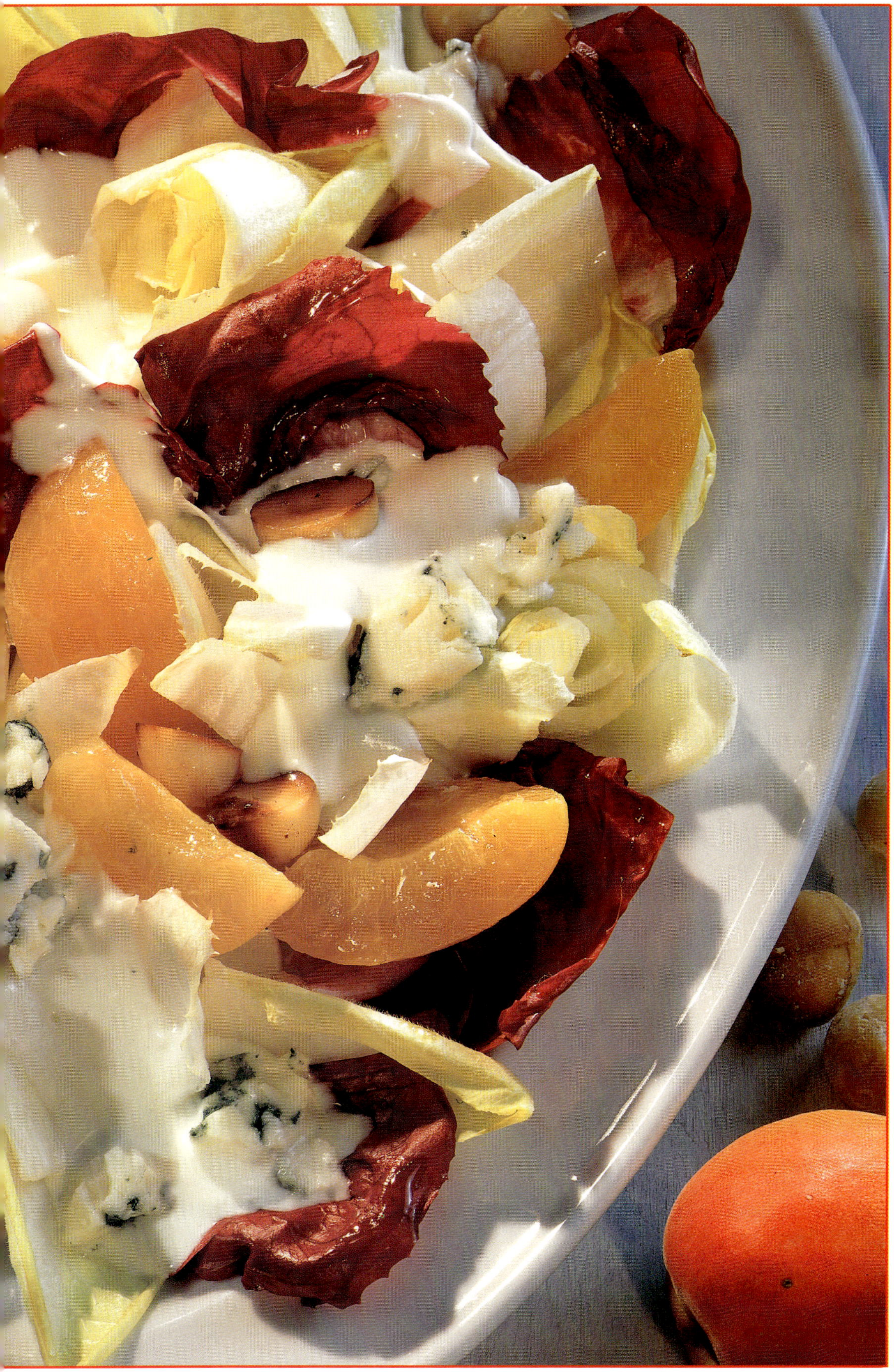

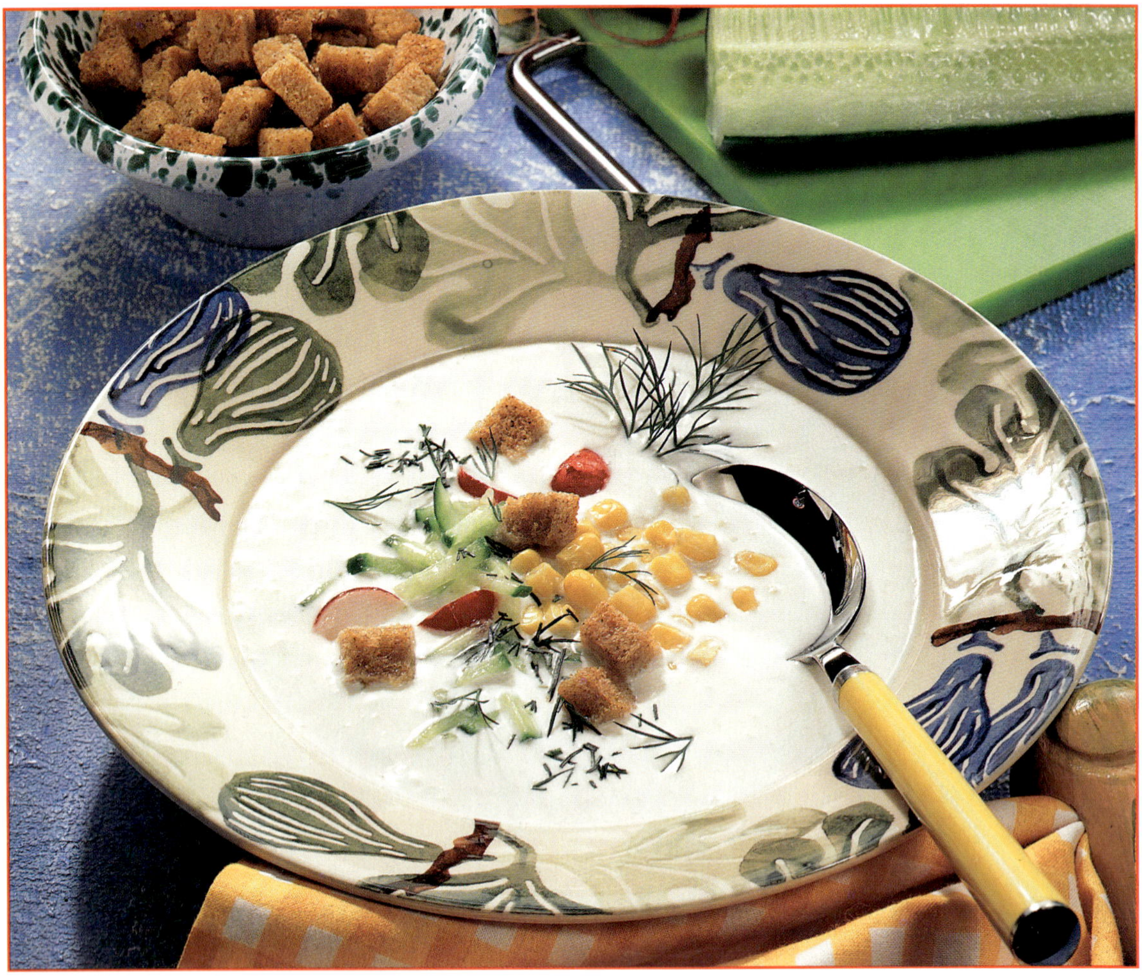

GURKEN-JOGHURT-KALTSCHALE

ZUTATEN FÜR 4 PERSONEN:

1 Dose (212 ml) Gemüsemais
250 g Salatgurke
½ Bund Radieschen
4 Becher (à 150 g) Vollmilch-Joghurt
1 Becher (250 g) Schmand
⅛ l Milch
Salz, Pfeffer
½ Bund Dill
3 Scheiben (à ca. 50 g) Roggenmischbrot
20 g Butter oder Margarine
evtl. Dill zum Garnieren

◆ Mais abtropfen lassen. Gurke und Radieschen putzen und waschen. Gurke raspeln, Radieschen vierteln. Joghurt, Schmand und Milch verrühren. Mit Salz und Pfeffer abschmekken. Mais, Gurke und Radieschen, bis auf etwas Gemüse zum Garnieren, unterrühren. Dill waschen, trockenschütteln, fein hacken und unterrühren.

◆ Brot entrinden und würfeln. Fett erhitzen. Brotwürfel darin goldbraun rösten. Kaltschale in Tellern anrichten und mit Brotwürfeln und restlichem Gemüse bestreuen. Nach Belieben mit Dill garnieren.

Zubereitungszeit ca. 30 Minuten.
Pro Portion ca. 1760 Joule/420 Kalorien. E: 13 g, F: 25 g, KH: 33 g.

GEFÜLLTE TOMATEN MIT AVOCADOCREME

ZUTATEN FÜR 4 PERSONEN:

1 reife Avocado
1 Knoblauchzehe
2 EL Zitronensaft
Salz
Cayennepfeffer
12–20 kleine Tomaten (à ca. 25 g)
einige Blätter Kopfsalat
Petersilie zum Garnieren

◆ Avocado halbieren, den Stein entfernen und die Fruchthälften schälen. Avocado in grobe Würfel schneiden. Knoblauch schälen und fein zerdrücken.

◆ Avocado und Knoblauch mit einem Schneidstab pürieren. Püree mit Zitronensaft, Salz und Cayennepfeffer würzen.

◆ Tomaten waschen und trockentupfen. Jeweils einen Deckel abschneiden und die Tomaten aushöhlen. Avocadocreme in einen Spritzbeutel mit Sterntülle füllen und in die Tomaten spritzen. Tomaten auf etwas Salat anrichten und mit Pfeffer bestreuen. Mit Petersilie garnieren. Dazu schmeckt italienisches Weißbrot.

Zubereitungszeit ca. 40 Minuten.
Pro Portion ca. 540 Joule/130 Kalorien. E: 2 g, F: 11 g, KH: 4 g.

FOOD and more TIP

Tomaten sind echte Bio-Bomben! Sie enthalten viel Lycopin, eine zellschützende Karotinoid-Verbindung, die zu den effektivsten Krebshemmern zählt.
Guten Appetit!

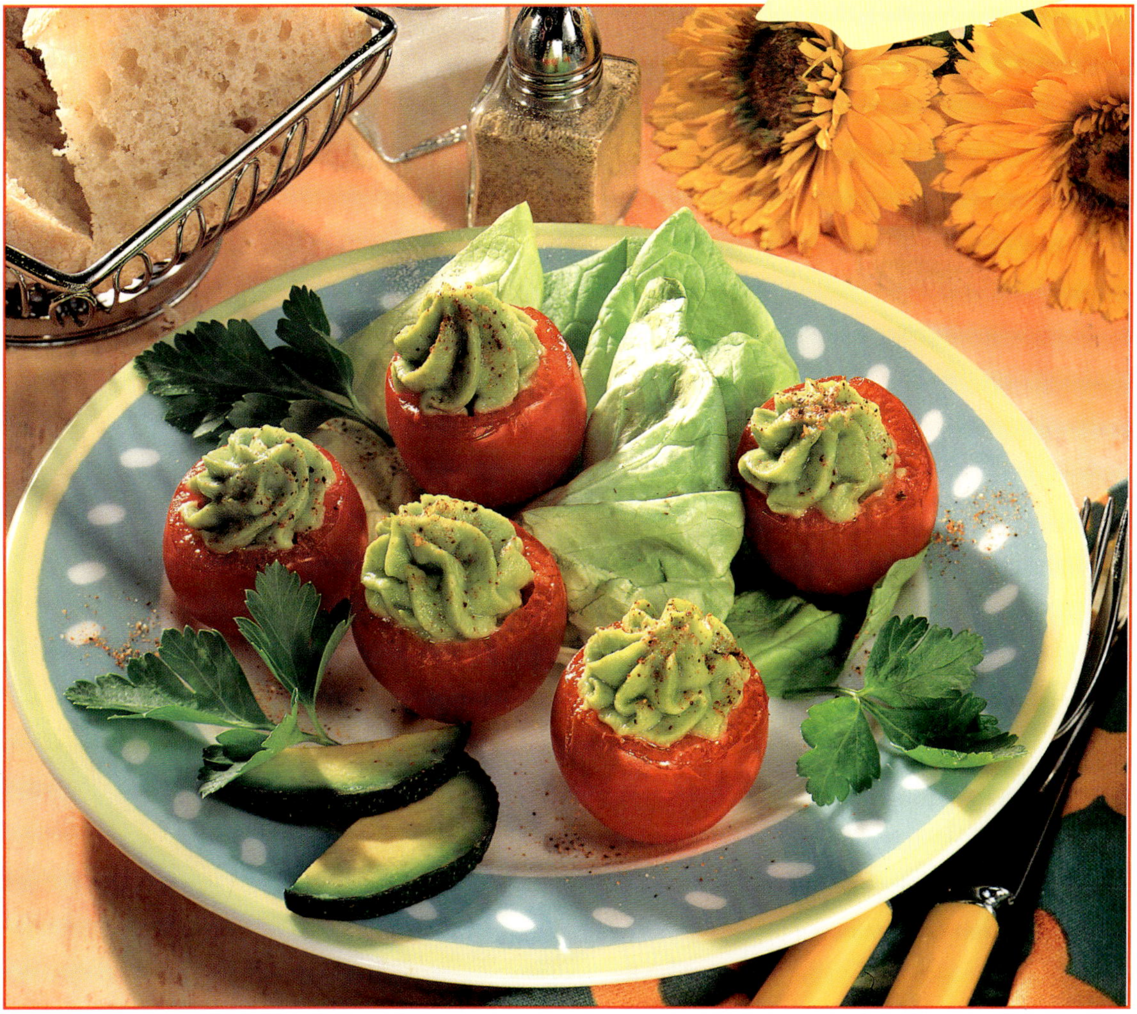

AUBERGINEN MIT WALNUSSPANADE

Foto

ZUTATEN FÜR 4 PERSONEN:

3 Auberginen (à ca. 250 g)
Salz, 125 g Schafskäse
1 EL Tomatenmark
200 g saure Sahne
5 EL Milch
Cayennepfeffer
2 Zweige Thymian
75 g Walnußkerne
50 g Paniermehl
Pfeffer aus der Mühle
125 g Magerquark
1 Kopf Pflücksalat
2 mittelgroße Tomaten
3 EL Essig, 8 EL Öl
1 Prise Zucker
gehackte Walnüsse

◆ Auberginen waschen, putzen und schräg in ca. 1 cm dicke Scheiben schneiden. Salzen und ca. 5 Minuten ziehen lassen. Den Schafskäse, Tomatenmark, saure Sahne und Milch pürieren. Mit Salz und Pfeffer würzen. Thymian waschen, abzupfen und unter die Creme rühren. Nüsse mahlen, mit Paniermehl mischen.

◆ Auberginenscheiben abtupfen, mit Pfeffer würzen und dünn mit Quark bestreichen. In der Walnußpanade wenden.

◆ Salat putzen, waschen und in mundgerechte Stücke zupfen. Tomaten waschen, putzen und vierteln. Essig mit Salz, Pfeffer und Zucker würzen. 5 Eßlöffel Öl darunterschlagen.

◆ Rest Öl erhitzen. Auberginen darin portionsweise ca. 2 Minuten braten. Scheiben mit gehackten Walnüssen bestreut anrichten. Salat, Tomaten und Vinaigrette mischen. Käsecreme dazu extra servieren.

Zubereitungszeit ca. 30 Minuten.
Pro Portion ca. 1970 Joule/470 Kalorien. E: 16 g, F: 35 g, KH: 19 g.

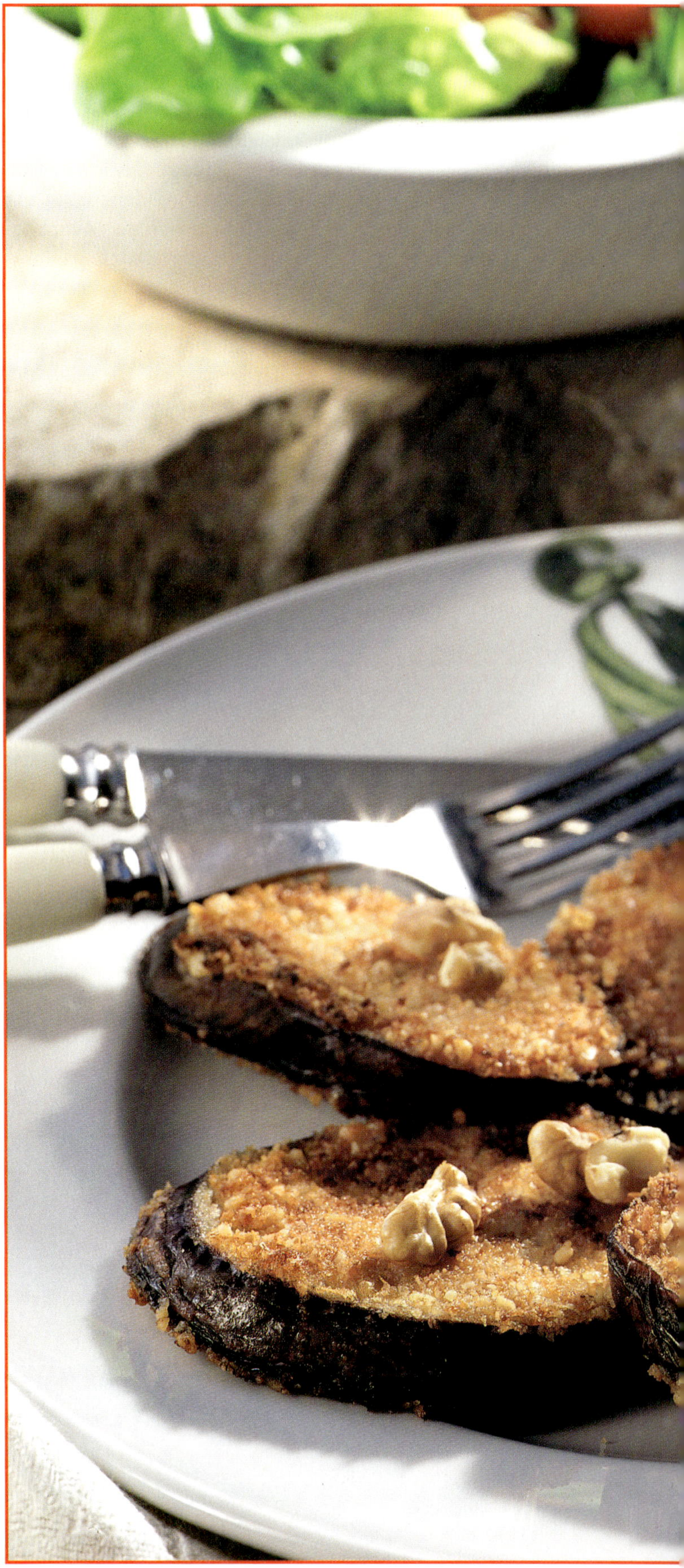

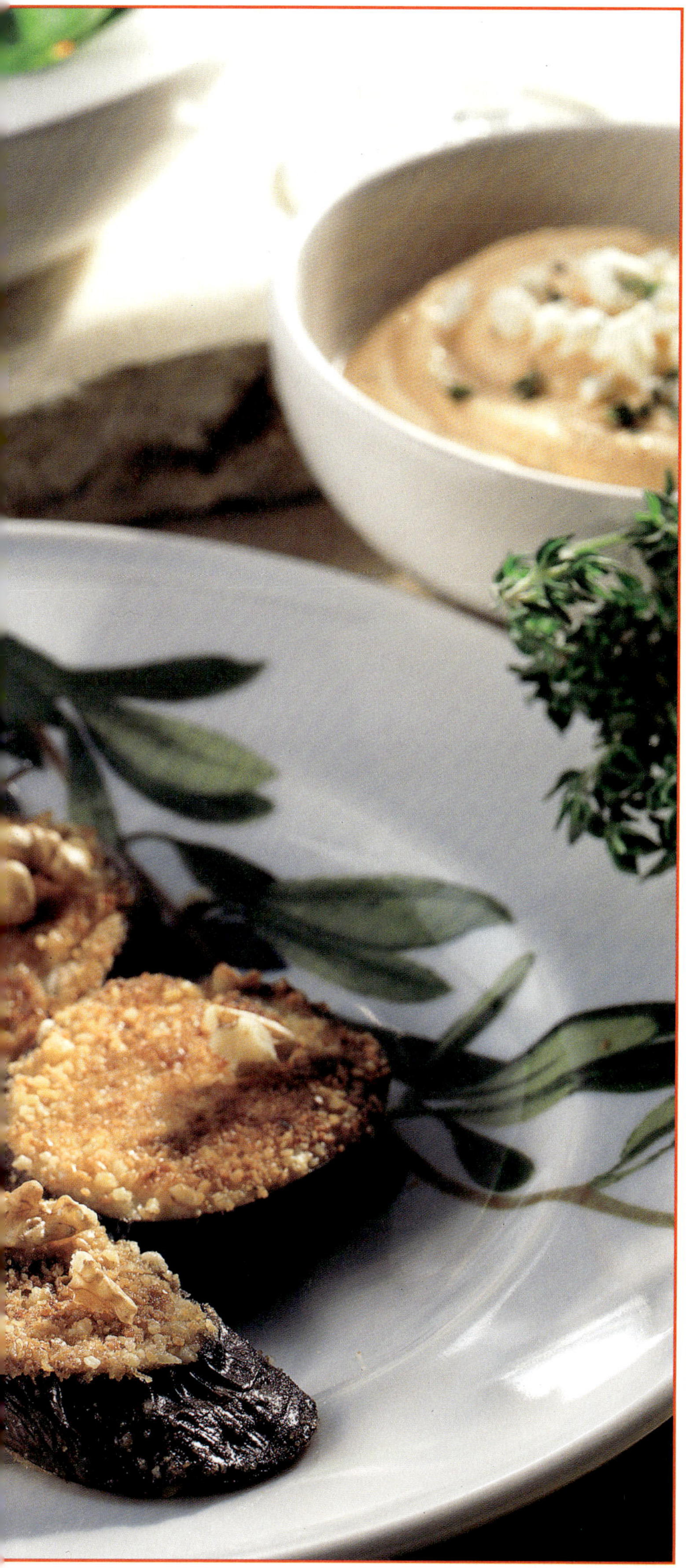

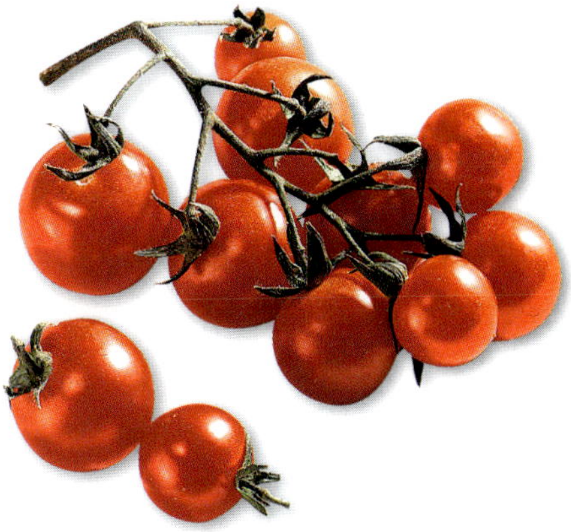

KLEINE GURKENHAPPEN

ZUTATEN FÜR 4 PERSONEN:

1 Salatgurke
2 Becher (à 200 g) Hüttenkäse
100 g Roquefort-Käse
Salz
weißer Pfeffer
½ Beet Kresse
grob gemahlener bunter Pfeffer
6 Kirschtomaten

◆ Gurke waschen und längs halbieren. Mit einem Löffel die Kerne entfernen und Gurke in 8 schräge Stücke (2–3 cm Breite) schneiden.

◆ Hüttenkäse und Roquefort verrühren und mit Salz und Pfeffer abschmecken. Jeweils 1–2 Eßlöffel Käsecreme in die Gurkenstücke füllen. Kresse waschen, trockentupfen und mit einer Schere vom Beet schneiden. Gurkenstücke mit buntem Pfeffer und Kresse bestreuen.

◆ Tomaten waschen. 2 Stück vierteln und auf die Gurkenstücke setzen. Restliche Tomaten halbieren. Jeweils 2 Hälften mit 2 gefüllten Gurkenstücken auf Tellern anrichten.

Zubereitungszeit ca. 15 Minuten.
Pro Portion ca. 790 Joule/190 Kalorien. E: 20 g, F: 9 g, KH: 6 g.

KNACKIGER WINTERSALAT

ZUTATEN FÜR 4 PERSONEN:

5 Orangen
2 Fenchelknollen
1 Kopf Eichblattsalat
4 EL Öl
Salz
Pfeffer
80 g mittelalter Gouda-Käse
40 g Walnußkerne

◆ 2 Orangen halbieren und den Saft auspressen. Restliche Orangen schälen, so daß die weiße Haut vollständig entfernt wird. Orangen in Scheiben schneiden, nach Belieben halbieren. Fenchel putzen, waschen und fein schneiden. Fenchelgrün fein hacken. Salatblätter waschen, abtropfen lassen.

◆ Salatblätter, Fenchel und Orangen vorsichtig vermengen und auf Tellern anrichten. Für die Marinade Orangensaft und Öl verrühren. Mit Salz, Pfeffer und Fenchelgrün würzen. Über den Salat verteilen. Käse darüberhobeln. Walnußhälften evtl. hacken und den Salat damit bestreuen. Dazu schmeckt frisches Bauernbrot.

Zubereitungszeit ca. 25 Minuten.
Pro Portion ca. 1300 Joule/310 Kalorien. E: 11 g, F: 20 g, KH: 19 g.

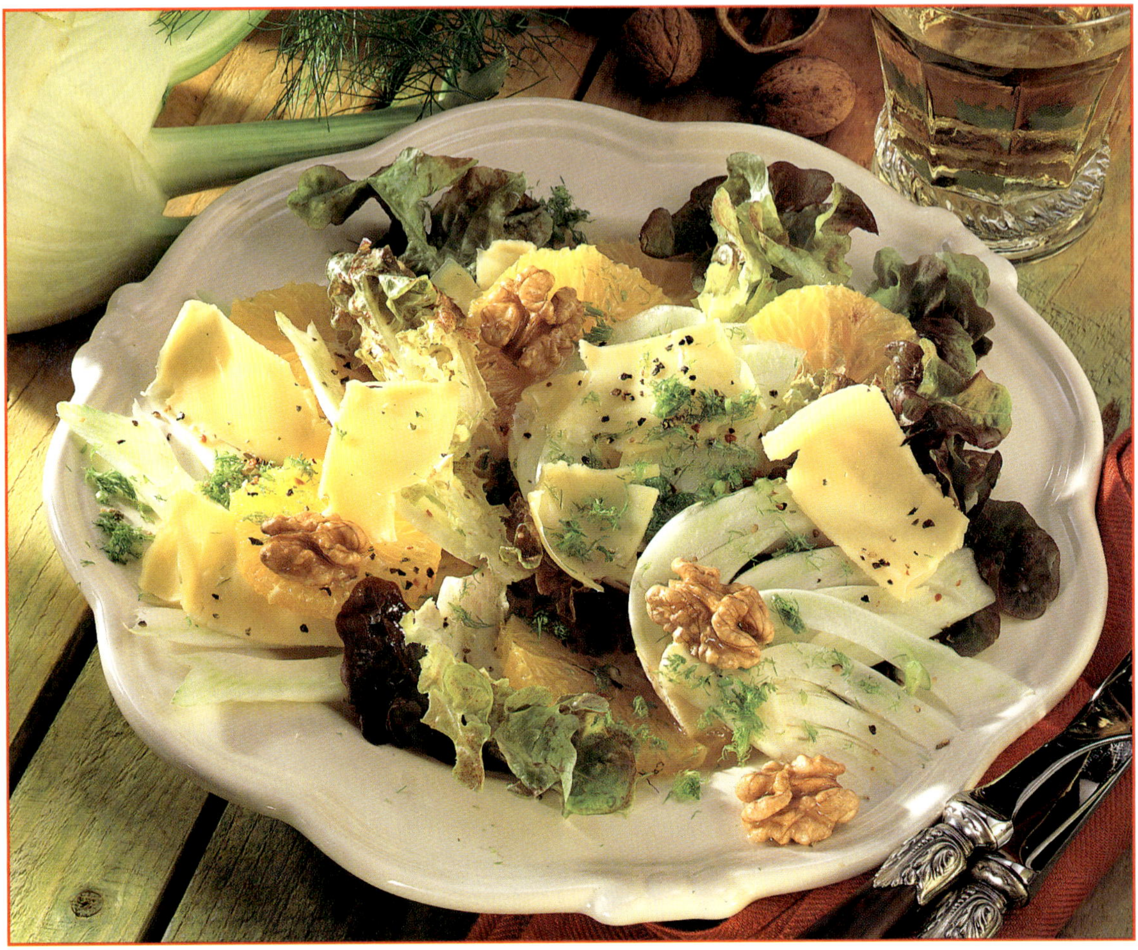

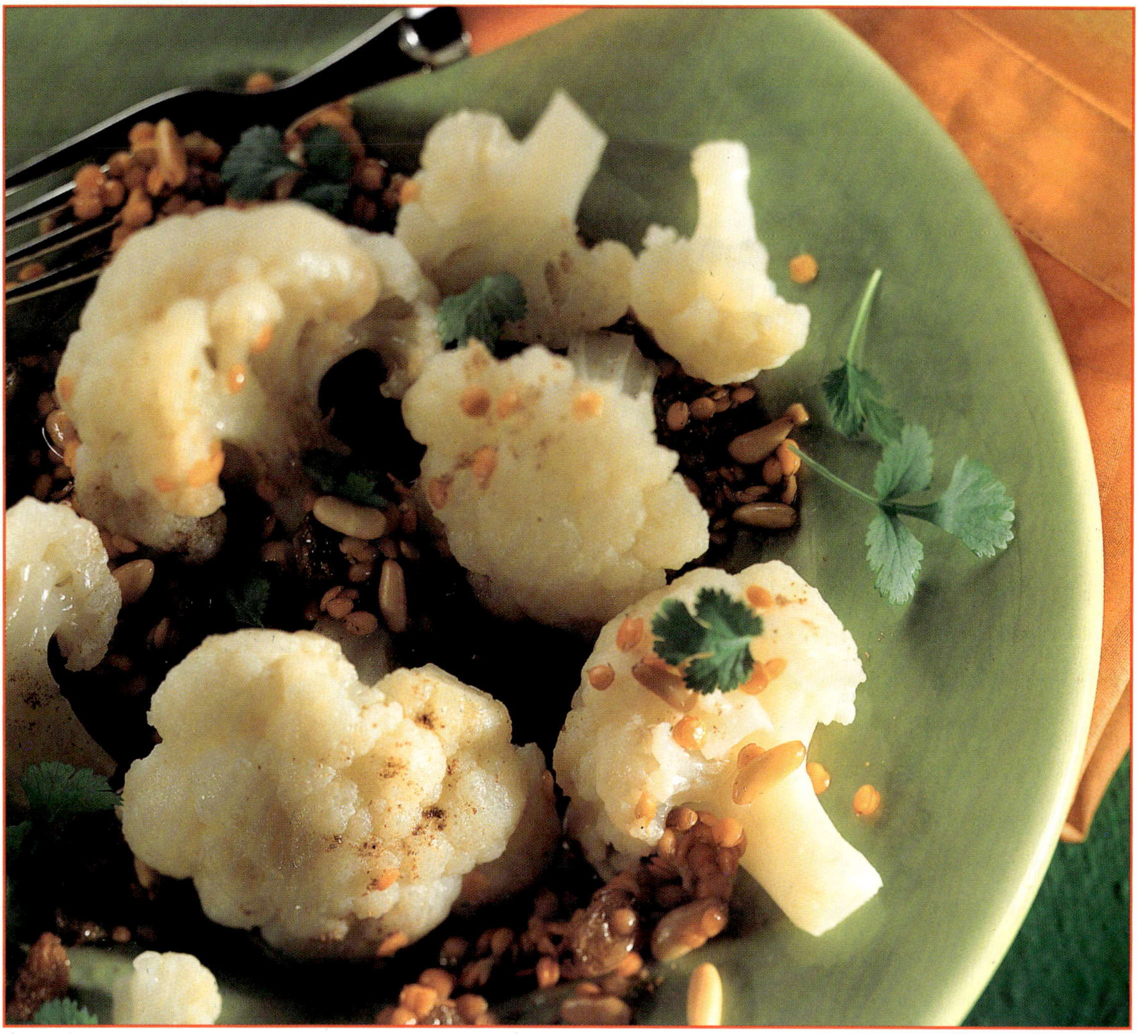

BLUMENKOHL MIT LINSEN-MARINADE

ZUTATEN FÜR 4 PERSONEN:

1,5 kg Blumenkohl
Salz
30 g Pinienkerne
1 kleine Zwiebel
20 g Butter oder Margarine
100 g rote Linsen
1/4 l Gemüsebrühe (Instant)
50 g Rosinen
3–4 EL Balsam-Essig
4 EL Olivenöl
Pfeffer
gemahlener Koriander
1/2 Topf Koriander

◆ Blumenkohl putzen, waschen und in Röschen teilen. Ca. 10 Minuten in kochendem Salzwasser garen. Pinienkerne in einer Pfanne ohne Fett goldbraun rösten. Herausnehmen. Zwiebel schälen und in feine Würfel schneiden.

◆ Fett in einer Pfanne erhitzen und die Zwiebel darin glasig dünsten. Rote Linsen zufügen und unter Rühren kurz mitdünsten. Brühe angießen und alles ca. 5 Minuten garen.

◆ Blumenkohl abgießen und gut abtropfen lassen. Rosinen und Pinienkerne unter die Linsen mischen. Essig und Öl zufügen. Mit Salz, Pfeffer und Koriander abschmecken.

◆ Blumenkohl auf Tellern anrichten und die Marinade darübergeben. Blumenkohl mit Korianderblättchen bestreuen und lauwarm servieren.

Zubereitungszeit ca. 25 Minuten.
Pro Portion ca. 1470 Joule/ 350 Kalorien. E: 14 g, F: 20 g, KH: 28 g.

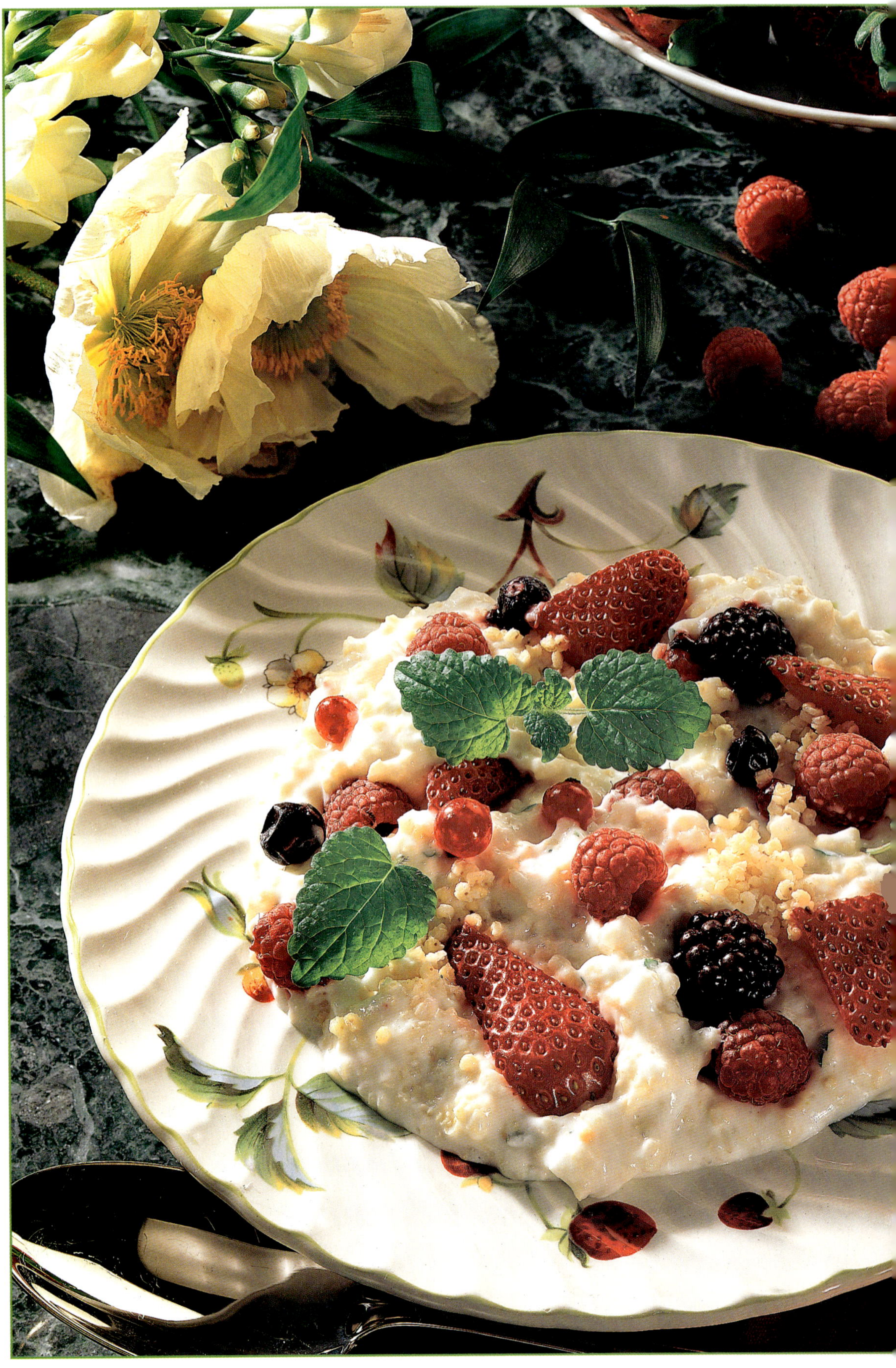

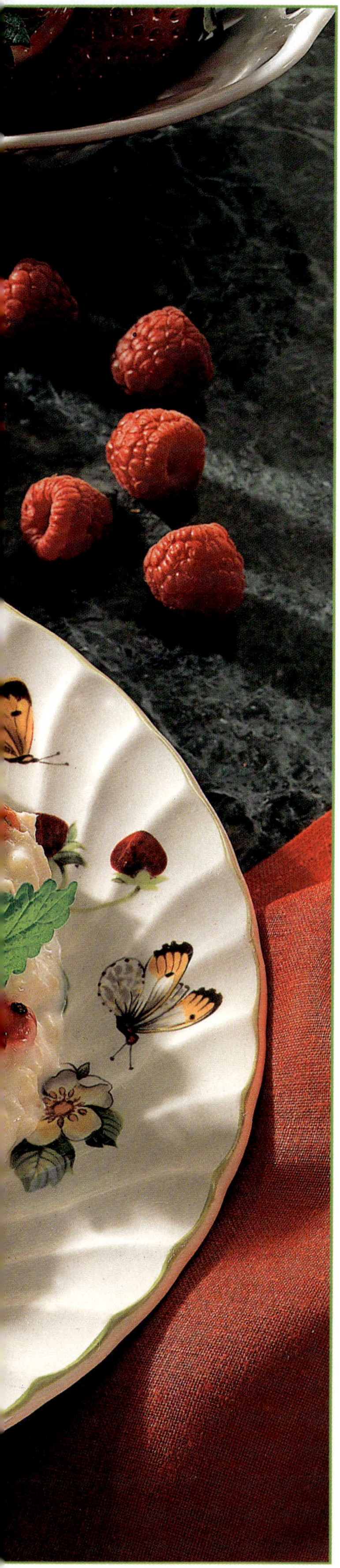

HIRSEJOGHURT MIT BEEREN

Foto

ZUTATEN FÜR 4 PERSONEN:

150 g Hirse
500 g gemischte Beeren (Erdbeeren, Brombeeren, Himbeeren und Johannisbeeren); ersatzweise 1 Packung (300 g) tiefgefrorener Beerencocktail
1 Töpfchen Zitronenmelisse
3 Becher (à 150 g) Vollmilch-Joghurt
2 EL Zitronensaft
2 Päckchen Vanillin-Zucker
Zucker

◆ Hirse in 600 ml kochendes Wasser geben und zugedeckt bei schwacher Hitze ca. 40 Minuten quellen lassen. Anschließend abkühlen lassen.

◆ Beeren vorsichtig waschen und verlesen. Erdbeeren putzen und, je nach Größe, vierteln oder halbieren. Zitronenmelisse waschen und, bis auf einige Blättchen zum Verzieren, grob hacken.

◆ Joghurt, Zitronensaft und gehackte Zitronenmelisse verrühren. Hirse unterrühren und mit Vanillin-Zucker und Zucker abschmecken. Hirsejoghurt mit den Beeren auf Tellern anrichten und mit Melisseblättchen verziert servieren.

Zubereitungszeit ca. 1 Stunde (ohne Wartezeit).
Pro Portion ca. 1130 Joule/270 Kalorien. E: 9 g, F: 6 g, KH 42 g.

OBSTSALAT MIT GRIESS-SAHNE

ZUTATEN FÜR 4 PERSONEN:

½ l Milch
abgeriebene Schale von ½ unbehandelten Zitrone
½ Vanilleschote
40 g Vollkorn-Grieß
4 EL Honig oder Ahornsirup
½ Becher (100 g) Schlagsahne
2 Kiwis
300 g Erdbeeren
evtl. Zitronenmelisse zum Verzieren

◆ Milch, Zitronenschale und Vanilleschote zum Kochen bringen. Grieß unter Rühren einstreuen und ca. 10 Minuten quellen lassen. 3 Eßlöffel Honig einrühren. Vanilleschote herausnehmen und den Grieß abkühlen lassen.

◆ Sahne steif schlagen und unter den Grieß heben. Die Kiwis schälen. Erdbeeren waschen und putzen. Beides kleinschneiden und mit restlichem Honig beträufeln. Früchte, bis auf einige zum Verzieren, mit Grießsahne anrichten. Mit Früchten und Melisse verzieren.

Zubereitungszeit ca. 20 Minuten (ohne Wartezeit).
Pro Portion ca. 1170 Joule/280 Kalorien. E: 7 g, F: 13 g, KH: 32 g.

Die regen den Appetit an – Feine VORSPEISEN

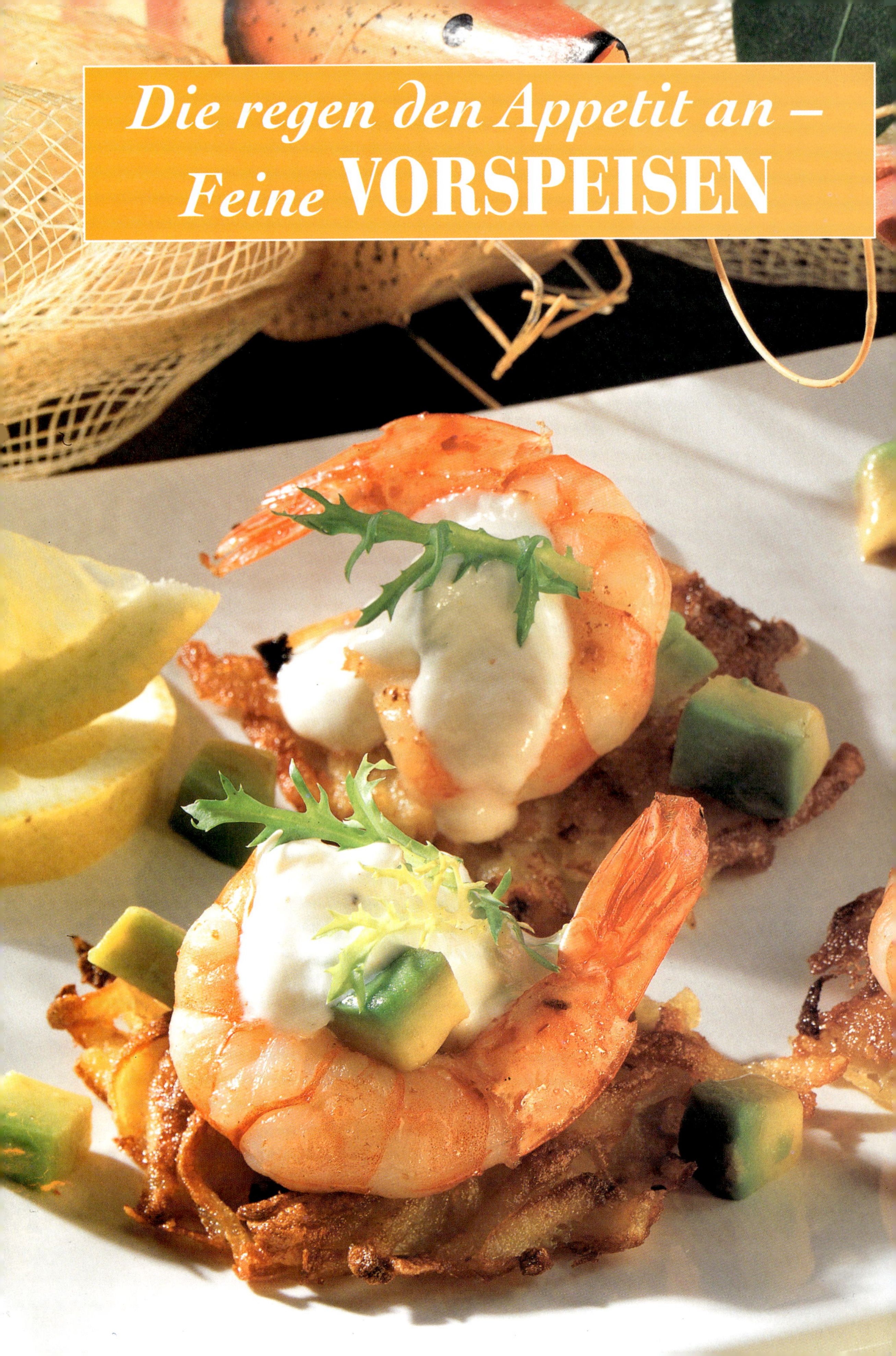

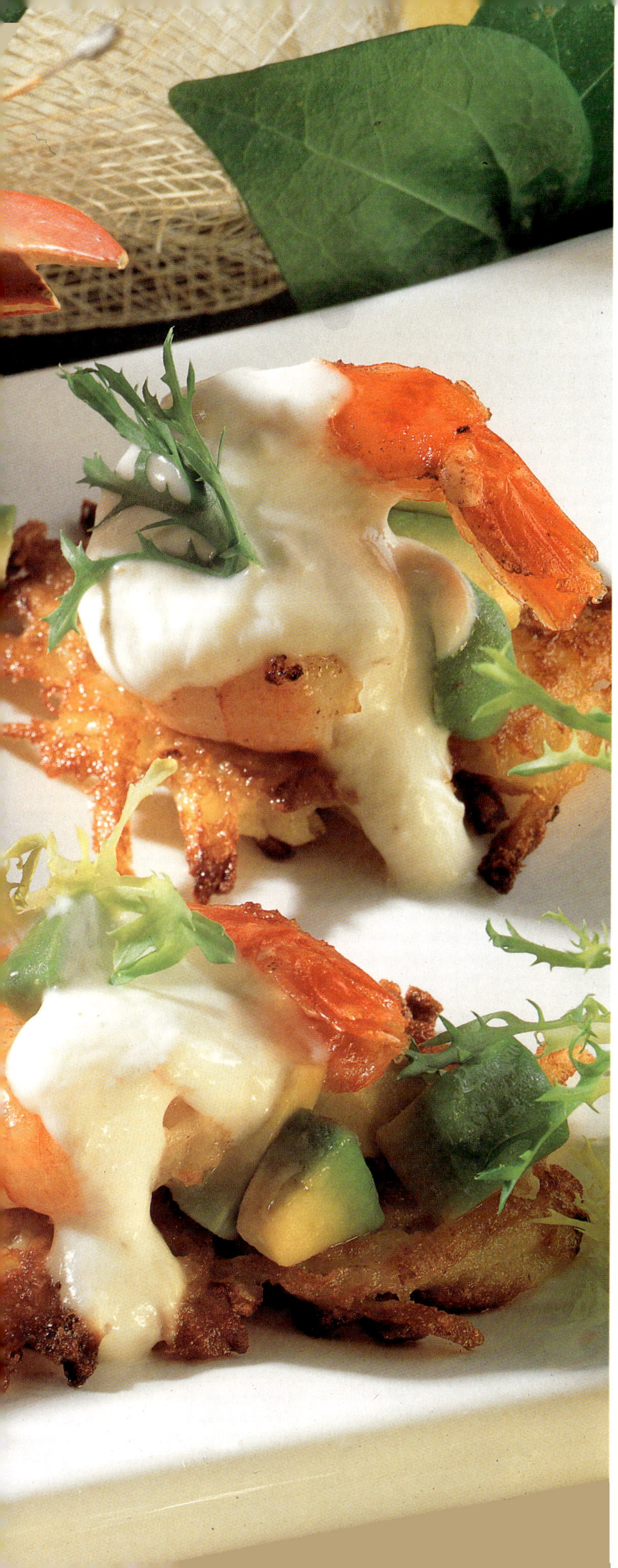

MINI-PUFFER MIT GARNELEN

ZUTATEN FÜR 4 PERSONEN:

16 rohe Riesengarnelen-schwänze (ca. 250 g)
½ Avocado (ca. 150 g)
1-2 EL Zitronensaft
3–4 Salatblätter (z.B. Frisée)
1 kleine Zwiebel
1 Knoblauchzehe
100 g Vollmilch-Joghurt
25 g Salat-Mayonnaise
Salz
weißer Pfeffer
300 g Kartoffeln
1 Eigelb
20 g Butterschmalz

◆ Garnelen, bis auf die Schwanzflossen, schälen und den Darm entfernen. Avocadohälfte schälen, Fruchtfleisch in Würfel schneiden und mit Zitronensaft beträufeln. Salat putzen, waschen, in mundgerechte Stücke zupfen und abtropfen lassen.

◆ Zwiebel und Knoblauch schälen. Zwiebel würfeln, Knoblauch fein hacken. Joghurt mit Mayonnaise und Knoblauch verrühren. Mit Salz und Pfeffer pikant würzen.

◆ Kartoffeln schälen, waschen, fein raspeln und mit Zwiebel und Eigelb mischen. Mit Salz und Pfeffer würzen. Etwas Butterschmalz in einer großen Pfanne erhitzen und ca. 16 kleine (ca. 4 cm Ø) Kartoffelpuffer backen. Warm stellen.

◆ Restliches Fett in einer Pfanne erhitzen. Garnelen darin unter Wenden 2–3 Minuten braten. Mit Salz und Pfeffer würzen. Avocados und Garnelen auf die Puffer verteilen und mit Knoblauchcreme und Salat garniert servieren.

Zubereitungszeit ca. 50 Minuten.
Pro Portion ca. 960 Joule/ 230 Kalorien. E: 10 g, F: 17 g, KH: 12 g.

GRATINIERTE KRÄUTERTOMATEN

FOTO

ZUTATEN FÜR 6 PERSONEN:

1 Knoblauchzehe
2 Zwiebeln
½ Bund Schnittlauch
½ Bund Petersilie
½ Bund Thymian
1 unbehandelte Zitrone
Salz
Pfeffer
4 EL Olivenöl
2 EL Paniermehl
2 Tomaten
2 Scheiben Toastbrot
1 TL Butter oder Margarine
frische Kräuter und Zitrone zum Garnieren

◆ Für die Paste Knoblauch und Zwiebeln schälen und fein würfeln. Kräuter waschen und hacken. Zitrone waschen, Schale dünn abreiben und den Saft auspressen. 2 Eßlöffel Zitronensaft und -schale, Salz und Pfeffer verrühren. Das Olivenöl darunterschlagen. Marinade mit den vorbereiteten Zutaten und Paniermehl vermengen.

◆ Tomaten waschen, putzen und in dicke Scheiben schneiden. Vorbereitete Paste darauf gleichmäßig verteilen.

◆ Die Tomaten im vorgeheizten Backofen (E-Herd: 225 °C/ Umluft: 200 °C/ Gas: Stufe 4) ca. 5 Minuten überbacken.

◆ Inzwischen Toast in kleine Würfel schneiden. Im heißen Fett goldbraun braten. Die Tomatenscheiben mit Toastwürfeln bestreut anrichten. Mit frischen Kräutern und Zitrone garniert servieren.

Zubereitungszeit ca. 15 Minuten.
Pro Portion ca. 500 Joule/ 120 Kalorien. E: 2 g, F: 8 g, KH: 9 g.

SCHARFE LINSEN AUF CHICORÉE MIT JOGHURT-SOSSE

ZUTATEN FÜR 4 PERSONEN:

3 rote Zwiebeln
2 grüne Chilischoten
2 EL Öl
200 g rote Linsen
½ Zimtstange
3 Gewürznelken
Curry
⅛ l Gemüsebrühe (Instant)
⅛ l Weißwein
1 Knoblauchzehe
1 Becher (150 g) Magermilch-Joghurt
½ Becher (75 g) Crème fraîche
Salz
Cayennepfeffer
1 TL Zitronensaft
1 Prise Zucker
3 Kolben Chicorée

◆ Zwiebeln schälen und fein würfeln. Chilischoten waschen, längs halbieren und die Kerne entfernen. Öl in einem Topf erhitzen. Zwiebeln und Linsen darin andünsten. Chili, Zimt, Nelken und Curry zufügen. Mit Brühe und Wein ablöschen. Zugedeckt ca. 15 Minuten garen.

◆ Inzwischen den Knoblauch schälen, durch eine Knoblauchpresse drücken oder fein hacken. Joghurt, Crème fraîche und Knoblauch verrühren. Mit Salz, Cayennepfeffer, Zitronensaft und Zucker abschmecken.

◆ Chicorée waschen, putzen und die Blätter ablösen. Linsen nochmals pikant abschmecken. Chicoréeblätter mit den Linsen auf Tellern anrichten. Joghurt-Soße darüber verteilen.

Zubereitungszeit ca. 25 Minuten.
Pro Portion ca. 1340 Joule/ 320 Kalorien. E: 15 g, F: 12 g, KH: 32 g.

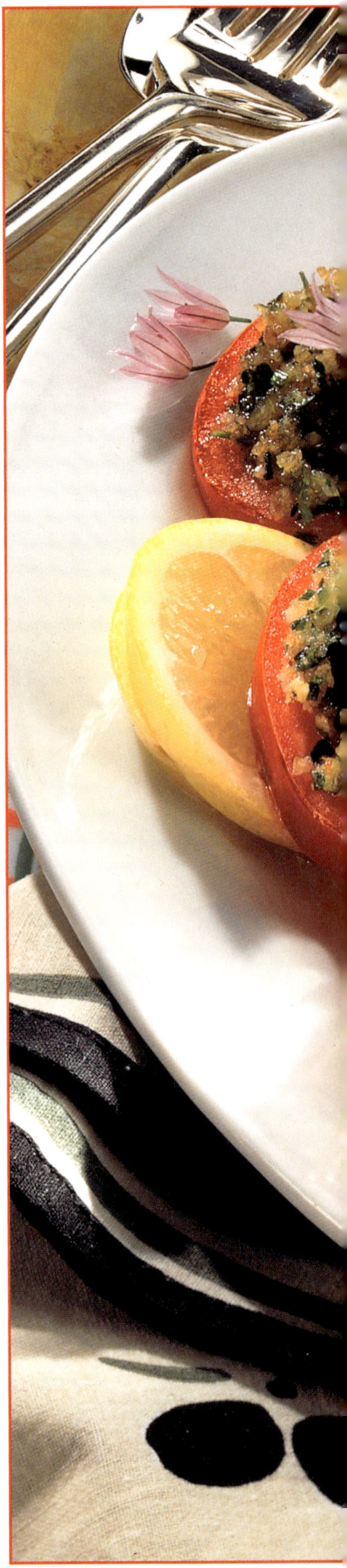

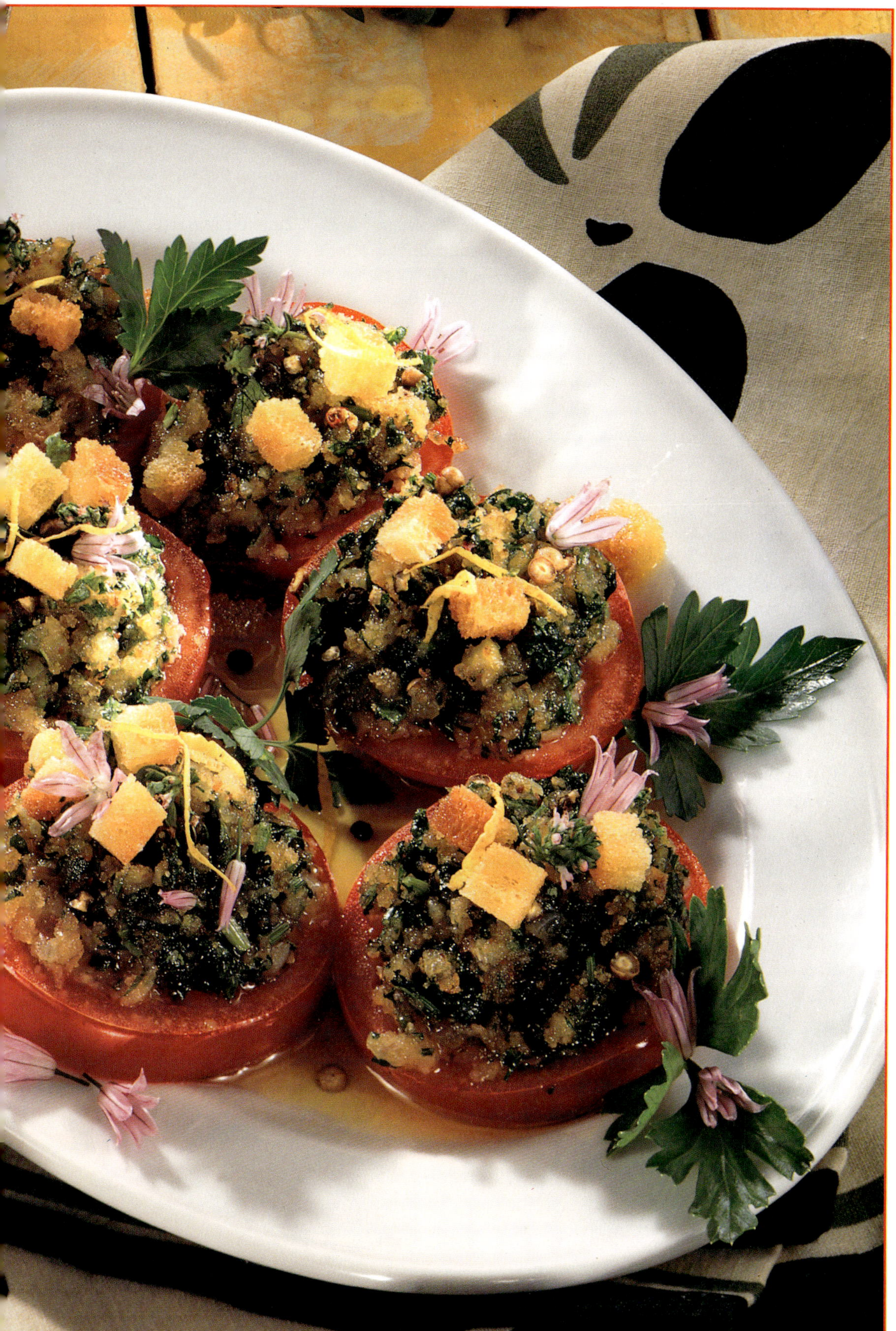

CROSTINI MIT OLIVENPASTE

ZUTATEN FÜR 6 PERSONEN:

75 g schwarze, entsteinte Oliven
2 Knoblauchzehen
4 EL Olivenöl
3 Tomaten
100 g Nordsee-Krabbenfleisch
3 Zweige Basilikum
Salz
weißer Pfeffer
1 Baguette-Brot (ca. 200 g)

◆ Oliven fein hacken. Knoblauch schälen und ebenfalls fein hacken. Knoblauch, Oliven und 1 Eßlöffel Öl verrühren. Tomaten kreuzweise einritzen, mit heißem Wasser überbrühen und die Haut abziehen. Tomaten vierteln, entkernen und das Fruchtfleisch fein würfeln.

◆ Krabben waschen und trockentupfen. Das Basilikum waschen, trockenschütteln, die Blättchen von den Stielen zupfen und in feine Streifen schneiden. Tomaten, Krabben und Basilikum mischen. Mit Salz und Pfeffer würzen.

◆ Das Baguette-Brot in ca. 20 Scheiben schneiden und im restlichen heißen Olivenöl von beiden Seiten goldbraun braten. Mit der Olivenpaste bestreichen und die Tomaten-Krabbenmischung darauf verteilen.

Zubereitungszeit ca. 30 Minuten.
Pro Portion ca. 790 Joule/ 190 Kalorien. E: 6 g, F: 9 g, KH: 19 g.

FOOD and more TIP

Kräuter immer so kurz wie möglich waschen, da sich die wasserlöslichen Inhaltstoffe herauslösen und mit dem Wasser fortgeschwemmt werden. Erst dann kleinschneiden. So ist die Vitamin- und Mineralstoffausbeute am größten.

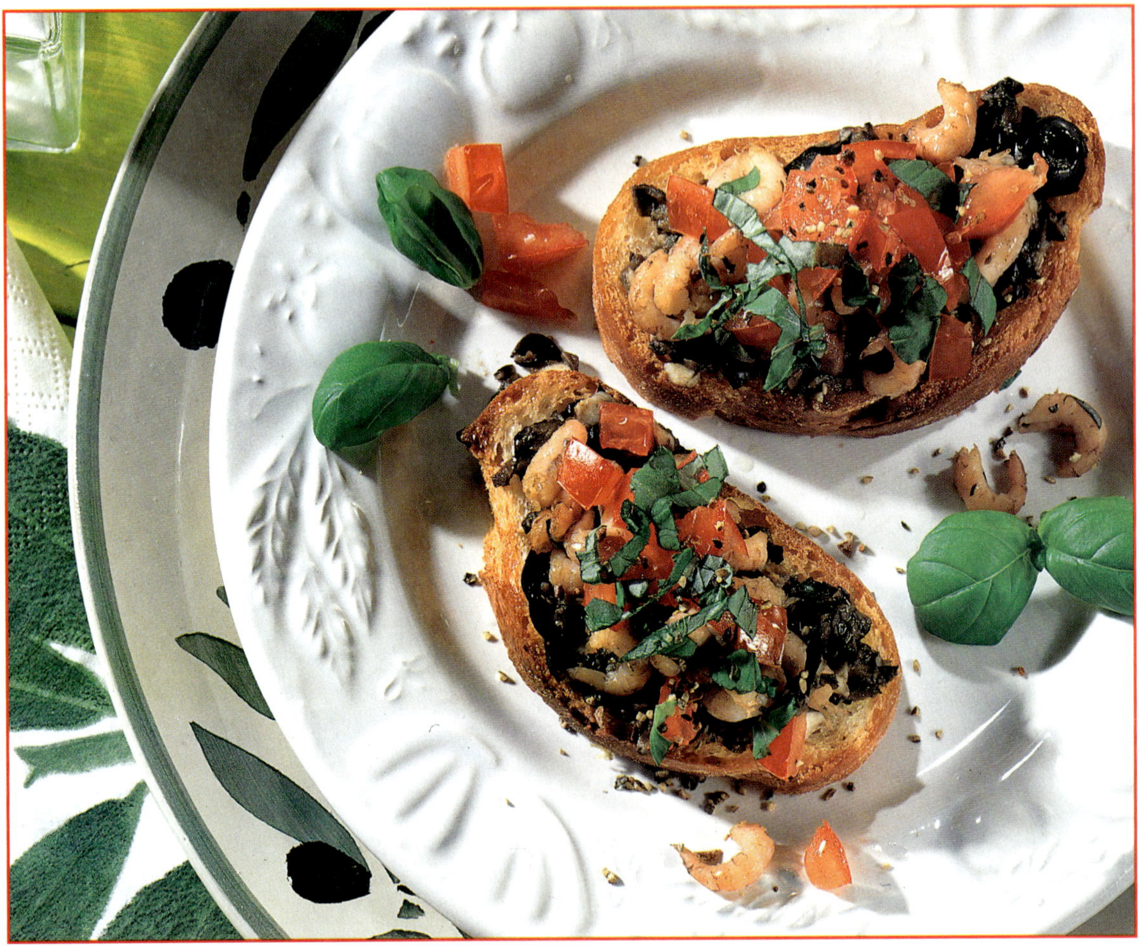

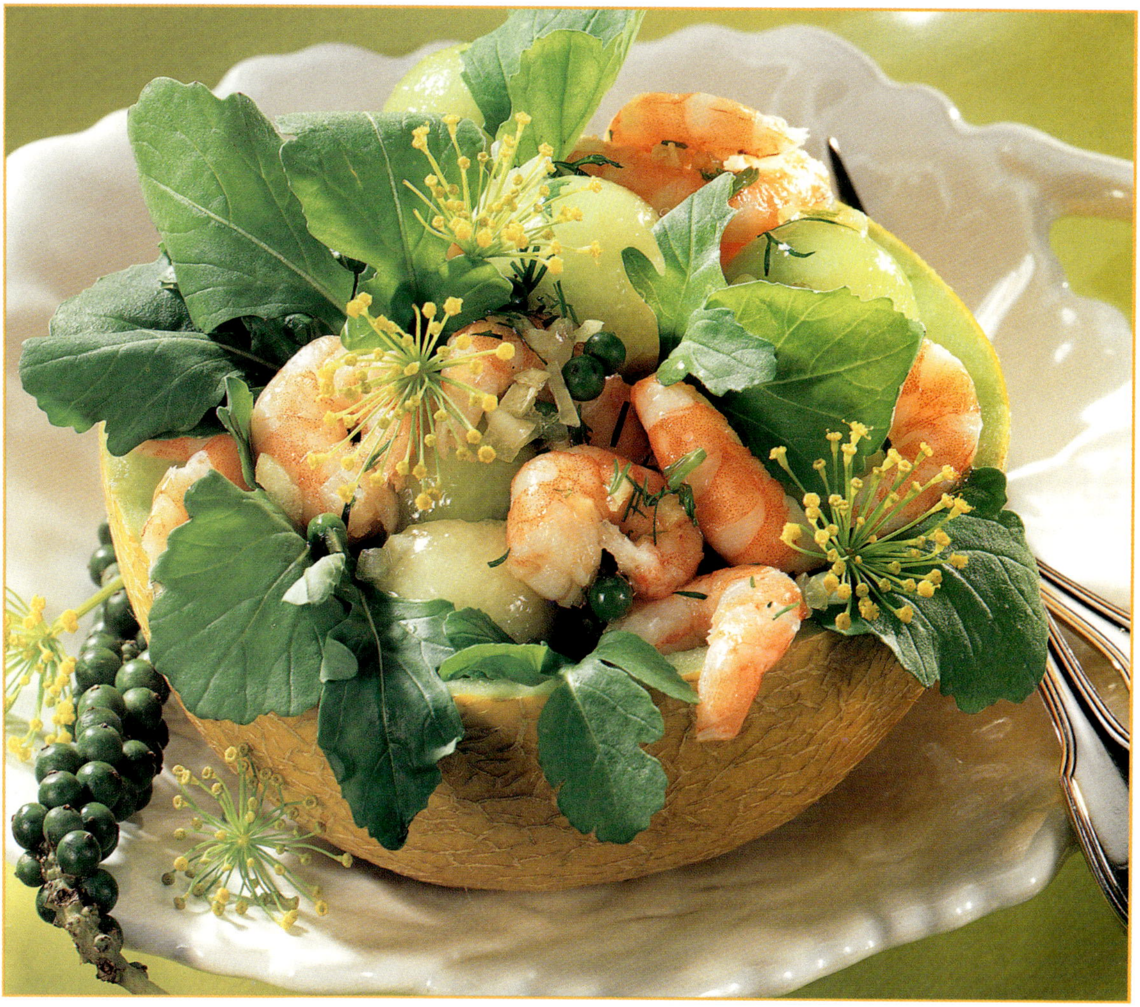

FEINER KRABBEN-COCKTAIL

ZUTATEN FÜR 4 PERSONEN:

2 kleine Melonen (à ca. 550 g; z. B. Netzmelone oder Honigmelone)
1 Becher (350 g) servierfertige Shrimps in Lake
1 Schalotte
2–3 Stiele Dill
2 EL Balsamico-Essig
1–2 EL Kräuter-Essig
1–2 EL Honig
1–2 TL eingelegte grüne Pfefferkörner
Salz
Pfeffer
2 EL Sonnenblumenöl
100 g Rauke
evtl. Dillblüten zum Garnieren

◆ Melonen halbieren und die Kerne mit einem Löffel entfernen. Aus dem Fruchtfleisch mit einem Kugelausstecher Kugeln ausstechen. (Restliches Fruchtfleisch mit einem Löffel herauslösen und anderweitig verwenden.) Die Shrimps abtropfen lassen.

◆ Schalotte schälen und in feine Würfel schneiden. Dill waschen, trockenschütteln und fein schneiden. Essige, Honig, Schalotte, Dill, Pfefferkörner, etwas Salz und Pfeffer verrühren. Das Öl darunterschlagen.

◆ Vinaigrette mit Shrimps und Melonenkugeln mischen. Rauke waschen, trockenschütteln und verlesen. Rauke, bis auf einige schöne Blättchen, in Streifen schneiden und vorsichtig unter die Shrimps-Melonenmischung heben.

◆ Cocktail in die Melonenhälften verteilen und mit den Raukeblättchen und nach Belieben mit Dillblüten garnieren. Dazu schmeckt Baguette.

Zubereitungszeit ca. 25 Minuten.
Pro Portion ca. 960 Joule/230 Kalorien. E: 12 g, F: 6 g, KH: 32 g.

GEMÜSE ZU KRÄUTER-DIP

Foto

ZUTATEN FÜR 2 PERSONEN:

1 kleine Zwiebel (ca. 35 g)
½ Bund Schnittlauch
2–3 Stiele glatte Petersilie
200 g Magerquark
6 EL Milch
10 g Frischkäse (Rahmstufe 16% Fett absolut)
Salz
weißer Pfeffer
200 g Kohlrabi
200 g Möhren
je 1 kleine rote und gelbe Paprikaschote (à ca. 150 g)
2 Knabbergebäck-Stangen (à ca. 8 g)
evtl. frische Kräuter zum Garnieren

◆ Für den Dip Zwiebel schälen und fein würfeln. Kräuter waschen und fein schneiden. Quark, Milch, Frischkäse, Zwiebel und Kräuter verrühren. Mit Salz und Pfeffer pikant würzen. Zugedeckt ziehen lassen.

◆ Inzwischen Kohlrabi und Möhren waschen, schälen und in lange Stifte schneiden. Paprika putzen, waschen und in breite Streifen schneiden. Den Kräuterdip nochmals würzig abschmecken und mit dem vorbereiteten Gemüse und den Gebäckstangen anrichten. Nach Belieben mit frischen Kräutern garniert servieren.

Zubereitungszeit ca. 20 Minuten.
Pro Portion ca. 1170 Joule/ 280 Kalorien. E: 27 g, F: 9 g, KH: 38 g.

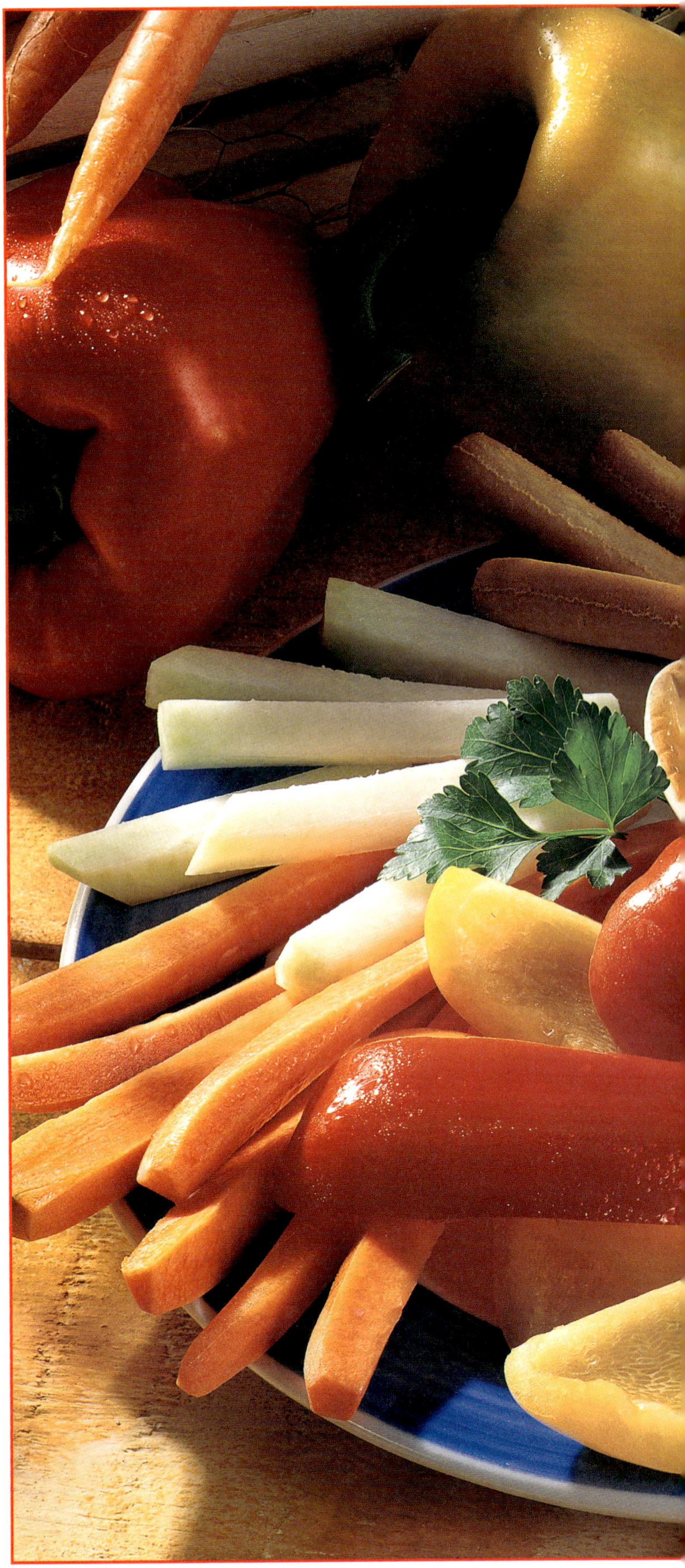

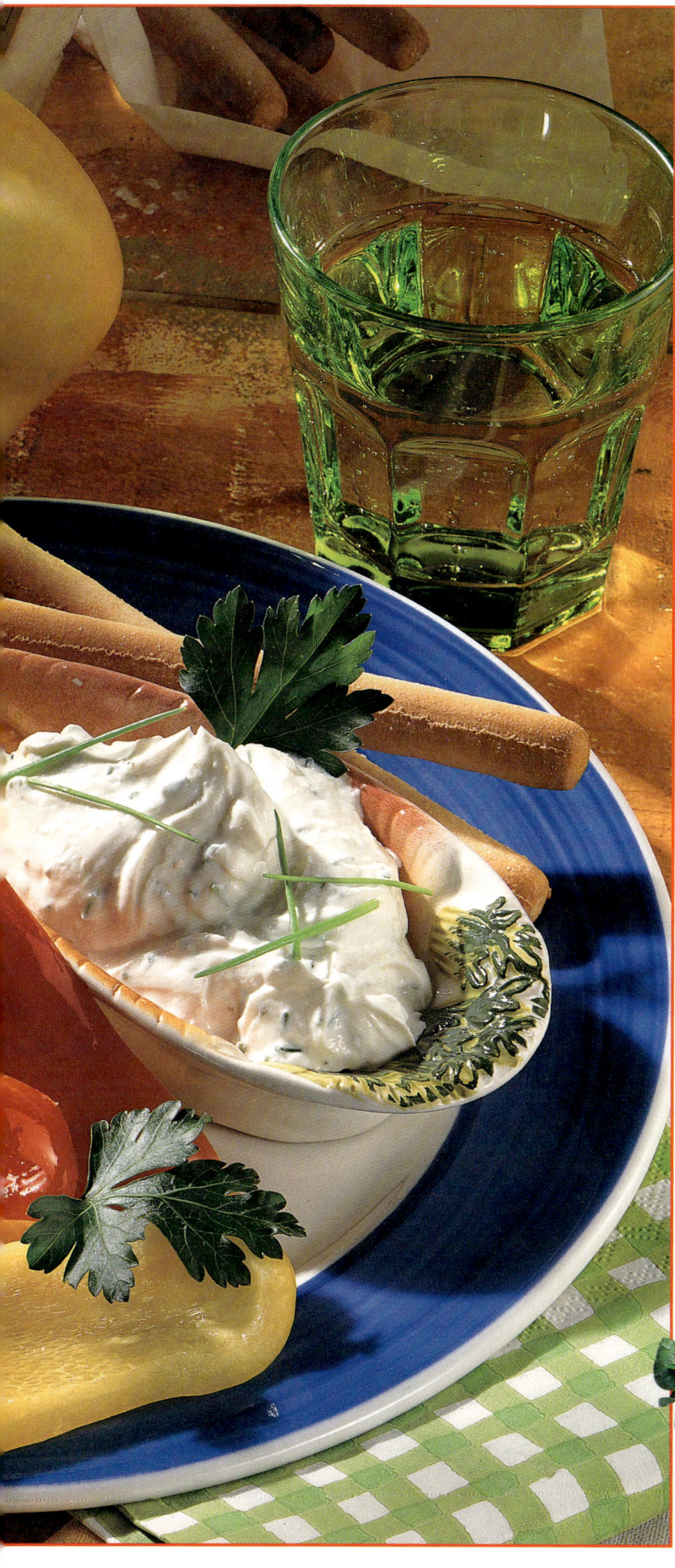

FELDSALAT MIT FEIGEN UND ORANGEN-SOSSE

ZUTATEN FÜR 4 PERSONEN:

2 EL Pinienkerne
125 g Feldsalat
3 frische Feigen
2 große Orangen
Salz
weißer Pfeffer
2 EL Öl

◆ Die Pinienkerne in einer Pfanne ohne Fett rösten und abkühlen lassen. Feldsalat putzen, waschen und gut abtropfen lassen. Die Feigen schälen und in dünne Scheiben schneiden.

◆ 1 Orange schälen, dabei die weiße Haut mit entfernen. Das Fruchtfleisch zwischen den Trennhäuten herausschneiden und würfeln. Von der zweiten Orange den Saft auspressen. Orangensaft mit wenig Salz und Pfeffer würzen. Das Öl kräftig darunterschlagen.

◆ Feigen, Feldsalat und Orangenstücke auf Tellern anrichten und mit der Soße beträufeln. Mit den gerösteten Pinienkernen bestreuen.

Zubereitungszeit 20 Minuten.
Pro Portion ca. 710 Joule/ 170 Kalorien. E: 3 g, F: 8 g, KH: 20 g.

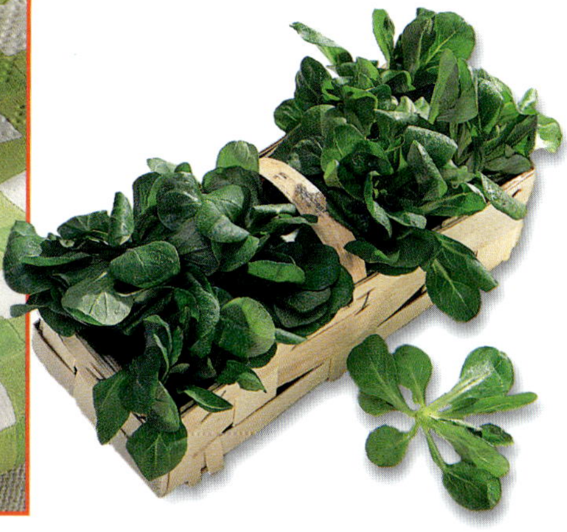

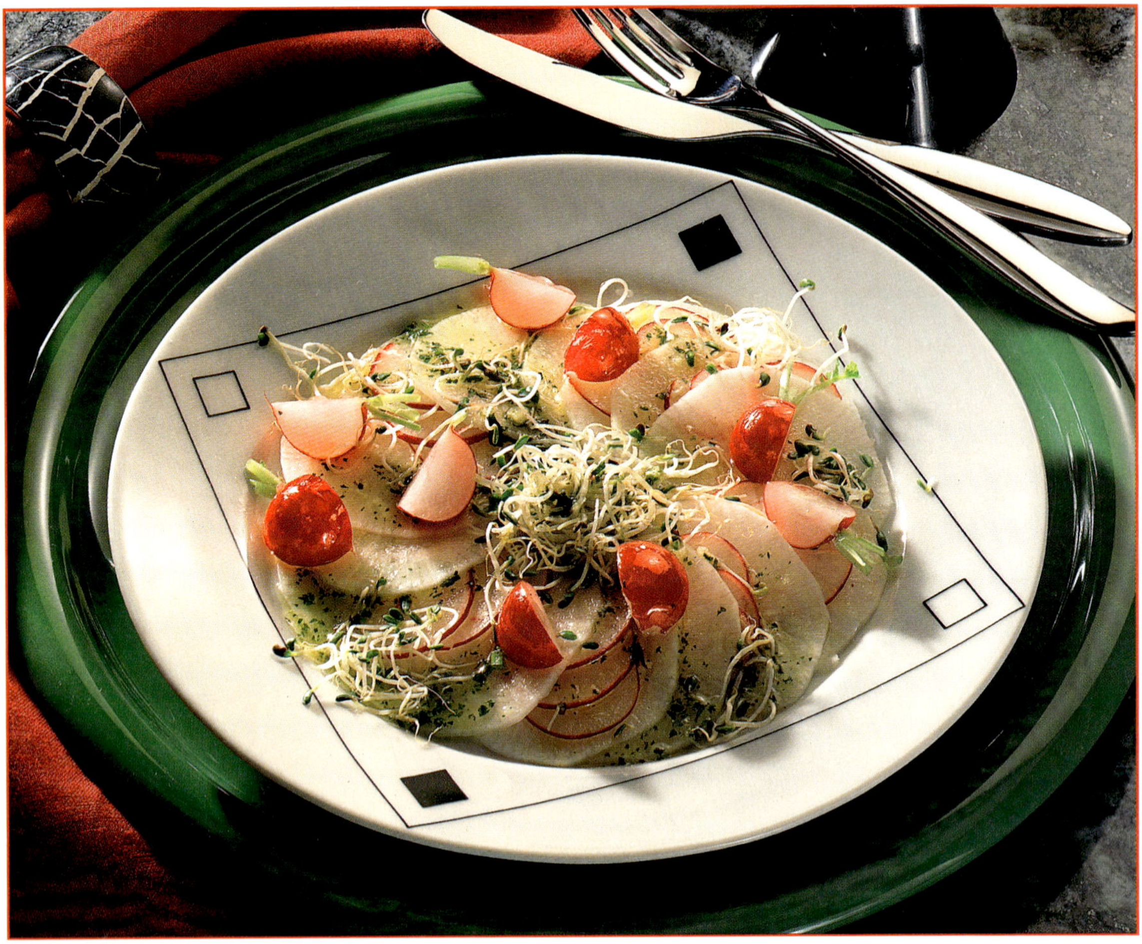

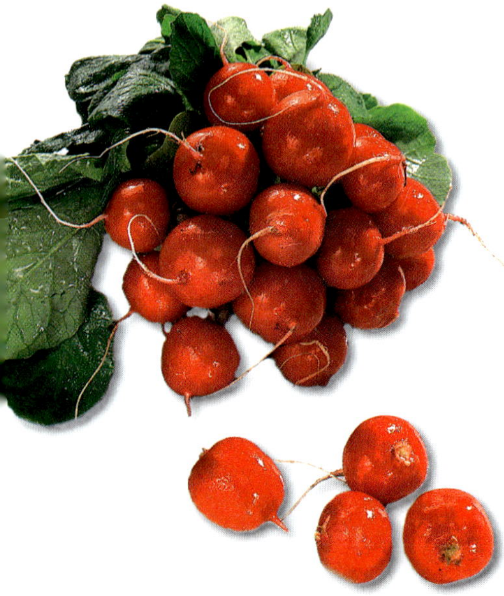

RADIESCHEN-RETTICH-CARPACCIO

ZUTATEN FÜR 4 PERSONEN:

1 Bund Radieschen
1 weißer Rettich (ca. 750 g)
50 g Alfalfasprossen
je ½ Bund Petersilie und Schnittlauch
3 EL Weißwein-Essig
Salz
weißer Pfeffer
1 Prise Zucker
3 EL Öl

◆ Radieschen putzen, dabei an ca. ⅓ der Radieschen etwas Grün stehen lassen, und waschen. Geputzte Radieschen in dünne Scheiben schneiden. Radieschen mit Grün vierteln. Rettich putzen, schälen, waschen und in dünne Scheiben schneiden oder hobeln. Sprossen verlesen, waschen und gut abtropfen lassen.

◆ Kräuter waschen, trockenschütteln und fein hacken. Essig mit Salz, Pfeffer und Zucker verrühren. Das Öl darunterschlagen. Kräuter unterheben.

◆ Rettich- und Radieschenscheiben kreisförmig auf Teller legen. Sprossen darauf verteilen. Mit der Salatsoße beträufeln und ca. 30 Minuten ziehen lassen. Mit den Radieschenspalten garniert servieren.

Zubereitungszeit ca. 15 Minuten (ohne Wartezeit).

Pro Portion ca. 420 Joule/ 100 Kalorien. E: 3 g, F: 8 g, KH: 4 g.

MÖHREN-APFELSALAT

ZUTATEN FÜR 4 PERSONEN:

1 Kopf Eisbergsalat
200 g Möhren
2 kleine Äpfel
1 Bund Lauchzwiebeln
2 EL Sonnenblumenkerne
2 EL Weißwein-Essig
1 EL Zitronensaft
1 Prise Zucker
Salz
weißer Pfeffer
4 EL Sonnenblumenöl

◆ Eisbergsalat waschen, putzen, in feine Streifen schneiden und gut abtropfen lassen. Die Möhren waschen, schälen und grob raspeln. Äpfel waschen, vierteln, entkernen und in Spalten schneiden. Lauchzwiebeln putzen, waschen und in Ringe schneiden. Sonnenblumenkerne in einer Pfanne ohne Fett leicht rösten.

◆ Essig und Zitronensaft verrühren. Mit Zucker, Salz und Pfeffer würzen. Das Öl darunterschlagen. Salat, Möhren, Äpfel und Lauchzwiebeln mit der Vinaigrette mischen. Salat mit Sonnenblumenkernen bestreuen. Dazu schmeckt frisches Baguette.

Zubereitungszeit ca. 25 Minuten.
Pro Portion ca. 780 Joule/190 Kalorien. E: 3 g, F: 13 g, KH: 11 g.

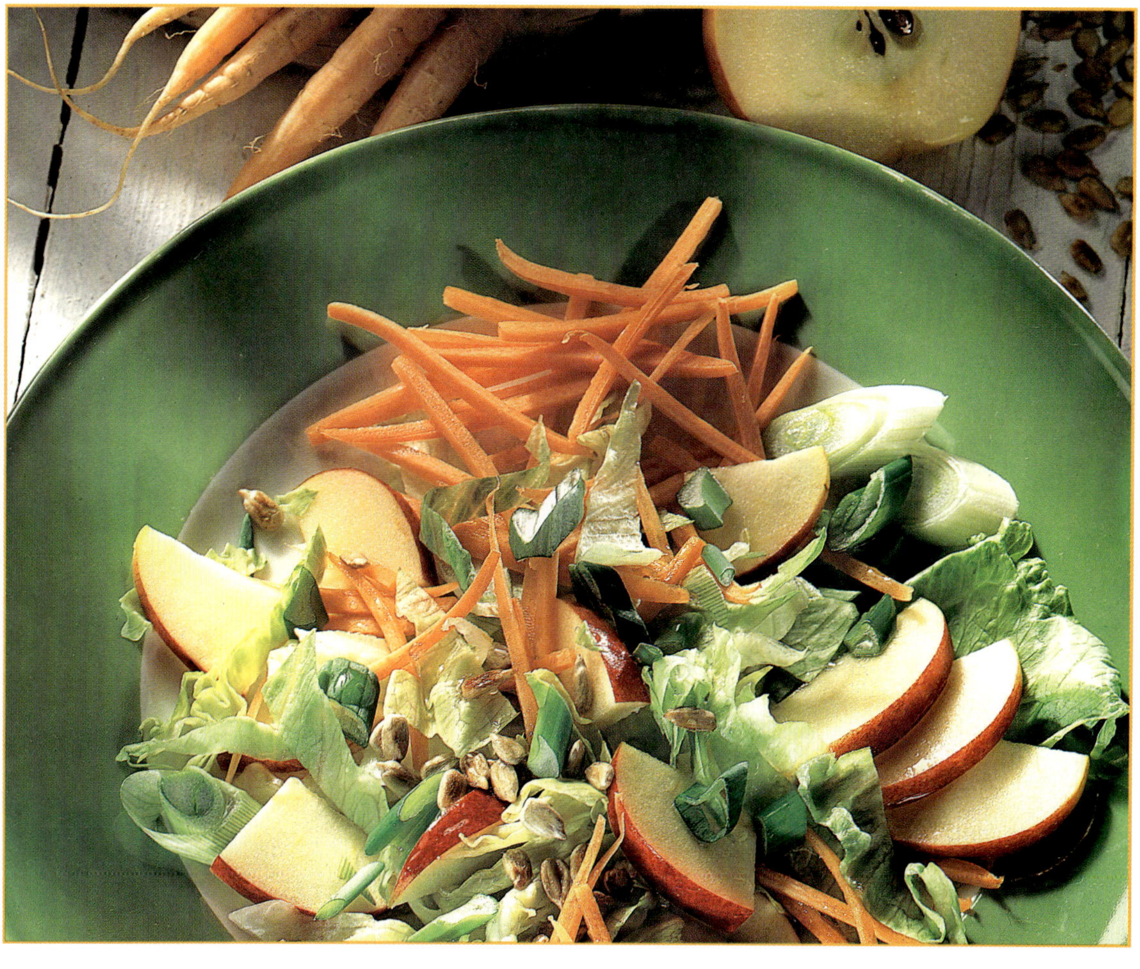

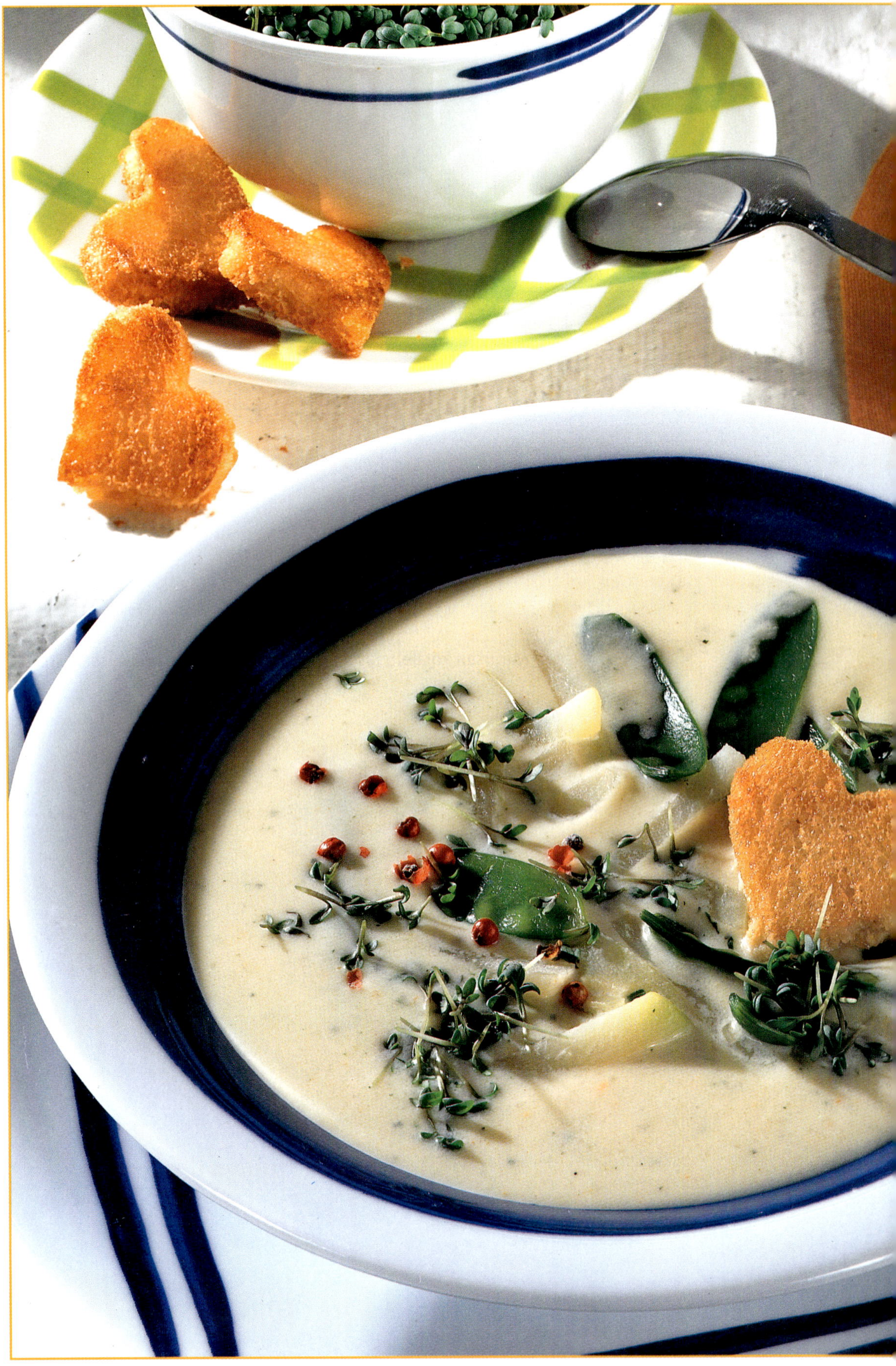

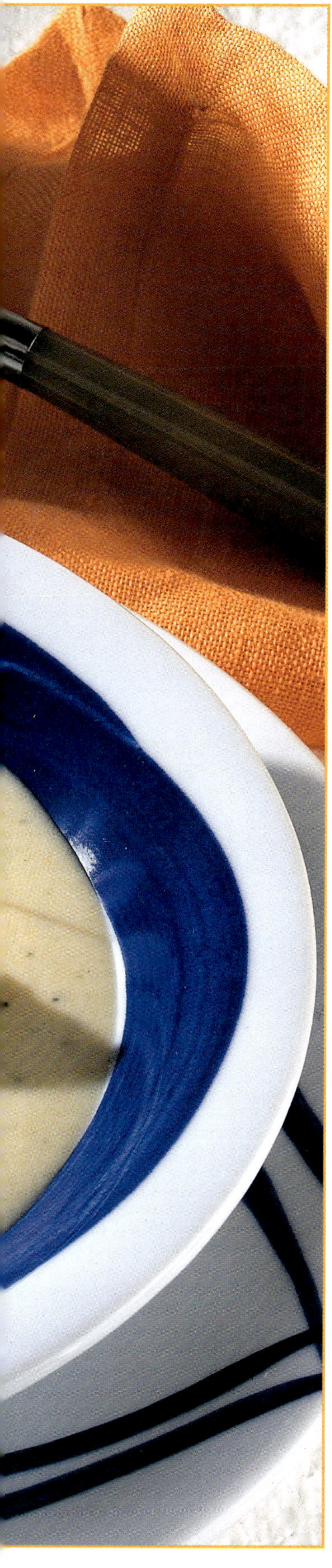

KOHLRABI-SUPPE

FOTO

ZUTATEN FÜR 4 PERSONEN:

1 mittelgroße Zwiebel
800 g Kohlrabi
3 EL Öl
½ l Gemüsebrühe (Instant)
125 g Schlagsahne
1 EL Mehl
1 EL Butter
Salz
Cayennepfeffer
100 g Zuckerschoten
2 Scheiben Toastbrot
1 Beet Kresse
rosa Beeren zum Bestreuen

◆ Zwiebel schälen und würfeln. Kohlrabi schälen und in Stifte schneiden. 2 Eßlöffel Öl in einem Topf erhitzen. Zwiebel darin andünsten. Kohlrabi mit andünsten. Brühe angießen und ca. 10 Minuten köcheln lassen.

◆ Die Hälfte des Kohlrabis herausnehmen. Sahne in den Topf gießen und aufkochen. Mehl und Butter verkneten, in die kochende Suppe einrühren. Suppe pürieren. Mit Salz und Cayennepfeffer würzen.

◆ Zuckerschoten putzen, waschen und in Salzwasser ca. 2 Minuten kochen, abtropfen lassen. Evtl. aus dem Toastbrot 4 Herzen ausstechen oder vierteln. Übriges Öl in einer Pfanne erhitzen, Toast darin goldbraun braten.

◆ Zuckerschoten und Kohlrabistifte in der Suppe erwärmen. Gemüsesuppe auf Tellern anrichten. Kresse vom Beet schneiden und die Suppe damit garnieren. Croûtons in die Suppen geben und mit rosa Beeren bestreuen.

Zubereitungszeit ca. 40 Minuten.
Pro Portion ca. 1090 Joule/ 260 Kalorien. E: 5 g, F: 21 g, KH: 12 g.

GURKEN-AVOCADOCREME-SUPPE

ZUTATEN FÜR 4 PERSONEN:

750 g Salatgurke
1 mittelgroße Zwiebel
10 g Butter oder Margarine
1 l klare Hühnersuppe (Instant)
2 reife Avocados (à ca. 250 g)
5–6 Borretschblätter
½–1 rote Chilischote
200 g Tiefsee-Krabbenfleisch
Salz
2–3 EL Zitronensaft

◆ Gurke waschen, schälen, längs halbieren und die Kerne herauslösen. Gurke in Stücke schneiden. Zwiebel schälen und fein würfeln. Fett in einem Topf erhitzen, Zwiebelwürfel darin andünsten. Gurkenstücke zufügen und kurz andünsten. Brühe angießen und ca. 10 Minuten köcheln lassen.

◆ Avocados halbieren und den Kern entfernen. Fruchtfleisch aus der Schale lösen und in Stücke schneiden. Borretsch waschen, trockenschütteln und fein hacken. Borretsch, bis auf etwas zum Bestreuen, und Avocado zum Gurkengemüse geben und pürieren.

◆ Chili waschen, in feine Ringe schneiden und die Kerne entfernen. Mit dem Krabbenfleisch in der Suppe erhitzen. Alles mit Salz und Zitronensaft abschmecken. Mit gehacktem Borretsch bestreut servieren.

Zubereitungszeit ca. 30 Minuten.
Pro Portion ca. 1260 Joule/ 300 Kalorien. E: 13 g, F: 25 g, KH: 5 g.

KÜRBIS-APFEL-SUPPE

ZUTATEN FÜR 4 PERSONEN:

2 kleine Zwiebeln
400 g Kartoffeln
800 g Kürbis
2 Äpfel (à ca. 175 g)
4 EL Öl
1 l Gemüsebrühe (Instant)
1/4 l Apfelsaft
2–3 Stiele Thymian
Salz
frisch gemahlener schwarzer Pfeffer
1 EL Kürbiskerne
evtl. Apfelscheibe zum Garnieren

◆ Zwiebeln schälen und fein würfeln. Kartoffeln schälen, waschen und grob würfeln. Kürbis putzen, schälen, waschen und ebenfalls grob würfeln. Äpfel waschen, schälen, vierteln und die Kerngehäuse herausschneiden. Apfelviertel würfeln.

◆ Öl in einem Topf erhitzen, die Zwiebeln darin andünsten. Kürbis, Kartoffeln und Äpfel zufügen, kurz mit andünsten. Mit Brühe und Apfelsaft ablöschen. Aufkochen und zugedeckt bei mittlerer Hitze 20–25 Minuten köcheln lassen.

◆ In der Zwischenzeit Thymian waschen, trockenschütteln und die Blättchen von den Stielen zupfen. Hälfte der Blättchen ca. 10 Minuten vor Ende der Garzeit in die Suppe geben.

◆ Suppe von der Kochstelle nehmen und mit dem Schneidstab des Handrührgerätes pürieren. Mit Salz und Pfeffer würzig abschmecken.

◆ Kürbiskerne in eine Pfanne ohne Fett kurz rösten. Suppe anrichten, mit restlichem Thymian und Kürbiskernen bestreut servieren. Nach Belieben mit Apfelscheibe garnieren.

Zubereitungszeit ca. 45 Minuten.
Pro Portion ca. 1260 Joule/ 300 Kalorien. E: 5 g, F: 14 g, KH: 35 g.

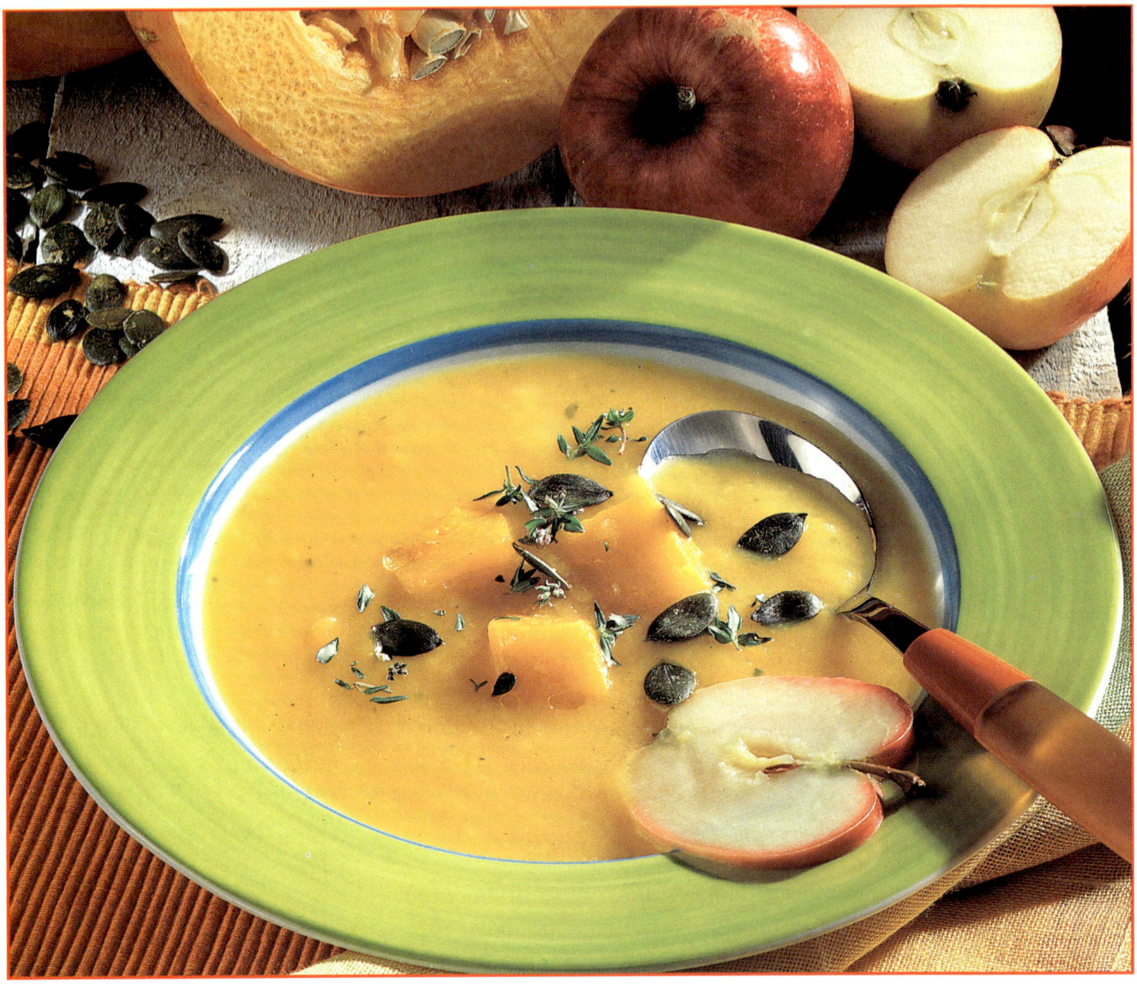

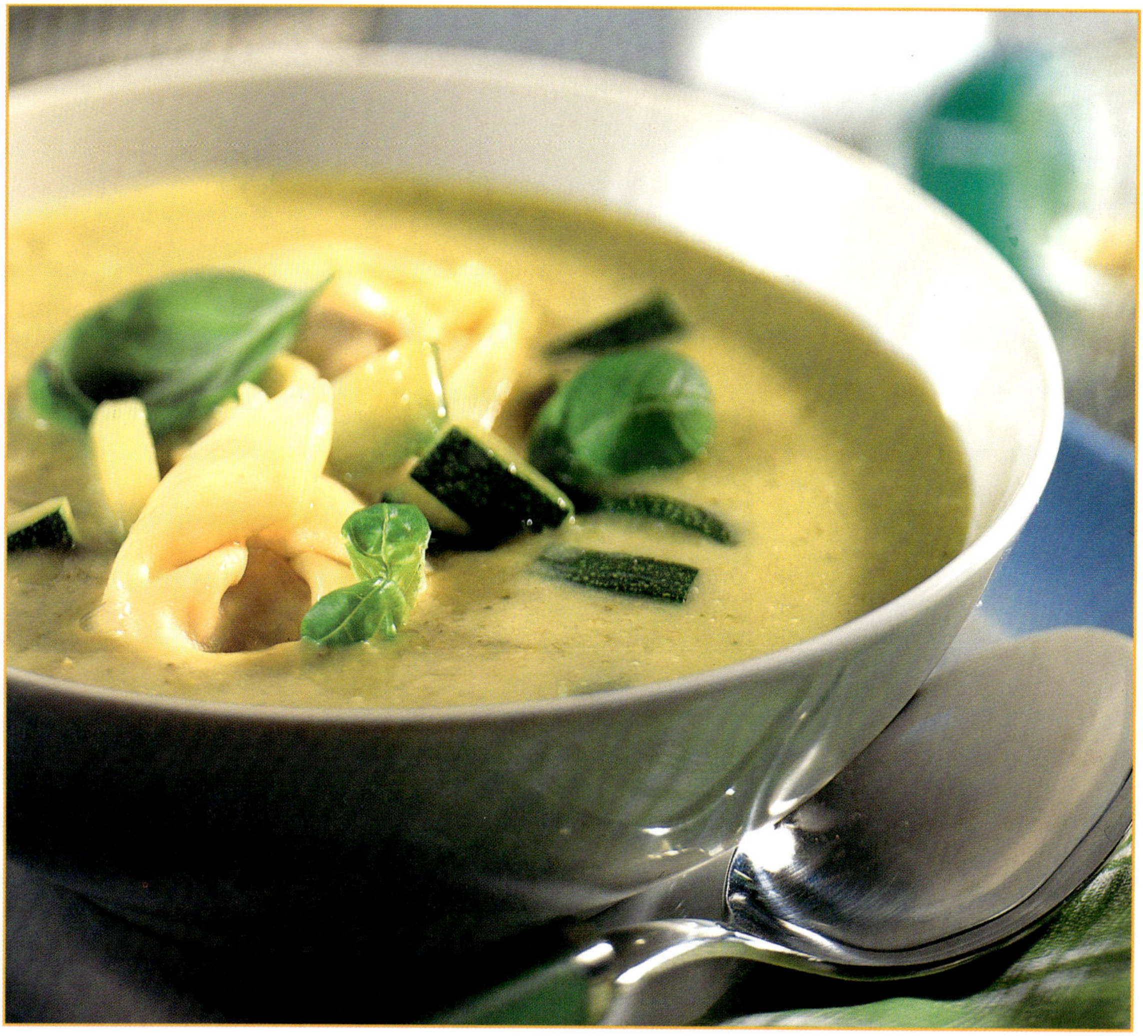

GEMÜSESUPPE MIT TORTELLONI

ZUTATEN FÜR 4 PERSONEN:

500 g Brokkoli
1 mittelgroße Zwiebel
1 EL Butter oder Margarine
½ l Gemüsebrühe (Instant)
200 g Schlagsahne
1 kleine Zucchini (ca. 200 g)
Salz, weißer Pfeffer
geriebene Muskatnuß
1 Packung (225 g) vorgekochte Fleisch-Tortelloni (aus dem Kühlregal)
einige Stiele Basilikum

◆ Brokkoli putzen, waschen und in Röschen teilen. Zwiebel schälen, würfeln. Fett in einem Topf erhitzen. Zwiebel und Brokkoli darin andünsten. Mit Brühe und Sahne ablöschen, aufkochen und ca. 15 Minuten köcheln.

◆ Zucchini putzen, waschen und in kleine Würfel schneiden. Suppe pürieren. Zucchini darin ca. 5 Minuten garen. Mit Salz, Pfeffer und Muskat würzen.

◆ Tortelloni in kochendem Salzwasser 1 Minute erhitzen und abtropfen lassen. Tortelloni zur Suppe geben und mit Basilikumblättern bestreuen.

Zubereitungszeit ca. 30 Minuten.
Pro Portion ca. 1090 Joule/ 260 Kalorien. E: 11 g, F: 12 g, KH: 25 g.

FOOD and more TIP

Brokkoli besitzt reichlich Carotin, welches sich positiv auf Augen, Haut und Nerven auswirkt. Sein hoher Vitamin-C-Gehalt stärkt zudem die Abwehrkräfte, und Calzium macht die Knochen fest und wirkt der Osteoporose entgegen.

KARTOFFELTALER MIT BUNTEM PAPRIKAGEMÜSE

ZUTATEN FÜR 4 PERSONEN:

500 g mehlig kochende Kartoffeln
½ Bund Lauchzwiebeln
75 g Cheddar-Käse
2 Eigelb, Salz, Pfeffer
geriebene Muskatnuß
2 EL Öl
1 Gemüsezwiebel (ca. 350 g)
je 2 rote, gelbe und grüne Paprikaschoten (à ca. 200 g)
20 g Butter oder Margarine
1 Topf Salbei
1 EL Tomatenmark
⅛ l Gemüsebrühe (Instant)
Edelsüß-Paprika
Cayennepfeffer
2 EL geraspelter Gouda-Käse

◆ Kartoffeln in Wasser ca. 25 Minuten kochen. Lauchzwiebeln putzen, waschen und in Ringe schneiden. Käse reiben. Kartoffeln abgießen, pellen und dann durch eine Kartoffelpresse drücken. Eigelb, Lauchzwiebeln und Käse unterrühren. Mit Salz, Pfeffer und Muskat würzen. Aus der Masse 8 Taler formen. Im heißen Öl ca. 10 Minuten braten.

◆ Gemüsezwiebel schälen, in Spalten schneiden. Paprika waschen, putzen und in Streifen schneiden. Beides im heißen Fett ca. 5 Minuten dünsten. Salbei waschen, Blättchen abzupfen und, bis auf einige Blättchen, zum Gemüse geben. Tomatenmark einrühren, mit Brühe ablöschen, aufkochen. Gemüse mit Salz, Paprika und Cayenne abschmecken. Mit je 2 Kartoffeltalern anrichten. Mit Salbei und Käse garnieren.

Zubereitungszeit ca. 1 Stunde
Pro Portion ca. 1430 Joule/340 Kalorien. E: 13 g, F: 20 g, KH 27 g.

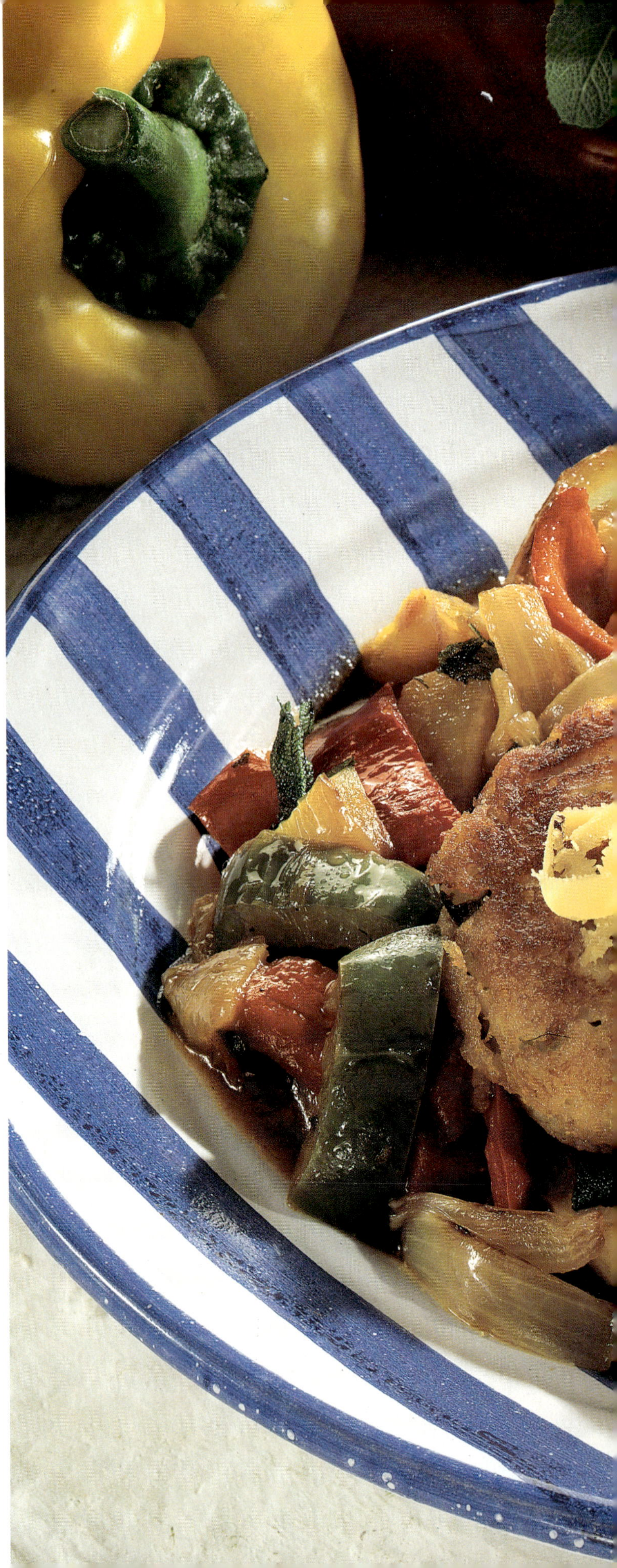

Super Fitmacher – leckere Gerichte mit viel GEMÜSE

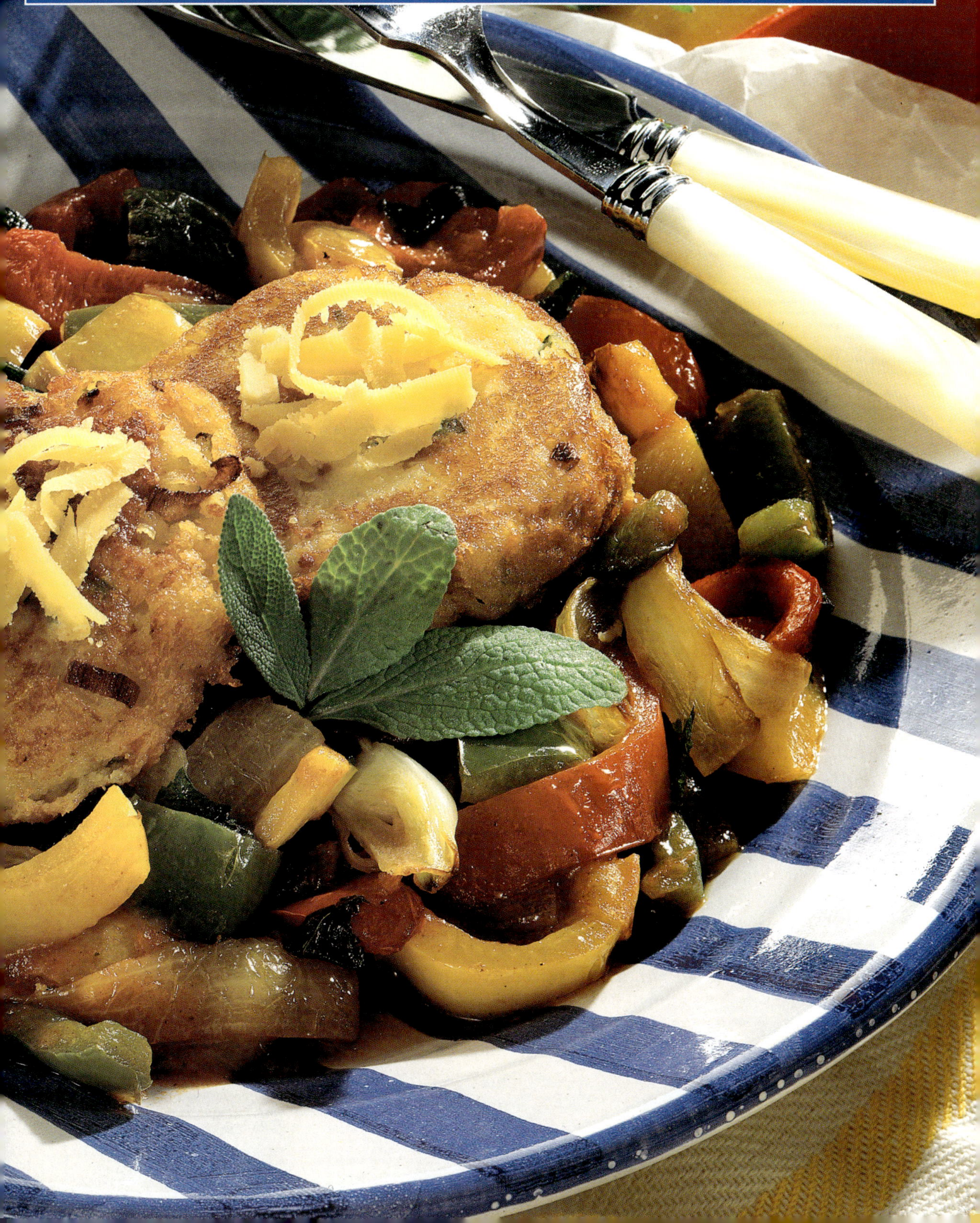

GEFÜLLTE PFANNKUCHEN

Foto

ZUTATEN FÜR 4 PERSONEN:

200 g Weizenmehl (Type 1050)
¼ l Milch
3 Eier (Größe M)
350 g Knollensellerie
500 g Porree (Lauch)
300 g Möhren
2 EL Sonnenblumenkerne
4 EL Öl
20 g Butter oder Margarine
⅛ l Gemüsebrühe (Instant)
½ Bund glatte Petersilie
250 g Schmand oder saure Sahne, Salz
frisch gemahlener Pfeffer

◆ Mehl, ⅛ Liter Wasser, Milch und Eier verrühren. Teig ca. 30 Minuten quellen lassen. Sellerie schälen, waschen und in ca. 1 cm große Würfel schneiden. Porree putzen, längs halbieren, waschen und in 1 cm breite, halbe Ringe schneiden. Möhren schälen, längs halbieren und in dünne Scheiben schneiden. Sonnenblumenkerne rösten.

◆ Aus dem Teig nacheinander in etwas Öl 8 Pfannkuchen (ca. 20 cm Ø) backen. Pfannkuchen warm stellen. Gemüse im Fett andünsten. Mit Brühe auffüllen und zugedeckt ca. 5 Minuten dünsten. Petersilie waschen, trockenschütteln und die Blätter, bis auf einige zum Garnieren, hacken. Schmand unter das Gemüse rühren. Würzen. Petersilie unterheben.

◆ Pfannkuchen mit Gemüse füllen und anrichten. Mit Sonnenblumenkernen bestreuen. Mit übriger Petersilie garnieren.

Zubereitungszeit ca. 1 Stunde (ohne Wartezeit).

Pro Person ca. 2600 Joule/620 Kalorien. E: 20 g, F: 39 g, KH: 47 g.

GEBRATENER SELLERIE

ZUTATEN FÜR 4 PERSONEN:

200 g Kartoffeln, Salz
1,2 kg Knollensellerie
1 Zwiebel
200 ml Gemüsebrühe (Instant)
3–4 EL Weißwein-Essig
Pfeffer, 200 g Feldsalat
1 rote Paprikaschote (ca. 150 g)
75 g mittelalter Gouda-Käse
2 Eier
175 g Haselnußblättchen
50 g Weizenmehl (Type 1050)
ca. 4 EL Öl

◆ Kartoffeln schälen, waschen und in Salzwasser ca. 20 Minuten kochen. Sellerie putzen waschen und in 12 Scheiben schneiden. Sellerie in Salzwasser 8–10 Minuten kochen, abtropfen und auskühlen lassen.

◆ Zwiebel schälen, fein würfeln. Kartoffeln abtropfen lassen, durch eine Kartoffelpresse drücken und mit Brühe, Essig und Zwiebel verrühren. Dann Abschmecken. Feldsalat putzen, waschen und abtropfen lassen. Paprika putzen, waschen und in Rauten schneiden. Käse in kleine Würfel schneiden.

◆ Eier verschlagen, mit Salz und Pfeffer würzen. Nußblättchen und Mehl in je 1 tiefen Teller geben. Sellerie erst in Mehl, dann in Ei und zuletzt in den Nußblättchen wenden. Etwas Öl in einer großen Pfanne erhitzen. Sellerie portionsweise goldbraun braten.

◆ Feldsalat, Käse und Paprika mit der Kartoffelvinaigrette mischen. Mit Selleriescheiben anrichten.

Zubereitungszeit ca. 1 ¼ Stunden.

Pro Portion ca. 2520 Joule/600 Kalorien. E: 22 g, F: 47 g, KH: 24 g.

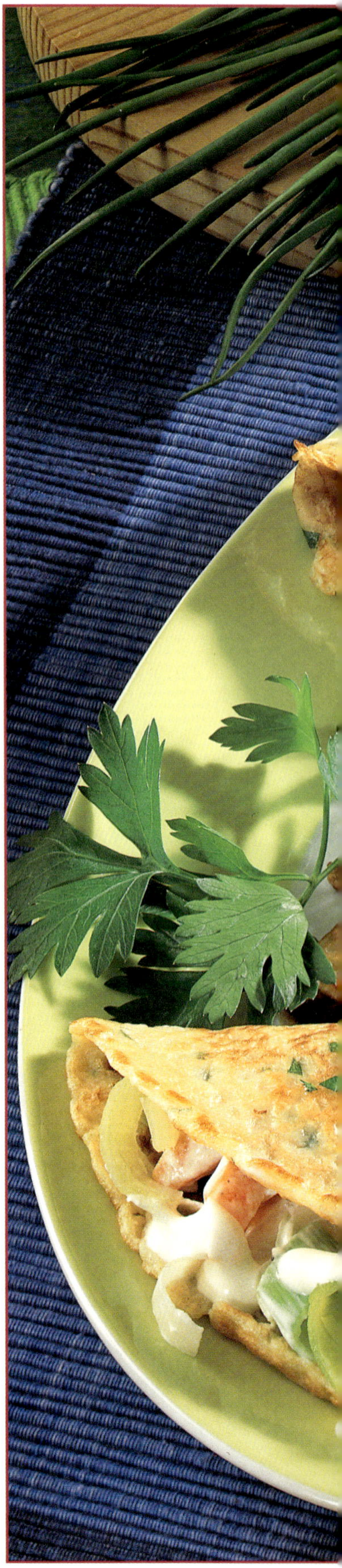

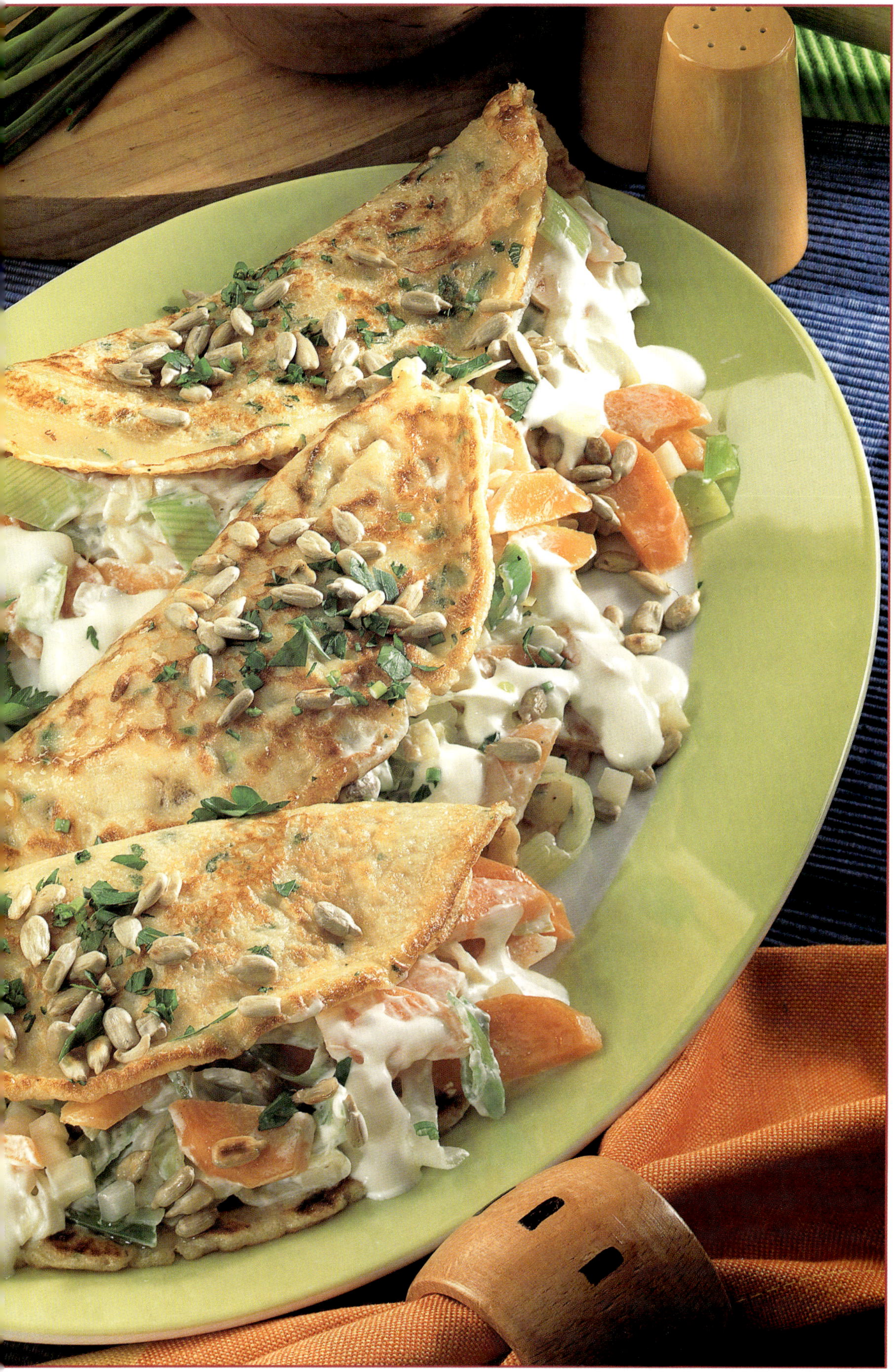

GEBRATENER BLUMENKOHL IN CURRYSOSSE

ZUTATEN FÜR 4 PERSONEN:

1 Kopf Blumenkohl (ca. 750 g), Salz
200 g Lauchzwiebeln
200 g Champignons
3 EL Butter oder Margarine
1 EL Weizenvollkornmehl
1 TL Curry
zerstoßener Chili
einige Spritzer Zitronensaft
1–2 EL Crème fraîche
2 Scheiben Vollkorn-Toast
1 Ei
Petersilie zum Garnieren

◆ Blumenkohl putzen und waschen. Strunk dabei nicht vollständig entfernen. Mit kochendem Salzwasser bedeckt ca. 15 Minuten garen. Abtropfen lassen, Fond dabei auffangen.

◆ Restliches Gemüse putzen und waschen. Lauchzwiebeln in Stücke, Champignons in Viertel schneiden. Beides in 1 Eßlöffel heißem Fett ca. 3 Minuten braten. Mit Mehl und Curry bestäuben. Mit 1/2 Liter Fond ablöschen und unter Rühren aufkochen. Currysoße mit Salz, Chili und Zitronensaft würzig abschmekken. Crème fraîche einrühren.

◆ Kohl in ca. 1 cm dicke Scheiben schneiden. Toast fein zerreiben und Ei verquirlen. Kohlscheiben nacheinander in Ei und Toast wenden. Im restlichen heißen Fett von beiden Seiten goldbraun braten und mit Currysoße anrichten. Mit Petersilie garnieren.

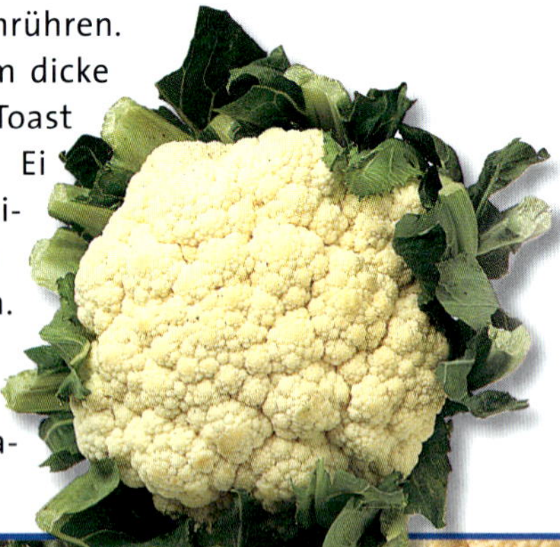

Zubereitungszeit ca. 45 Minuten.
Pro Portion ca. 840 Joule/200 Kalorien. E: 8 g, F: 10 g, KH: 16 g.

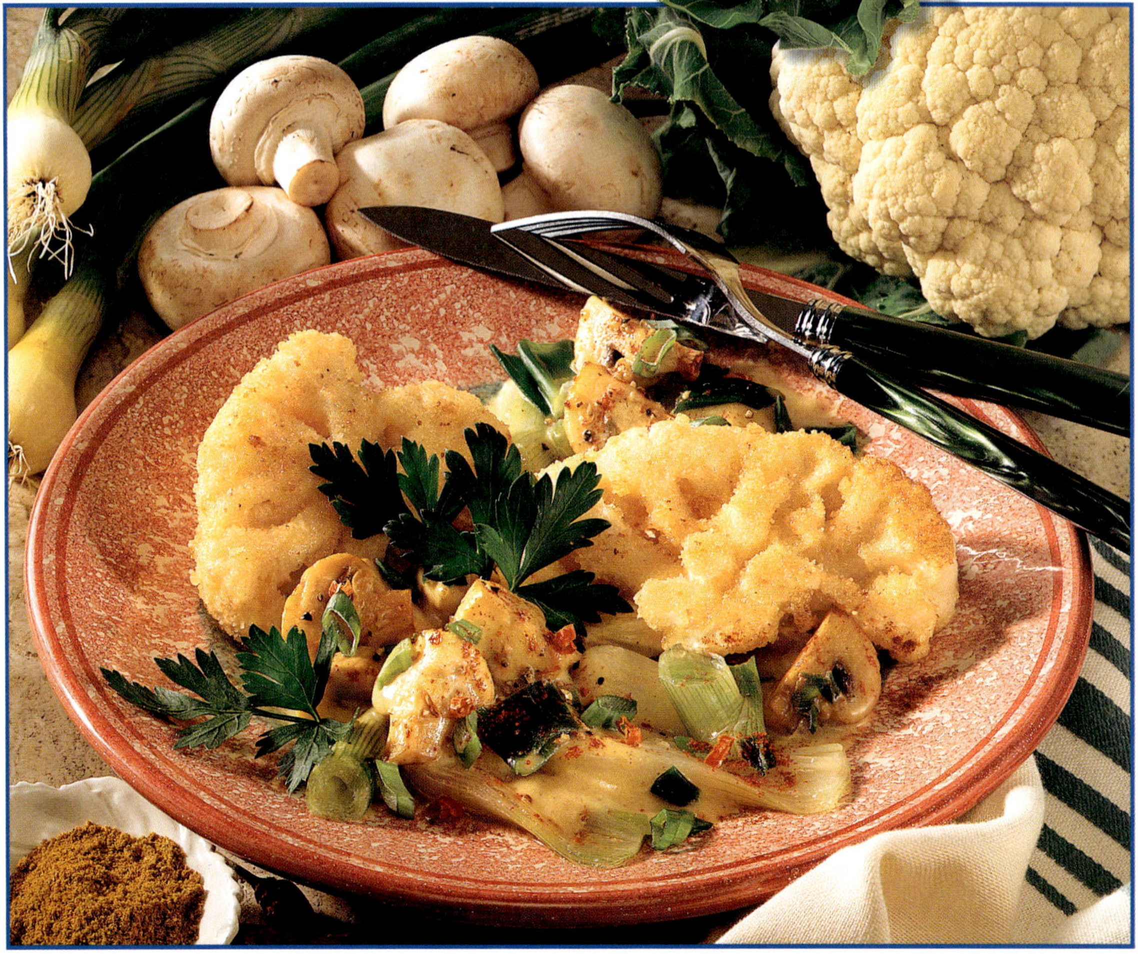

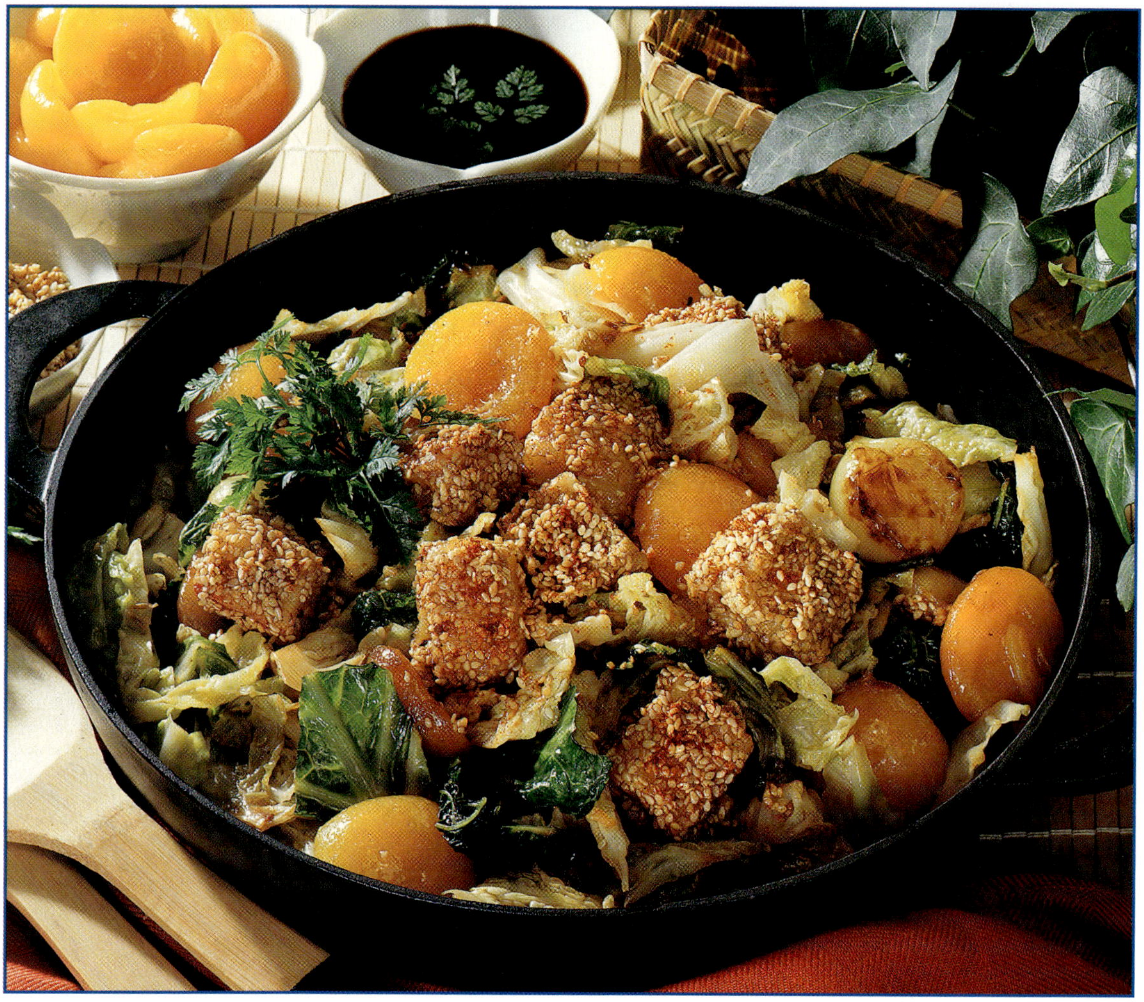

KÄSE-SESAM-WÜRFEL AUF WIRSINGGEMÜSE

ZUTATEN FÜR 4 PERSONEN:

- *300 g mittelalter Gouda-Käse*
- *250 g Schalotten*
- *750 g Wirsingkohl*
- *1 Eigelb*
- *1 EL Schlagsahne*
- *2 EL Öl*
- *50 g ungeschälter Sesam*
- *1 Dose (425 ml) Aprikosen*
- *3 EL Sojasoße*
- *Salz*
- *weißer Pfeffer*
- *nach Belieben Edelsüß-Paprika und Koriandergrün zum Garnieren*

◆ Käse in Würfel schneiden und Schalotten schälen. Wirsing putzen, waschen, vierteln und den Strunk herausschneiden. Wirsing in Streifen schneiden. Eigelb und Sahne verquirlen.

◆ Öl in einer Pfanne erhitzen. Käsewürfel erst im verquirlten Eigelb, danach in Sesam wenden. In das heiße Öl geben und unter Wenden 1–2 Minuten braten. Käsewürfel aus der Pfanne nehmen.

◆ Schalotten im Bratfett unter Wenden ca. 4 Minuten braten. Wirsing zufügen und weitere 4 Minuten unter Wenden dünsten. Gemüse mit Aprikosen, -saft und Sojasoße ablöschen. Mit Salz und Pfeffer würzen, das Gemüse dann weitere ca. 4 Minuten schmoren lassen. Käsewürfel auf dem Gemüse anrichten. Nach Belieben mit Paprika bestäuben und mit Koriandergrün garnieren.

Zubereitungszeit ca. 40 Minuten.

Pro Portion ca. 2140 Joule/510 Kalorien. E: 31 g, F: 27 g, KH: 29 g.

FOOD and more TIP

Gesundheitsfördernde Milchsäurebakterien sind in allen fermentierten Milchprodukten, z.B. auch in Käse, enthalten. Sie sorgen u.a. für eine intakte Darmflora.

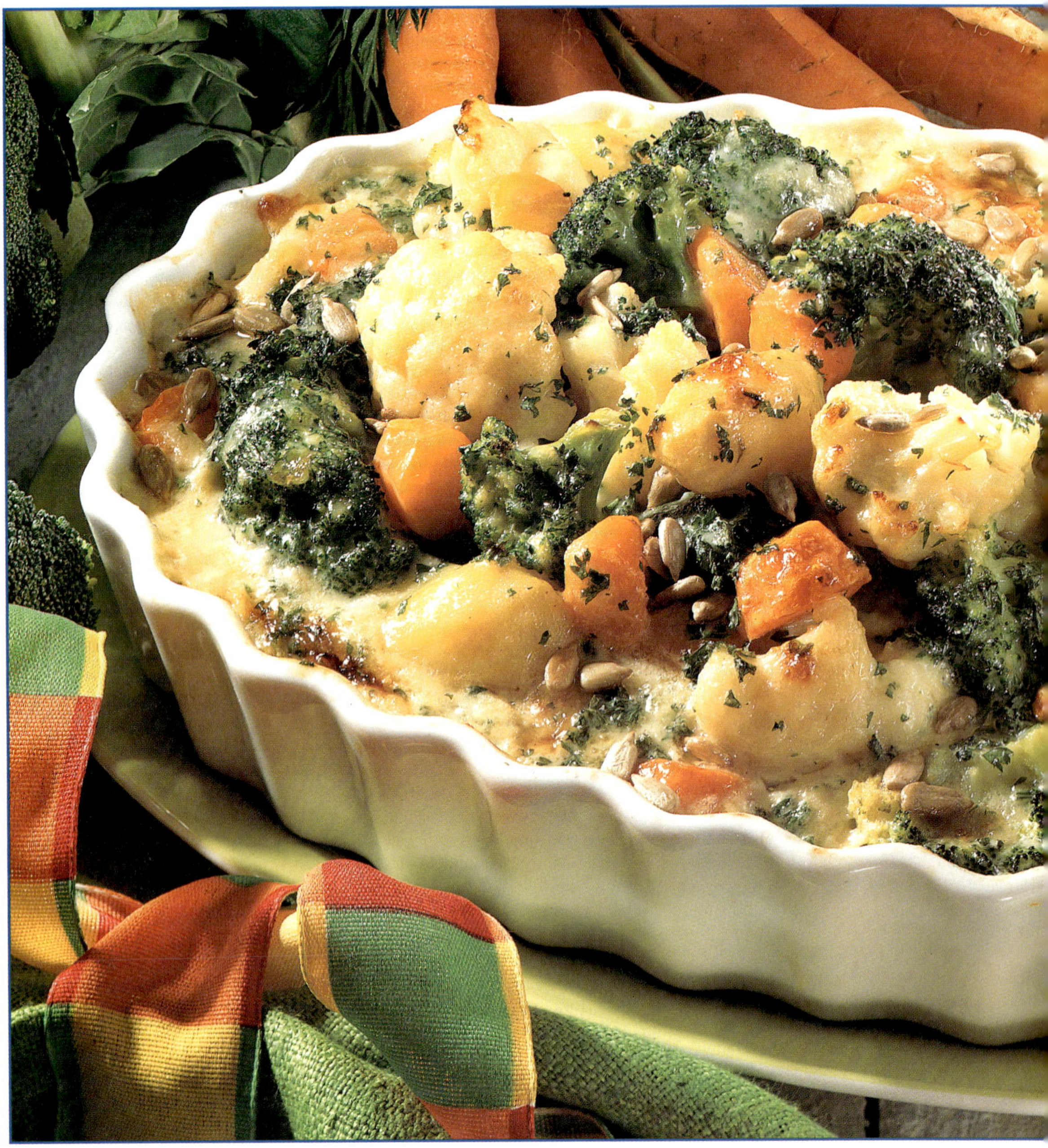

BUNTER GEMÜSE-AUFLAUF MIT KÄSEKRUSTE

Foto

ZUTATEN FÜR 4 PERSONEN:

500 g kleine Kartoffeln
Salz
400 g Blumenkohl
400 g Brokkoli
300 g Möhren
125 g französischer Rohmilchkäse (z. B. Comté)
1 mittelgroße Zwiebel
1 EL Butter oder Margarine
1 EL Mehl
½ Becher (100 g) Schlagsahne
Pfeffer
geriebene Muskatnuß
2 Eier
2 EL Sonnenblumenkerne
nach Belieben frische Kräuter zum Bestreuen

◆ Kartoffeln schälen, waschen und halbieren. In kochendem Salzwasser 15–20 Minuten garen. Anschließend abgießen. Inzwischen Blumenkohl und Brokkoli putzen, waschen und in kleine Röschen teilen. Möhren schälen, waschen und in kleine Stücke schneiden.

◆ Blumenkohl, Brokkoli und Möhren in ½ Liter kochendem Salzwasser ca. 10 Minuten garen. Auf einem Sieb abtropfen lassen und Garwasser auffangen. Käse reiben. Zwiebel schälen und in feine Würfel schneiden.

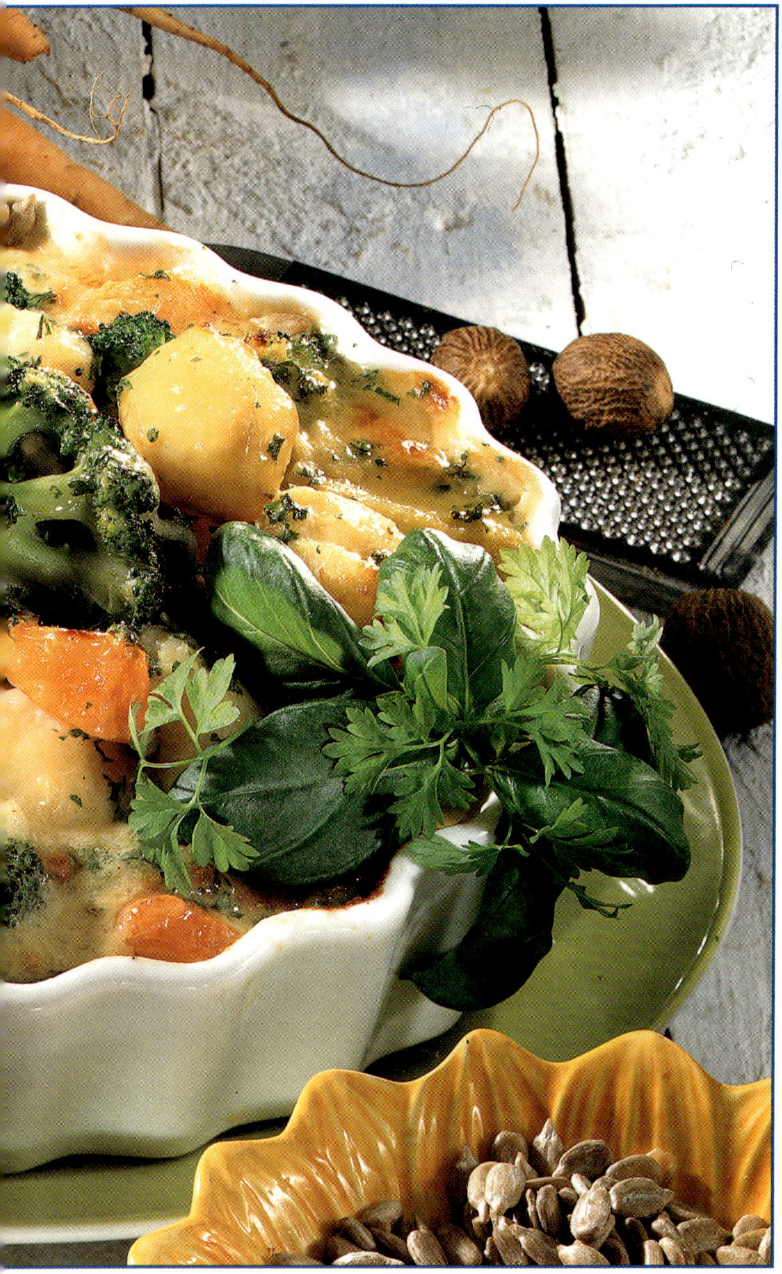

◆ Zwiebel im heißen Fett goldgelb dünsten. Mit Mehl bestäuben und unter Rühren kurz anschwitzen lassen. Gemüsefond und Sahne unter ständigem Rühren zufügen und kurz aufkochen lassen. Die Hälfte des Käses darin schmelzen. Soße mit Salz, Pfeffer und Muskat abschmecken. Eier verquirlen und in die nicht mehr kochende Soße rühren.

◆ Gemüse und Kartoffeln in eine ofenfeste Form füllen. Alles mit der Soße übergießen. Den restlichen Käse und die Sonnenblumenkerne darüberstreuen. Auflauf im vorgeheizten Backofen (E-Herd: 200 °C/ Umluft: 180 °C/ Gas: Stufe 3) ca. 20 Minuten goldbraun überbacken. Gemüseauflauf nach Belieben mit frischen Kräutern bestreuen.

Zubereitungszeit ca. 1 Stunde.
Pro Portion ca.1630 Joule/390 Kalorien. E: 21 g, F: 21 g, KH: 26 g.

RISOTTO MIT ZUCCHINI

ZUTATEN FÜR 4 PERSONEN:

1 Zwiebel
20 g Butter oder Margarine
400 g Risotto-Reis
1 Kapsel gemahlener Safran
1/8 l trockener Weißwein
3/4 l Gemüsebrühe (Instant)
Salz
150 g Schalotten
500 g Zucchini
200 g rosa Champignons
2 EL Olivenöl
4 EL Rotwein-Essig
Pfeffer
einige Stiele Thymian
1/2 Kopf Radicchio
40 g geriebener Parmesan-Käse

◆ Für das Risotto Zwiebel schälen, fein würfeln. Im heißen Fett andünsten. Reis und Safran kurz mitdünsten. Wein und Brühe nach und nach angießen. Salzen und unter Rühren ca. 20 Minuten ausquellen lassen.

◆ Inzwischen Schalotten schälen und halbieren. Zucchini putzen, waschen und längs in Scheiben schneiden. Die Champignons putzen und halbieren.

◆ Schalotten im heißen Öl ca. 5 Minuten braten. Zucchini und Pilze kurz mitbraten. Mit Essig und 6 Eßlöffel Wasser ablöschen, würzen. Thymian abzupfen, zufügen und alles weitere 5 Minuten garen. Radicchio putzen, waschen und in grobe Stücke schneiden. Kurz vor Ende der Garzeit zum Gemüse geben. Käse unter den Reis mischen und mit Gemüse anrichten.

Zubereitungszeit ca. 35 Minuten.
Pro Portion ca. 2220 Joule/530 Kalorien. E: 16 g, F: 13 g, KH: 82 g.

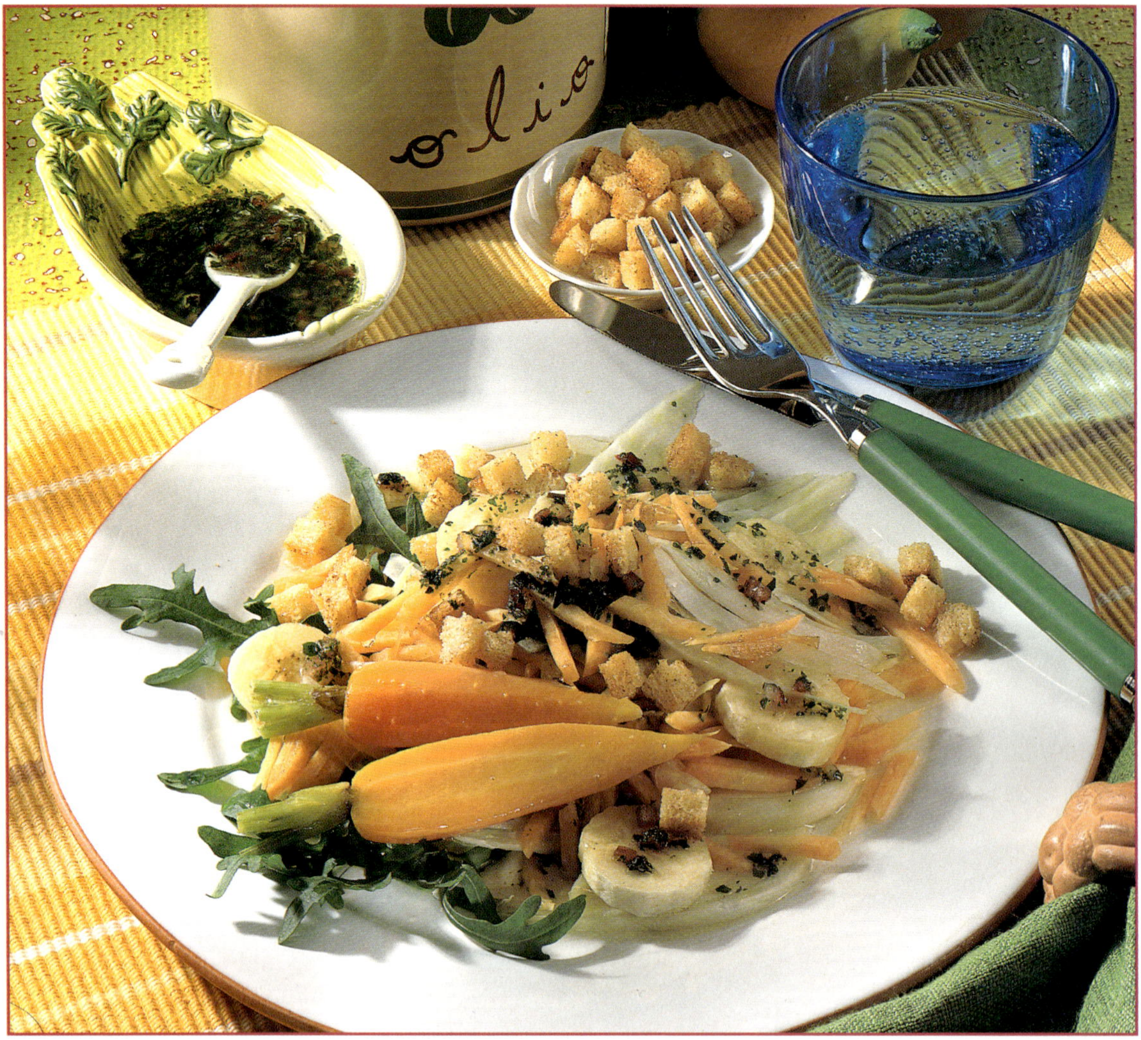

EXOTISCHER SALAT

ZUTATEN FÜR 4 PERSONEN:

500 g Möhren
2 Zwiebeln
2 Fenchelknollen
150 g Rauke (Rucola)
2 große Bananen
4 Scheiben Toastbrot
1 Knoblauchzehe
1–2 EL Butter oder Margarine
4 EL Obstessig
1 Packung (25 g) tiefgefrorene „Italienische Kräuter"
Salz
Pfeffer
3 EL Öl

◆ Möhren schälen und waschen. 4 kleine Möhren zum Garnieren längs halbieren. Restliche Möhren grob reiben. Zwiebeln schälen, fein würfeln. Fenchel putzen, waschen und in feine Streifen schneiden. Salat putzen, waschen und in Stücke zupfen. Bananen schälen und in Toastscheiben in kleine Würfel schneiden. Knoblauch schälen, durch die Knoblauchpresse drücken.

◆ Fett in einer Pfanne erhitzen und den Knoblauch darin andünsten. Toastwürfel zufügen und goldbraun braten. Möhrenraspel, Zwiebeln, Fenchel, Salat, Bananen und Toastbrotwürfel vermengen.

◆ Für die Vinaigrette Essig und italienische Kräuter verrühren, mit Salz und Pfeffer würzen. Öl darunterschlagen. Über den Salat gießen. Salat auf 4 Tellern anrichten und mit den halbierten Möhren garnieren.

Zubereitungszeit ca. 25 Minuten.
Pro Portion ca. 1210 Joule/290 Kalorien. E: 7 g, F: 12 g, KH: 39 g.

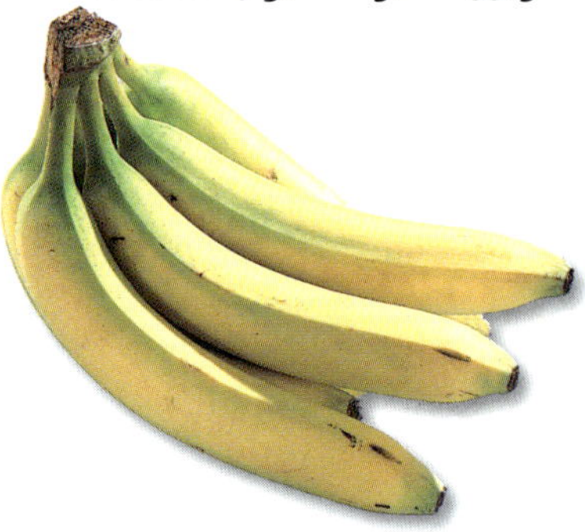

KARTOFFEL-PLÄTZCHEN MIT WIRSINGRAHM

ZUTATEN FÜR 4 PERSONEN:

750 g Kartoffeln
750 g Wirsingkohl
2 rote Paprikaschoten
2 EL Öl
150 g Mehl
1 EL Edelsüß-Paprika
¼ l Gemüsebrühe (Instant)
Salz
weißer Pfeffer
100 g Champignons
100 g Emmentaler-Käse
1 Ei (Größe M)
30 g Butter oder Margarine
1 Becher (250 g) Schmand
½ Bund Schnittlauch

◆ Kartoffeln waschen und in Wasser ca. 20 Minuten kochen. Kalt abschrecken, schälen und noch heiß durch eine Kartoffelpresse drücken. Kartoffelmasse abkühlen lassen. Wirsing putzen, vierteln und den Strunk entfernen. Kohl waschen, abtropfen lassen und in Streifen schneiden. Paprika putzen, waschen und kleinschneiden.

◆ Öl erhitzen. Gemüse darin unter Wenden ca. 5 Minuten anbraten. Mit 25 g Mehl und Paprika bestäuben und anschwitzen. Brühe angießen und aufkochen lassen. Das Gemüse 10–15 Minuten zugedeckt bei schwacher Hitze schmoren. Mit Salz und Pfeffer abschmecken.

◆ Champignons waschen, putzen und in Scheiben schneiden. Käse fein reiben. Ei, restliches Mehl und Käse unter die Kartoffelmasse kneten. Champignonscheiben zufügen. Aus dem Kartoffelteig mit angefeuchteten Händen 8 Plätzchen formen. Im heißen Fett von beiden Seiten 4–6 Minuten braten.

◆ Wirsinggemüse vom Herd nehmen, Schmand einrühren. Schnittlauch waschen, trockenschütteln und in feine Röllchen schneiden. Über das Gemüse streuen. Kartoffelplätzchen auf dem Gemüse anrichten.

Zubereitungszeit ca. 1 Stunde.
Pro Portion ca. 2730 Joule/650 Kalorien. E: 24 g, F: 35 g, KH: 58 g.

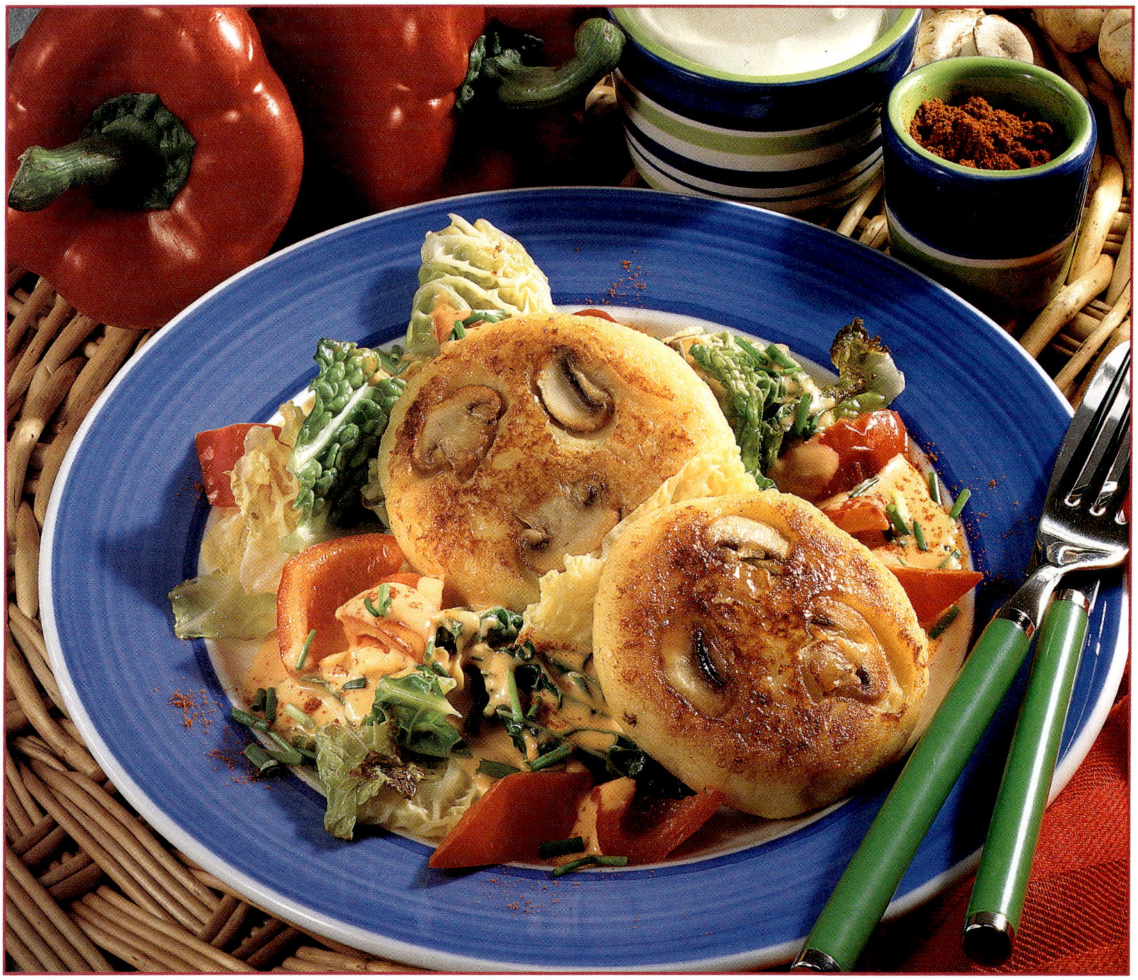

SPINAT-TOMATEN-QUARK-AUFLAUF

FOTO

ZUTATEN FÜR 4 PERSONEN:

500 g Blattspinat
Salz
200 g Tomaten
1 Knoblauchzehe
2 Eier
300 g Speisequark
200 ml Milch
2 EL Grieß
2 EL geriebener Parmesan-Käse
Pfeffer
geriebene Muskatnuß
60 g Pinienkerne

◆ Spinat waschen, verlesen und in kochendem Salzwasser kurz blanchieren. Abtropfen lassen. Tomaten putzen, waschen und in Scheiben schneiden. Knoblauch schälen und durch eine Knoblauchpresse drücken. Eier trennen.

◆ Quark, Milch, Grieß, Parmesan und Eigelb glattrühren. Mit Salz, Pfeffer, Muskat und Knoblauch abschmecken. Eiweiß steif schlagen und unterheben.

◆ Gemüse und Quarkmasse abwechselnd in eine Auflaufform schichten. Im vorgeheizten Backofen (E-Herd: 225 °C/ Umluft: 200 °C/ Gas: Stufe 4) etwa 20 Minuten backen. Dabei eventuell abdecken. Pinienkerne in einer Pfanne ohne Fett goldbraun rösten. Vor dem Servieren über den Auflauf streuen.

Zubereitungszeit ca. 45 Minuten.
Pro Portion ca. 1300 Joule/310 Kalorien. E: 26 g, F: 16 g, KH: 12 g.

BROKKOLI-QUICHE

ZUTATEN FÜR 8 STÜCKE:

100 g geschroteter Dinkel
100 g Hirsegrieß
75 g Weizenvollkornmehl
4 Eier (Größe M)
Kräutersalz
100 g kalte Butter oder Margarine
750 g Brokkoli
je 1 rote und gelbe Paprikaschote
1 Becher (150 g) Crème fraîche
weißer Pfeffer
geriebene Muskatnuß

◆ Dinkel, Hirsegrieß, Mehl, 1 Ei und Salz zu einer dicken Masse verarbeiten. Fett in Stücken zugeben und alles schnell zu einem glatten Teig verkneten. 1–2 Stunden kühl stellen.

◆ Inzwischen Brokkoli putzen, waschen und in kleine Röschen teilen. In kochendem Salzwasser 3–5 Minuten dünsten und gut abtropfen lassen. Paprika putzen, waschen, halbieren und in Ringe schneiden. Crème fraîche und restliche Eier verquirlen. Mit Salz, Pfeffer und Muskat würzen.

◆ Eine ofenfeste Form oder Springform (26 cm Ø) fetten. Den Dinkel-Teig zu einem Kreis (30 cm Ø) ausrollen, in die Form legen und den Rand etwas andrücken. Gemüse auf dem Teig verteilen. Eimasse darübergießen. Im vorgeheizten Backofen (E-Herd: 200 °C/ Umluft: 175 °C/ Gas: Stufe 3) ca. 50 Minuten backen. Eventuell zwischendurch mit Backpapier abdecken.

Zubereitungszeit ca. 1 1/2 Stunden (ohne Wartezeit).
Pro Stück ca. 1420 Joule/340 Kalorien. E: 11 g, F: 21 g, KH: 27 g.

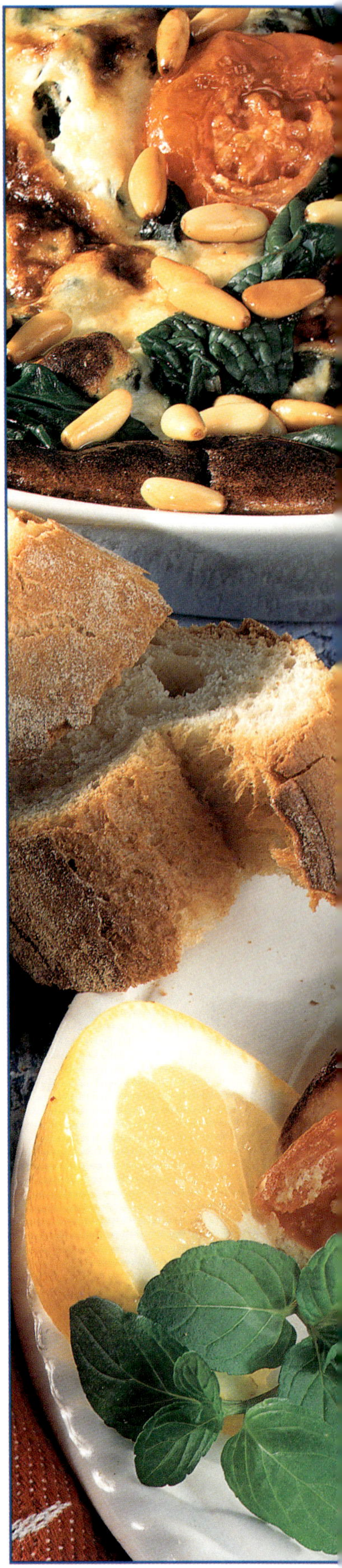

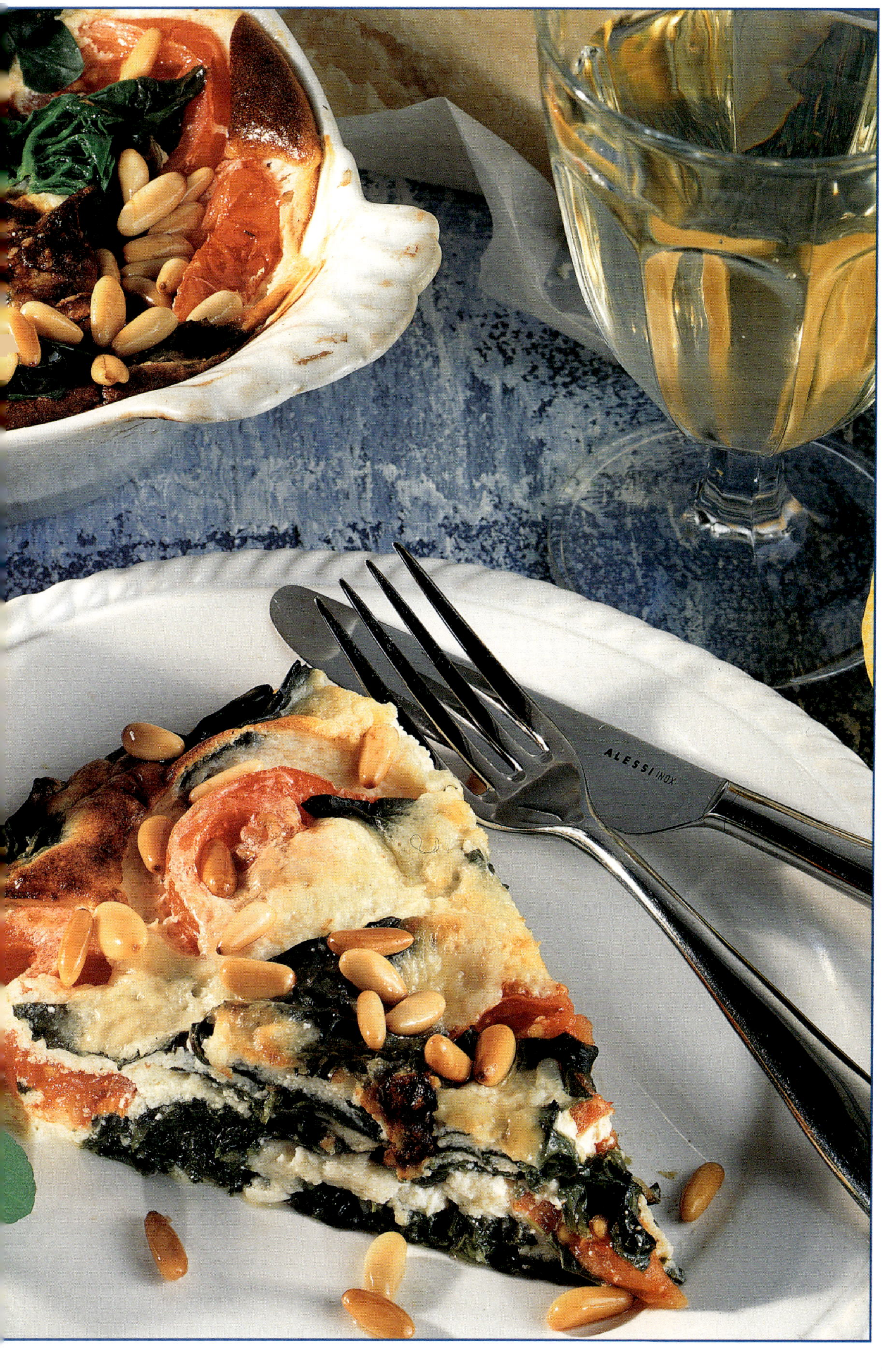
ALESSI INOX

GEFÜLLTE PAPRIKASCHOTEN

ZUTATEN FÜR 4 PERSONEN:

900 ml Gemüsebrühe (Instant)
Salz
150 g Hirse
2 rote und 2 gelbe Paprikaschoten (à ca. 250 g)
1 Bund (ca. 150 g) Lauchzwiebeln
500 g weiße Champignons
30 g Butter oder Margarine
Pfeffer
1/2 Becher (125 g) Schlagsahne
1 EL Mehl
1 Beet Kresse
100 g geriebener Greyerzer-Käse
Fett für die Form

◆ 600 ml Gemüsebrühe, etwas Salz und Hirse in einen Topf geben und aufkochen. Zugedeckt bei schwacher Hitze ca. 30 Minuten garen (nicht umrühren).

◆ Inzwischen von den Paprika am Stielansatz einen Deckel abschneiden. Kerne herausschneiden, die Paprikaschoten waschen und abtropfen lassen. Lauchzwiebeln putzen, waschen und in feine Ringe schneiden. Champignons putzen und in Scheiben schneiden.

◆ Fett in einer Pfanne erhitzen, Champignons darin anbraten und die Lauchzwiebeln kurz mitdünsten. Mit Salz und Pfeffer würzen und etwa die Hälfte der Champignons herausnehmen. Restliche Brühe zu den Champignons gießen und aufkochen. Sahne und Mehl verrühren, in die Pfanne rühren und alles nochmals 1–2 Minuten köcheln lassen.

◆ Kresse waschen. Hälfte Kresse vom Beet schneiden, in die Soße rühren, mit Salz und Pfeffer abschmecken. Hirse mit 2 Gabeln auflockern, Champignons und 60 g Greyerzer untermischen, in die Paprikaschoten füllen. Übrigen Käse daraufstreuen. Deckel daraufsetzen.

◆ Pilzsoße und Paprikaschoten in eine gefettete, ofenfeste Form geben. Im gut vorgeheizten Backofen (E-Herd: 200 °C/ Umluft: 180 °C/ Gas: Stufe 3) 45–50 Minuten backen. Rest Kresse vom Beet schneiden und die Paprika damit bestreuen.

Zubereitungszeit ca. 1 1/2 Stunden.

Pro Portion ca. 2050 Joule/490 Kalorien. E: 19 g, F: 28 g, KH: 39 g.

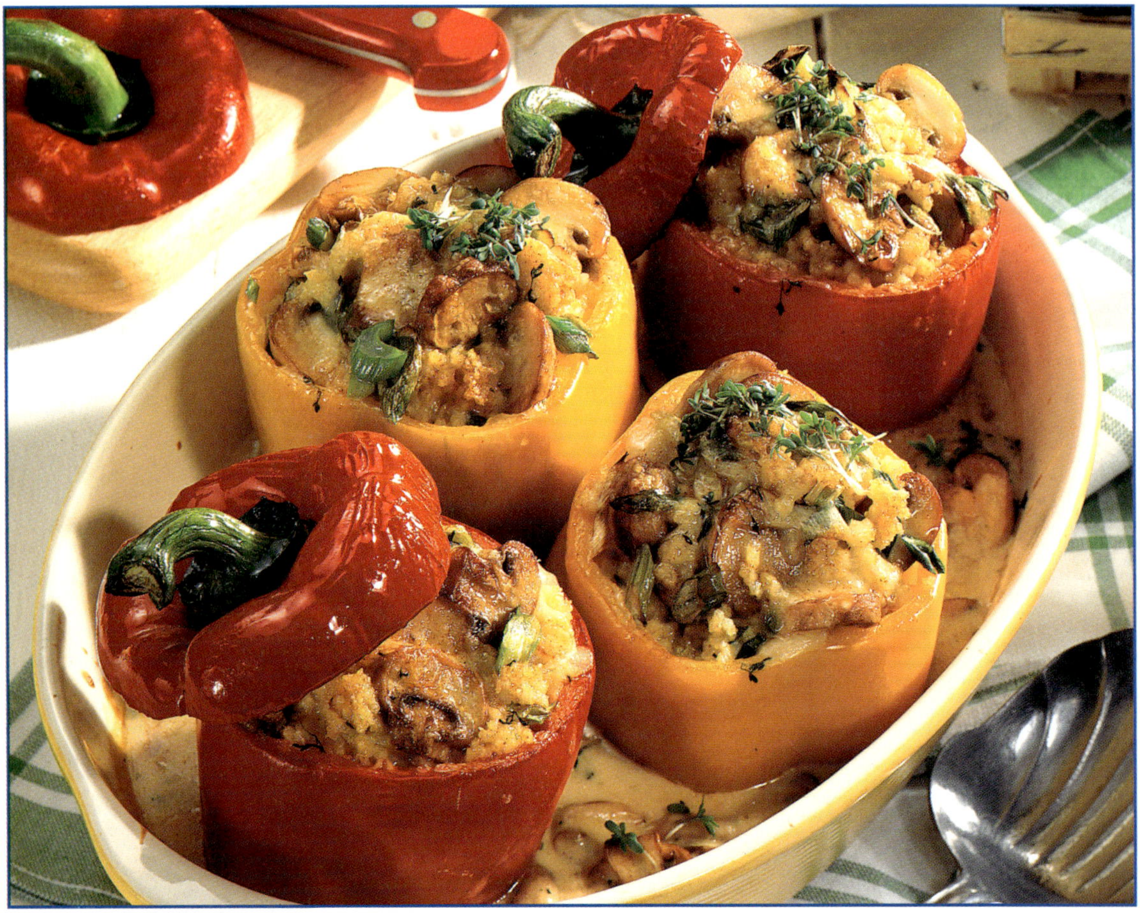

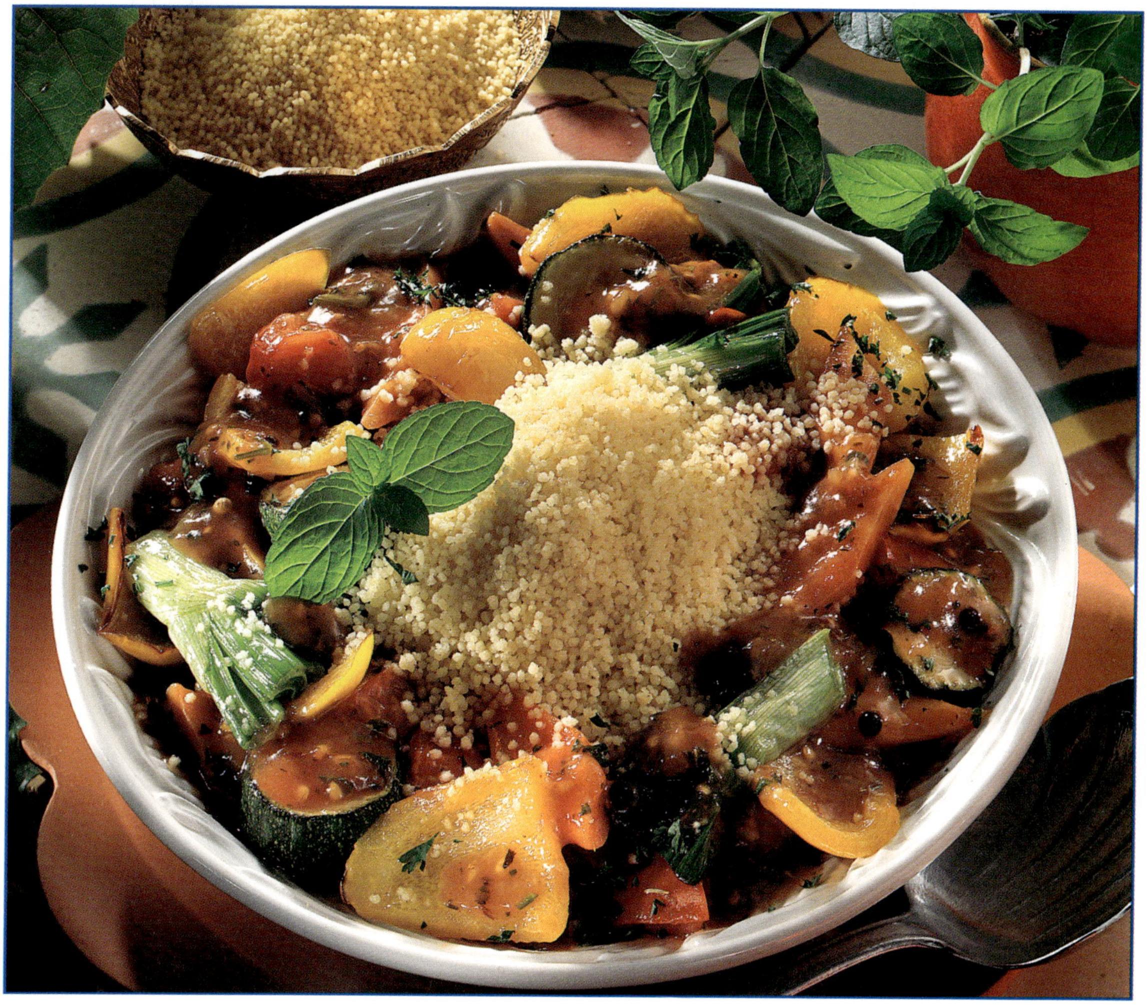

COUSCOUS MIT GEMÜSERAGOUT

ZUTATEN FÜR 4 PERSONEN:

300 g Möhren
½ l Gemüsebrühe (Instant)
3 gelbe Paprikaschoten
300 g Tomaten
1 Bund Lauchzwiebeln
2 Zucchini
2 Stiele frische Minze
2 Knoblauchzehen
3 EL Olivenöl
Salz
Pfeffer
gemahlener Kreuzkümmel
300 g Couscous (vorgegarter, körniger Hartweizengrieß)
20 g Butter oder Margarine
gehackte Petersilie zum Bestreuen
Minze zum Garnieren

◆ Möhren schälen, waschen, in kleine Stücke schneiden. In kochender Brühe ca. 8 Minuten garen. Herausnehmen, Brühe aufbewahren. Paprika, Tomaten, Lauchzwiebeln und Zucchini putzen, waschen und in Stücke schneiden. Minze waschen und hacken. Den Knoblauch schälen und durch die Knoblauchpresse drücken.

◆ Olivenöl erhitzen und Knoblauch darin andünsten. Möhren, Paprika, Zucchini und Lauchzwiebeln darin unter Wenden anbraten. Mit Salz, Pfeffer, Minze und Kreuzkümmel würzen. Mit der Brühe ablöschen. Kurz aufkochen, Tomaten zufügen und weitere 3–5 Minuten kochen. Gemüse nochmals abschmecken.

◆ 300 ml Salzwasser aufkochen, vom Herd nehmen und Couscous zufügen. Zugedeckt ca. 5 Minuten quellen lassen. Fett zufügen und darin schmelzen lassen. Mit einer Gabel auflockern. Couscous und Gemüseragout mit gehackter Petersilie bestreut und Minze garniert servieren.

Zubereitungszeit ca. 45 Minuten.
Pro Portion ca. 1800 Joule/430 Kalorien. E: 11 g, F: 14 g, KH: 64 g.

GEMÜSE-CURRY MIT JOGHURT

FOTO

ZUTATEN FÜR 4 PERSONEN:

500 g Blumenkohl
250 g Brechbohnen
250 g Möhren
Salz
1 kleine Aubergine (ca. 200 g)
2 Zwiebeln
1 walnußgroßes Stück Ingwerknolle
2 Knoblauchzehen
4 EL Öl
2 EL Curry
2 TL Zucker
200 g Magermilch-Joghurt
1 TL Speisestärke

◆ Blumenkohl putzen, waschen, in kleine Röschen teilen. Bohnen putzen und waschen, Möhren schälen und waschen. Beides in mundgerechte Stücke schneiden. Gemüse in 1/2 Liter kochendes Salzwasser geben. Zugedeckt ca. 8 Minuten garen. Abtropfen lassen. Fond aufbewahren.

◆ Aubergine putzen, waschen, würfeln und mit etwas Salz bestreuen. Zwiebeln und Ingwer schälen und fein würfeln. Knoblauch schälen, durch eine Knoblauchpresse drücken.

◆ Öl erhitzen. Zwiebeln, Ingwer, Knoblauch und Aubergine darin unter Rühren anbraten. Mit Curry und Zucker bestreuen. Gemüsefond zufügen, kurz aufkochen. Vorgegartes Gemüse zufügen, ca. 4 Minuten kochen lassen. Joghurt und Speisestärke glattrühren und zum Gemüse geben. Nochmals aufkochen und abschmecken.

Zubereitungszeit ca. 50 Minuten.
Pro Portion ca. 790 Joule/190 Kalorien. E: 6 g, F: 11 g, KH: 14 g.

MINESTRONE

ZUTATEN FÜR 4 PERSONEN:

2 kleine Zwiebeln
2 mittelgroße Möhren
1 kleine Zucchini
250 g Knollensellerie
150 g grüne Brechbohnen
1/2 kleiner Kopf (ca. 250 g) Blumenkohl
3 kleine Tomaten
3 EL Olivenöl
2 Knoblauchzehen
1 EL Tomatenmark
1/8 l trockener Weißwein
1 l Gemüsebrühe (Instant)
Salz, Pfeffer
1/2 Bund glatte Petersilie
60 g Parmesan-Käse

◆ Zwiebeln schälen und fein würfeln. Möhren, Zucchini und Sellerie putzen, waschen und in kleine Würfel schneiden. Bohnen putzen, waschen und in Stücke brechen. Blumenkohl ebenfalls putzen, waschen und in kleine Röschen teilen. Tomaten kreuzweise einschneiden, überbrühen, mit kaltem Wasser abschrecken und die Haut abziehen. Tomaten würfeln.

◆ Öl in einem Topf erhitzen. Zwiebeln darin andünsten. Gemüse zufügen und andünsten. Knoblauch schälen, durch eine Knoblauchpresse drücken. Mit Tomatenmark zum Gemüse geben. Mit Weißwein ablöschen und etwas einkochen lassen. Brühe zugießen und nochmals 15–20 Minuten zugedeckt kochen lassen. Würzen. Petersilie waschen und hacken. Parmesan grob raspeln. Minestrone vor dem Servieren mit Petersilie und Parmesan bestreuen.

Zubereitungszeit ca. 1 Stunde.
Pro Portion ca. 840 Joule/200 Kalorien. E: 8 g, F: 11 g, KH: 8 g.

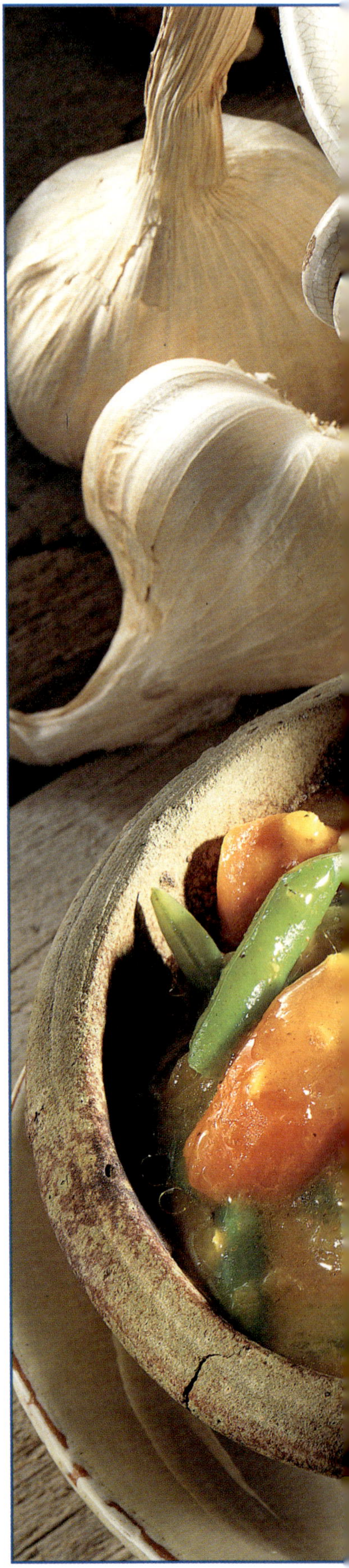

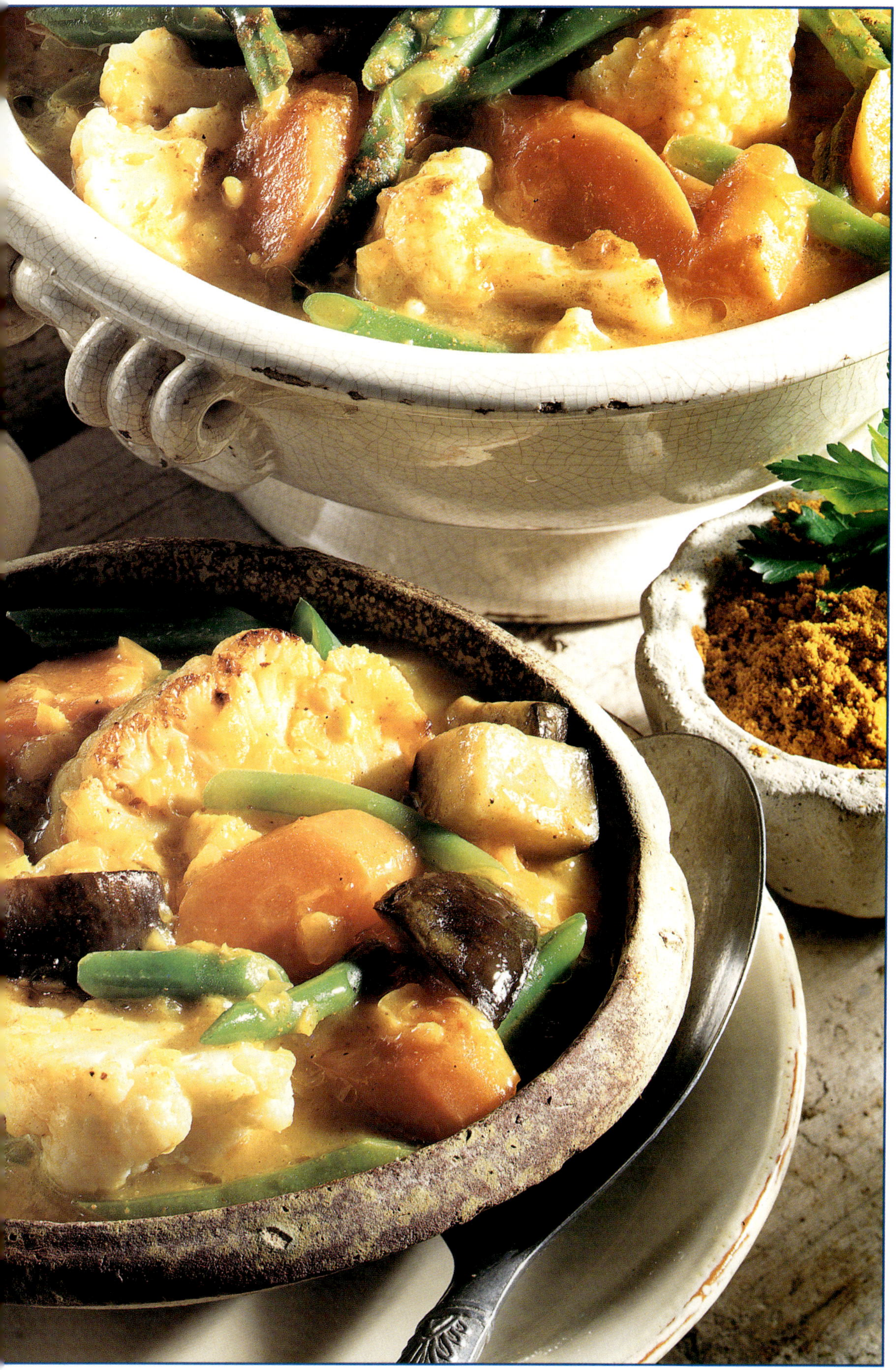

WIRSING-BOHNEN-EINTOPF

ZUTATEN FÜR 4 PERSONEN:

100 g Suppennudeln
Salz
1 Dose (425 ml) italienische weiße Bohnenkerne
750 g Wirsingkohl
½ l Gemüsebrühe (Instant)
1 Dose (850 m) geschälte Tomaten
Pfeffer
gemahlener Kümmel

◆ Die Nudeln in kochendem Salzwasser ca. 10 Minuten garen. In der Zwischenzeit Bohnen abgießen, kalt abspülen und abtropfen lassen. Wirsingkohl putzen, waschen und in Streifen schneiden.

◆ Kohl in einen Topf geben. Brühe angießen. Tomaten in der Dose kleinschneiden und zum Kohl geben. Aufkochen und bei mittlerer Hitze ca. 20 Minuten köcheln lassen. Nudeln abgießen, kalt abschrecken und abtropfen lassen. Mit den Bohnen zur Suppe geben und erhitzen. Mit Salz, Pfeffer und etwas Kümmel würzen.

Zubereitungszeit ca. 25 Minuten.
Pro Portion ca. 960 Joule/230 Kalorien. E: 13 g, F: 3 g, KH: 36 g.

FOOD and more TIP

Pflanzliche Lebensmittel sollten ganz oben auf dem Speiseplan stehen. Rohe Paprika, Möhren oder Gurken sind z.B. ideal als Snack für zwischendurch.

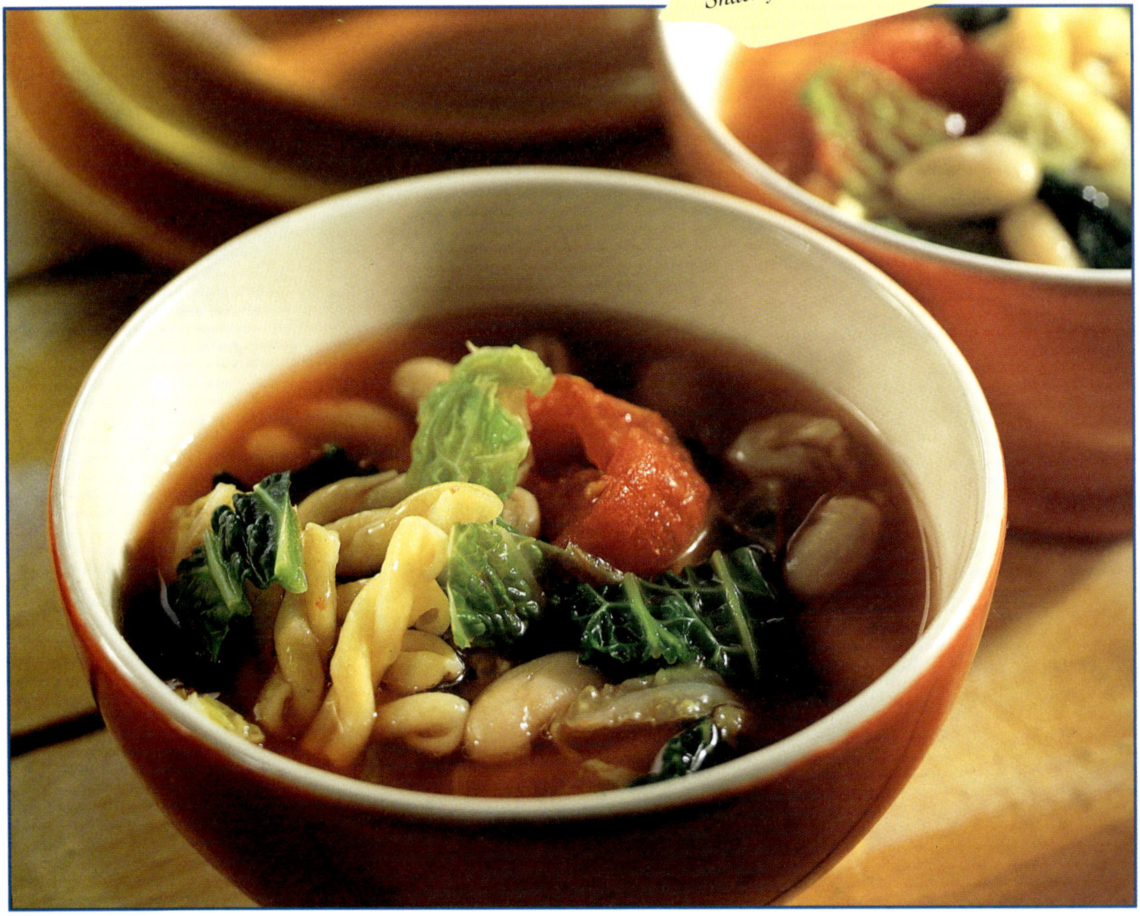

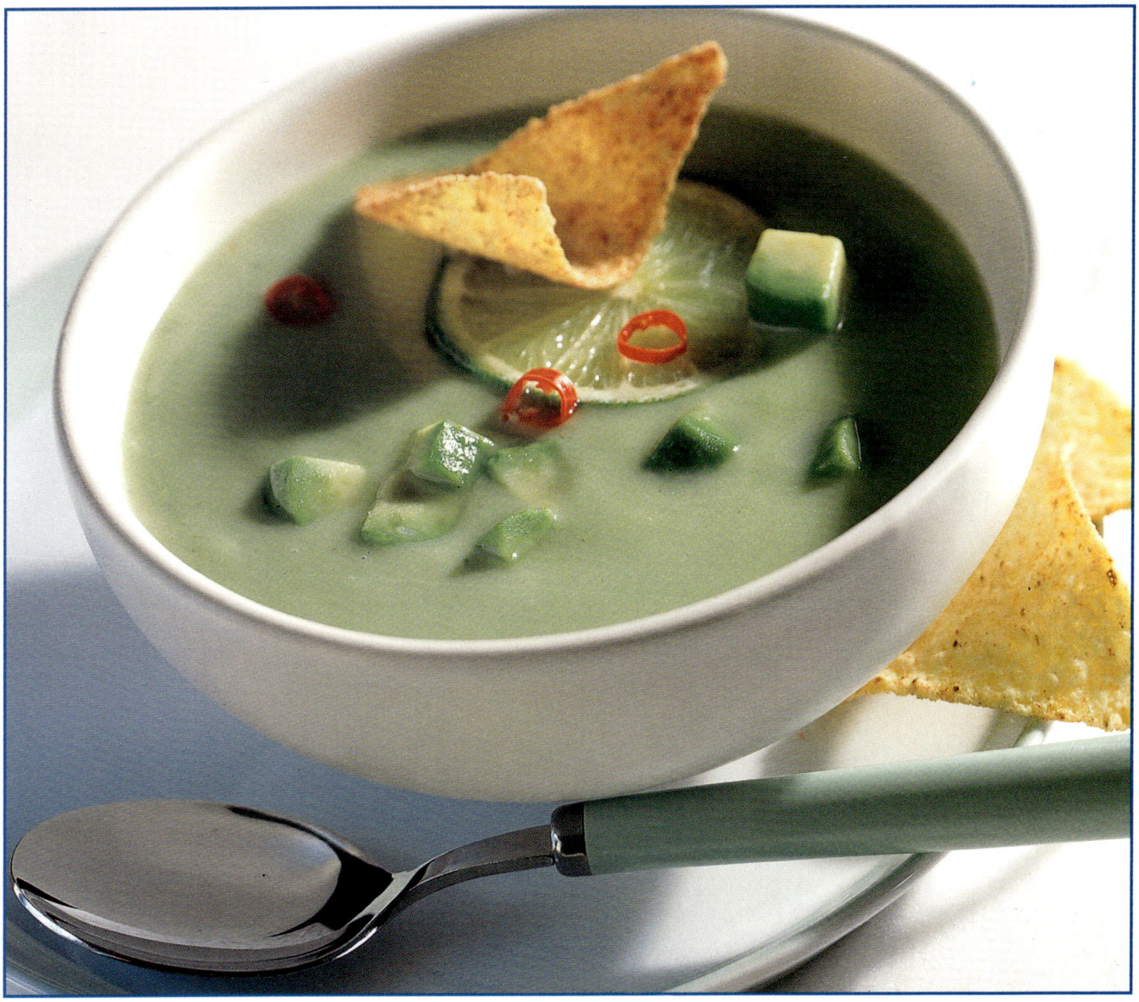

KALTE AVOCADOSUPPE

Zutaten für 4 Personen:

1 mittelgroße Zwiebel
2 Knoblauchzehen
3 reife Avocados (600–700 g)
5 EL Limettensaft
½ l feine Gemüsebrühe (Instant)
250 g Vollmilch-Joghurt
Salz
Cayennepfeffer
evtl. 1 rote Chilischote
Limettenscheiben zum Garnieren
ca. 125 g Tortilla Chips

◆ Zwiebel und Knoblauch schälen. Zwiebel fein würfeln, Knoblauch durch eine Knoblauchpresse drücken oder fein hacken.

◆ Avocados halbieren, den Stein entfernen und das Fruchtfleisch aus der Schale lösen. Eine Avocadohälfte fein würfeln und mit einem Eßlöffel Limettensaft mischen. Restliche Avocados grob würfeln und mit übrigem Limettensaft, ¼ Liter Brühe, Zwiebeln und Knoblauch fein pürieren.

◆ Joghurt und restliche Brühe unterrühren und noch einmal kurz mit dem Pürierstab pürieren. Mit Salz und Cayennepfeffer abschmecken. Suppe ca. 20 Minuten kühl stellen.

◆ Inzwischen Chili waschen, längs aufschneiden und die Kerne entfernen. Chili in feine Ringe schneiden. Suppe in Suppentassen verteilen und mit restlichen Avocadowürfeln und einigen Chiliringen bestreuen. Mit Limettenscheibe garnieren. Die Tortilla Chips dazu servieren.

Zubereitungszeit ca. 20 Minuten (ohne Wartezeit).

Pro Portion ca. 1930 Joule/460 Kalorien. E: 7 g, F: 37 g, KH: 24 g.

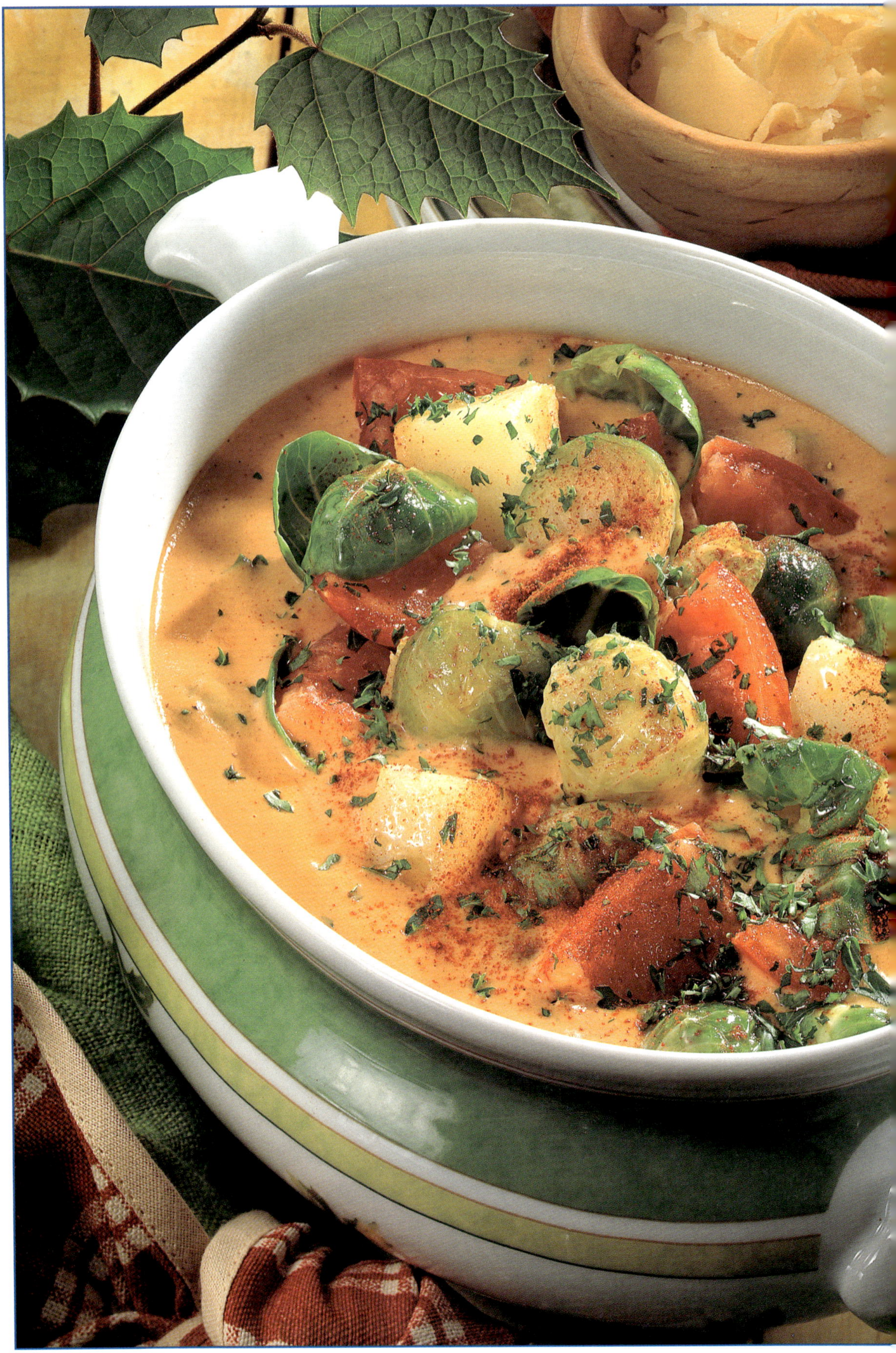

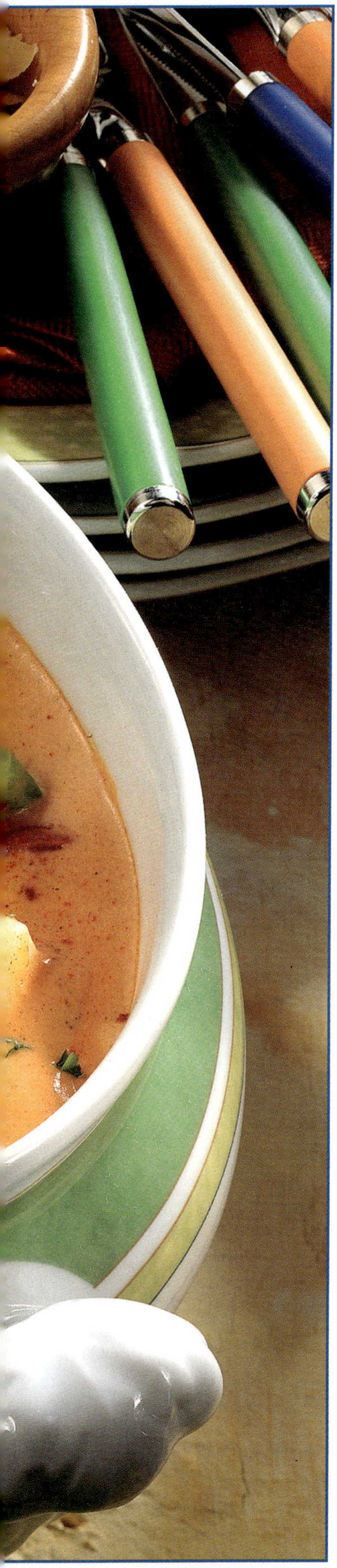

ROSENKOHL-KARTOFFEL-RAGOUT

Foto

ZUTATEN FÜR 4 PERSONEN:

600 g Kartoffeln
Salz
600 g Rosenkohl
4 Tomaten
2 Zwiebeln
40 g Butter oder Margarine
40 g Mehl
1 TL Edelsüß-Paprika
½ Becher (125 g) Schlagsahne
½ l Tomatensaft
weißer Pfeffer
½ Bund Petersilie

◆ Kartoffeln schälen, waschen und vierteln. In kochendem Salzwasser ca. 15 Minuten garen, anschließend abtropfen lassen. Rosenkohl putzen, waschen, eventuell halbieren und in ¼ Liter kochendem Salzwasser ca. 15 Minuten garen. Anschließend abtropfen lassen, Garwasser aufbewahren.

◆ Die Tomaten waschen, in Spalten schneiden und entkernen. Zwiebeln schälen und fein würfeln. Fett schmelzen. Zwiebelwürfel, Mehl und Paprika darin anschwitzen. Mit Sahne, Rosenkohlfond und Tomatensaft ablöschen. Unter ständigem Rühren aufkochen lassen. Anschließend ca. 5 Minuten köcheln lassen.

◆ Soße mit Salz und Pfeffer abschmecken. Vorbereitetes Gemüse darin erwärmen. Nochmals abschmecken. Petersilie waschen, trockenschütteln und hacken. Ragout mit Petersilie und Paprika bestreut servieren.

Zubereitungszeit ca. 40 Minuten.
Pro Portion ca. 1420 Joule/340 Kalorien. E: 11 g, F: 17 g, KH: 34 g.

GEMÜSE-SUPPE MIT KLÖSSCHEN

ZUTATEN FÜR 4 PERSONEN:

150 g Hirse
200 ml Gemüsebrühe (Instant)
75 g Doppelrahm-Frischkäse
1 Eigelb, Salz, Pfeffer
375 g Möhren
500 g Kartoffeln
150 g tiefgefrorene Erbsen
1 Zwiebel
40 g Butter oder Margarine
30 g Mehl
½ Becher (100 g) Schlagsahne
200 ml Milch
½ Bund Petersilie

◆ Die Hirse in die kochende Brühe geben und zugedeckt ca. 20 Minuten ausquellen lassen. Etwas abkühlen lassen. Käse und Eigelb unter die Hirse kneten. Würzen. Auskühlen lassen.

◆ Möhren schälen und waschen. In ½ Liter Salzwasser ca. 12 Minuten kochen. Herausnehmen, in Scheiben schneiden. Kartoffeln schälen, waschen, halbieren. Im Möhrenwasser ca. 15 Minuten garen. Erbsen nach ca. 10 Minuten zufügen.

◆ Gemüse abtropfen lassen, Gemüsewasser dabei auffangen. Zwiebel schälen und fein würfeln. 30 g Fett erhitzen und Zwiebel darin andünsten. Mehl darin anschwitzen. Mit Sahne, Milch und Gemüsewasser ablöschen. Aufkochen. Gemüse darin erwärmen. Abschmecken. Petersilie waschen, hacken und unterrühren. Hirsemasse zu Klößen formen. Im restlichen Fett goldbraun braten und zum Gemüse geben.

Zubereitungszeit ca. 1 Stunde.
Pro Portion ca. 2260 Joule/540 Kalorien. E: 14 g, F: 27 g, KH: 59 g.

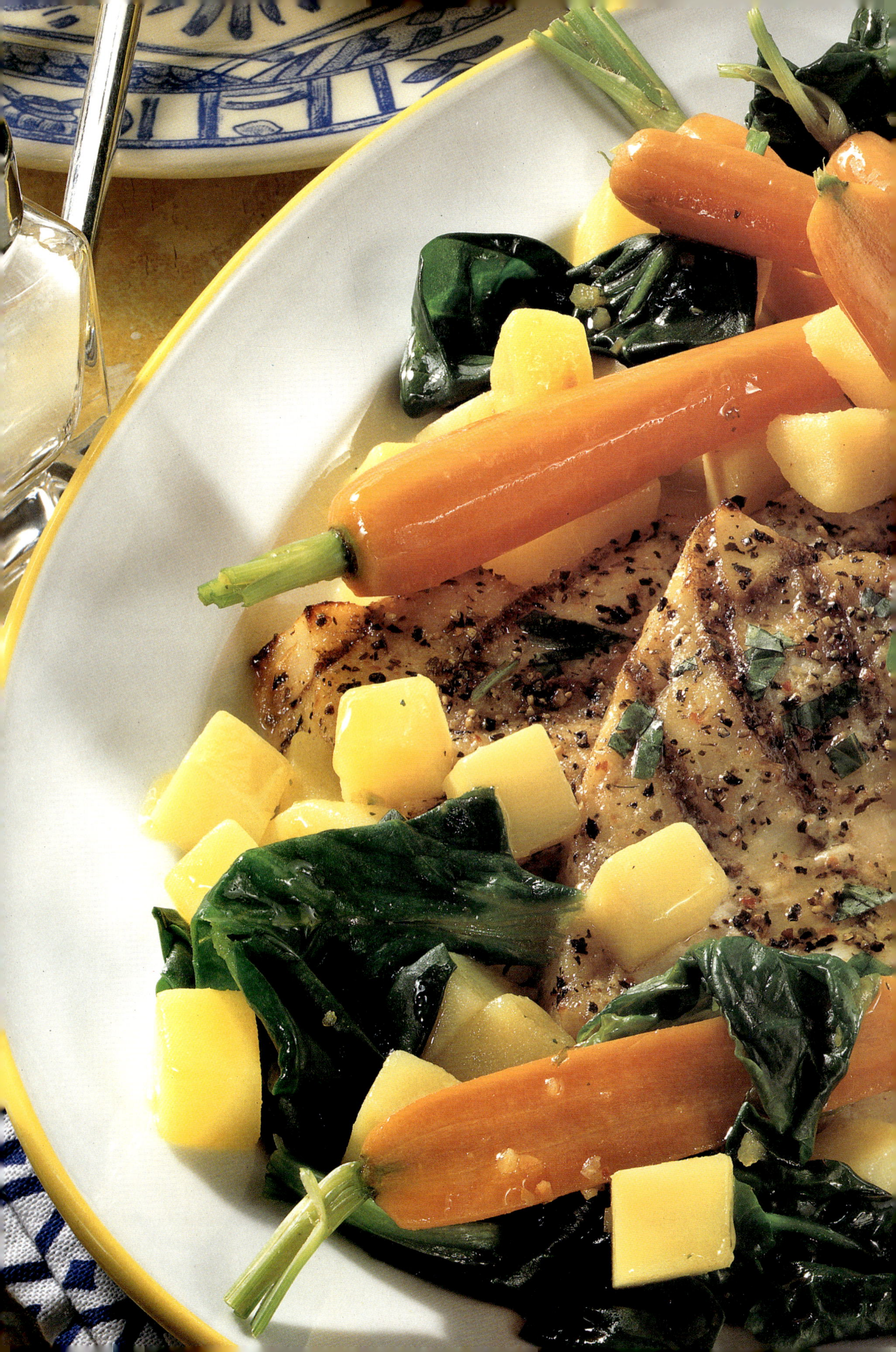

Gesundheit aus dem Meer
Erlesenes mit FISCH

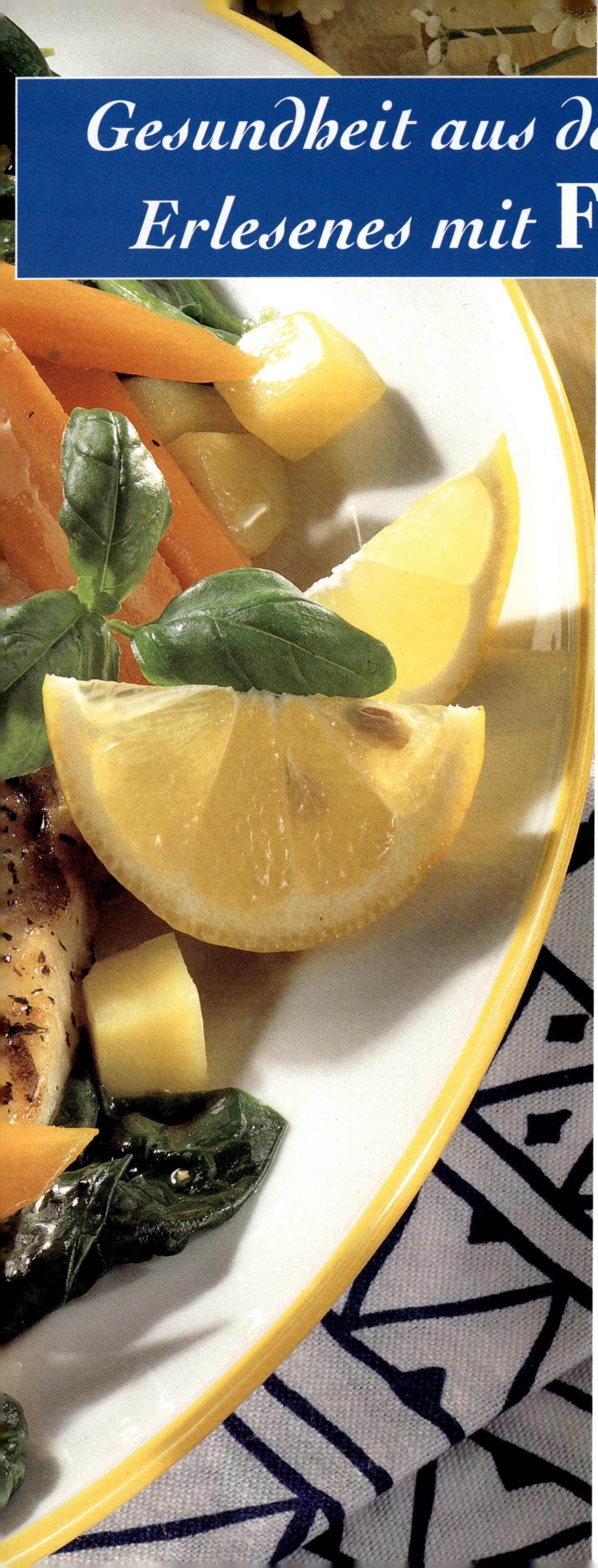

GEBACKENER SEELACHS

ZUTATEN FÜR 2 PERSONEN:

1 Packung (250 g) tiefgefrorene Fisch-Grillets mit italienischen Kräutern
200 g Blattspinat
150 g kleine Möhren
200 g Kartoffeln
1 kleine Zwiebel
2 EL Knoblauchbutter
1/4 l Gemüsebrühe (Instant)
Salz, Pfeffer aus der Mühle
Zitrone und Basilikum zum Garnieren

◆ Fisch in eine ofenfeste Form legen und im heißen Ofen (E-Herd: 200 °C/ Umluft: 180 °C/ Gas: Stufe 3) 20 Minuten backen.

◆ Inzwischen Spinat putzen, gründlich waschen und abtropfen lassen. Möhren und Kartoffeln schälen und waschen. Bei den Möhren etwas Grün stehen lassen und Möhren evtl. längs halbieren. Kartoffeln würfeln. Zwiebel schälen und würfeln.

◆ Knoblauchbutter erhitzen. Zwiebel darin glasig dünsten. Möhren kurz mitdünsten und mit Brühe ablöschen. Zugedeckt ca. 15 Minuten köcheln. Kartoffeln und Spinat 10 Minuten mitgaren. Gemüse abschmekken und mit dem Fisch anrichten. Nach Belieben mit Zitrone und Basilikum garnieren.

Zubereitungszeit ca. 30 Minuten.
Pro Portion ca. 1930 Joule/ 460 Kalorien. E: 19 g, F:35 g, KH: 17 g.

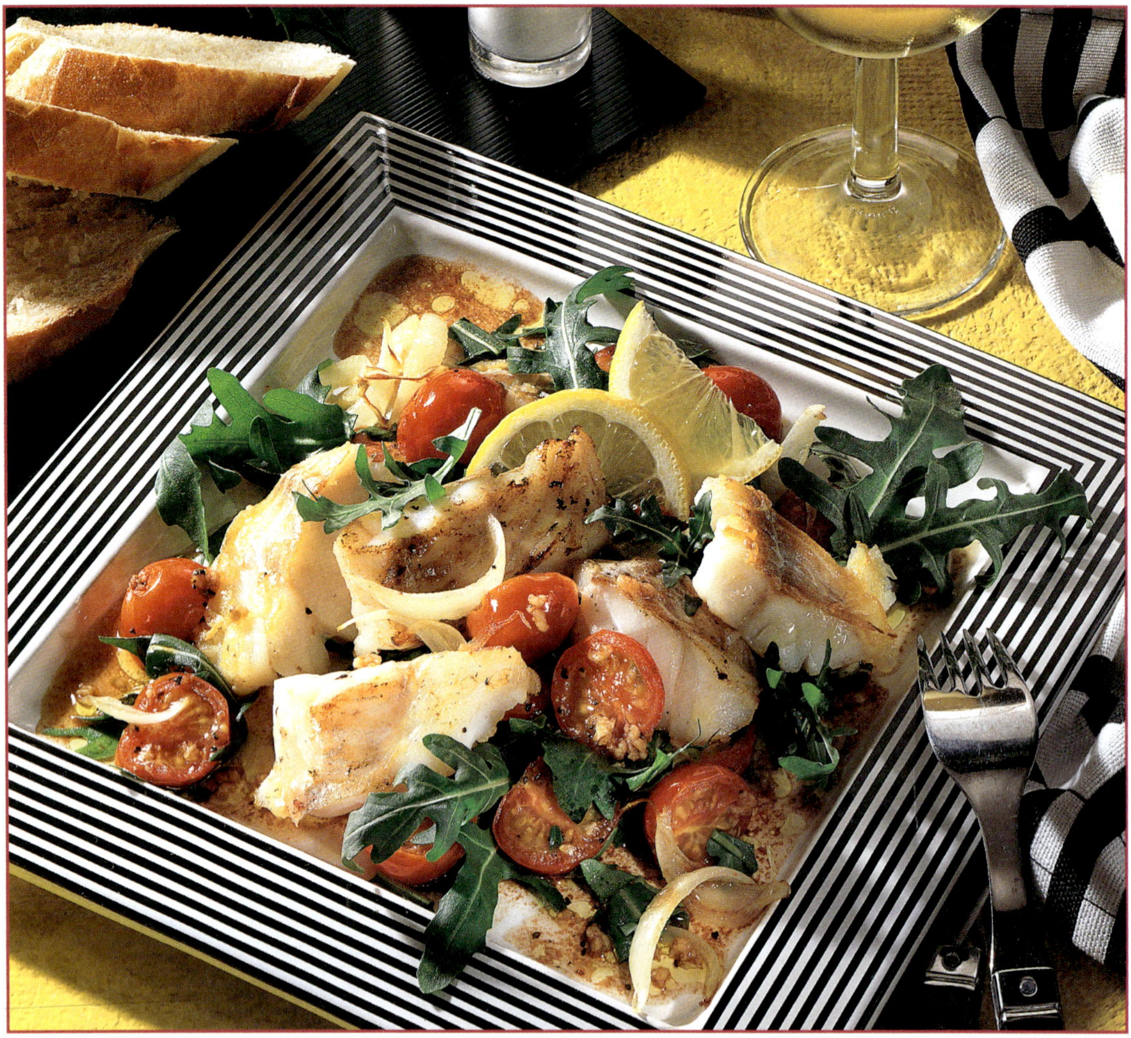

LAUWARMER FISCH-RAUKE-SALAT

ZUTATEN FÜR 1 PERSON:

200 g Kabeljaufilet
2 EL Zitronensaft
Salz
75 g Rauke (Rucola)
100 g Kirschtomaten
1 kleine Zwiebel
1 Knoblauchzehe
15 g Butterschmalz
2–3 EL Balsam-Essig
1–2 EL Olivenöl
Pfeffer aus der Mühle
3–4 Scheiben Baguette (50 g)
Zitronenspalten zum Garnieren

◆ Kabeljau waschen, trokkentupfen und in große Würfel schneiden. Fisch mit Zitronensaft beträufeln und mit Salz würzen. Ca. 10 Minuten ziehen lassen. Inzwischen Rauke und Tomaten putzen, waschen und trockentupfen. Tomaten halbieren, Rauke, bis auf einige Blätter, in Streifen schneiden. Zwiebel und Knoblauch schälen. Zwiebel in feine Spalten schneiden, Knoblauch durch eine Knoblauchpresse drücken.

◆ Kabeljau abtropfen lassen. Butterschmalz in einer Pfanne erhitzen und den Fisch darin goldbraun braten. Fischwürfel herausnehmen. Zwiebel und Knoblauch im heißen Bratfett glasig dünsten, Tomaten und Raukestreifen zufügen und kurz darin schwenken. Mit Essig und Olivenöl beträufeln und mit Salz und Pfeffer würzen. Salat und lauwarme Fischwürfel auf einen Teller geben und mit den Raukeblättern und Zitronenspalten garniert servieren. Dazu schmeckt frisches Baguette.

Zubereitungszeit ca. 25 Minuten.
Pro Portion ca. 2470 Joule/590 Kalorien. E: 42 g, F: 32 g, KH: 31 g.

FISCH-CURRY MIT REIS

ZUTATEN FÜR 3 PERSONEN:

500 g Viktoriabarsch-Filet
2 EL Zitronensaft
Salz
150 g Basmati-Reis
250 g Paprikaschoten
100 g Lauchzwiebeln
40 g Butter oder Margarine
Pfeffer aus der Mühle
1/8 l Gemüsebrühe (Instant)
1 Glas (400 g) „Fix für Fleischpfanne Indisch Curry"
Zitronenmelisseblättchen zum Garnieren

◆ Fisch waschen, trockentupfen und in Würfel schneiden. Mit Zitronensaft beträufeln und mit Salz würzen. Reis in 300 ml kochendes Salzwasser geben und zugedeckt bei schwacher Hitze ca. 20 Minuten ausquellen lassen. Paprika und Lauchzwiebeln putzen und waschen. Paprika in Streifen, Lauchzwiebeln in Ringe schneiden.

◆ 15 g Fett in einer Pfanne erhitzen und die Paprikastreifen darin 1–2 Minuten anbraten. Lauchzwiebeln zufügen, kurz mitbraten und mit Salz und Pfeffer würzen. Aus der Pfanne nehmen. Fischwürfel auf Küchenpapier abtropfen lassen. Restliches Fett in der Pfanne erhitzen und den Fisch darin unter Wenden kurz anbraten. Mit Brühe ablöschen, Fix für Fleischpfanne und Gemüse zufügen, vorsichtig unterheben und 1–2 Minuten köcheln lassen. Reis und Fisch-Curry auf Tellern anrichten. Mit Zitronenmelisse garniert servieren.

Zubereitungszeit ca. 25 Minuten.
Pro Portion ca. 2140 Joule/510 Kalorien. E: 37 g, F: 15 g, KH: 60 g.

FOOD and more TIP

Basmati-Reis, auch der „Der Duftende" genannt, stammt aus Indien und Pakistan. Aufgrund seines feinen Aromas paßt er gut zu Fisch und Schalentieren.

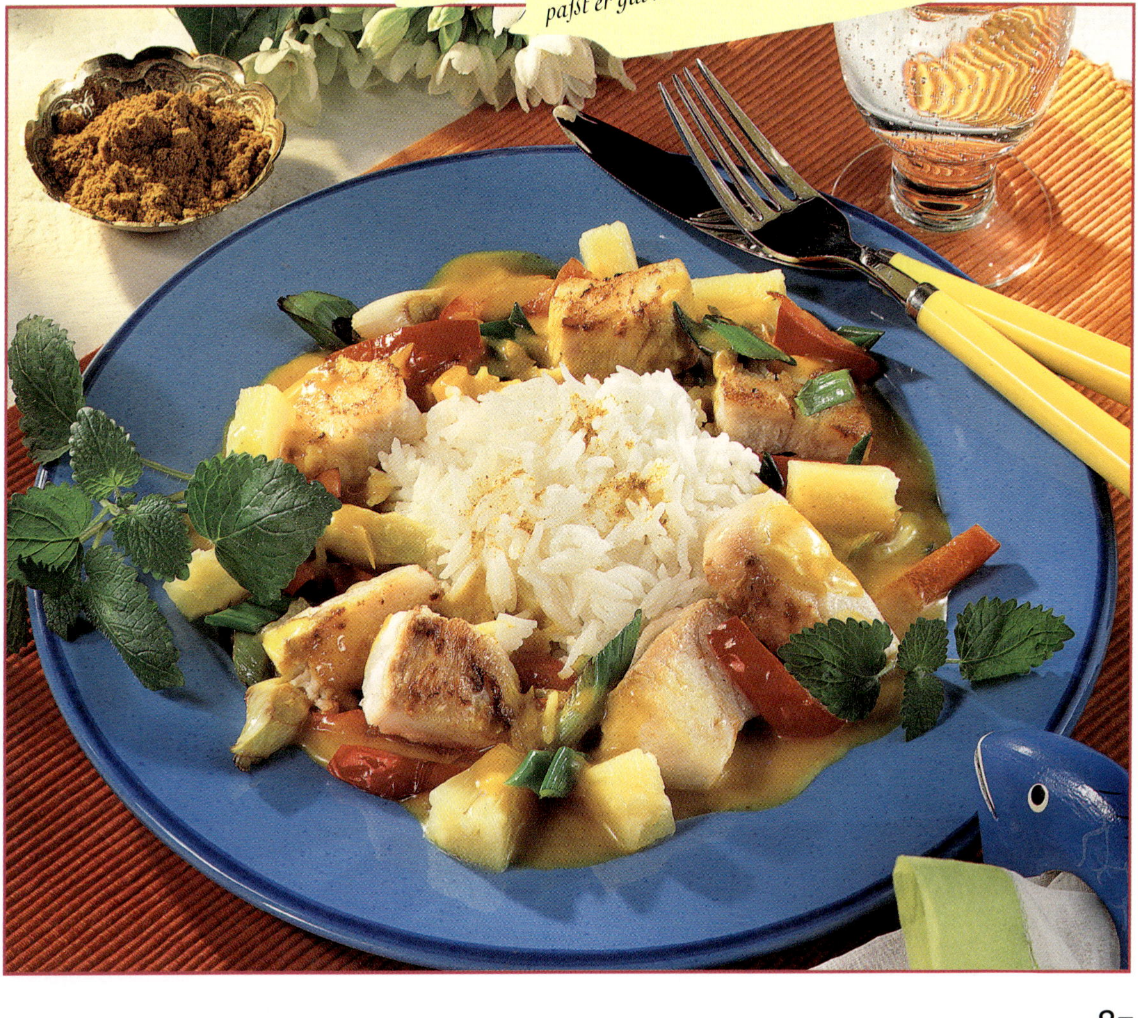

ZUCCHINI-PFANNE MIT GARNELEN

Foto

ZUTATEN FÜR 4 PERSONEN:

12 Garnelenschwänze mit Schale
2 Zucchini (ca. 400 g)
8 Fleischtomaten (ca. 800 g)
1 Bund Lauchzwiebeln
2 EL Öl
Salz
Pfeffer
2 EL Zitronensaft
1 TL getrockneter oder drei Stiele frischer Oregano

◆ Garnelen nach Belieben schälen, entdarmen, waschen und trockentupfen. Zucchini und Tomaten putzen, waschen und in grobe Stücke schneiden. Lauchzwiebeln putzen, waschen und in ca. 3 cm lange Stücke schneiden. Etwas vom Lauchzwiebelgrün in dünne Ringe schneiden.

◆ Die Garnelen im heißen Öl 3–5 Minuten braten. Dabei mit Salz, Pfeffer und Zitronensaft würzen. Aus der Pfanne nehmen. Zucchini und Lauchzwiebelstücke im Bratfett anbraten. Tomaten zufügen und weitere ca. 10 Minuten mitschmoren. Gemüse mit Salz, Pfeffer und Oregano würzen. Garnelen kurz vor Ende der Garzeit zufügen und erhitzen. Mit Lauchzwiebelringen bestreuen.

Zubereitungszeit ca. 35 Minuten.
Pro Portion ca. 750 Joule/180 Kalorien. E: 18 g, F: 7 g, KH: 12 g.

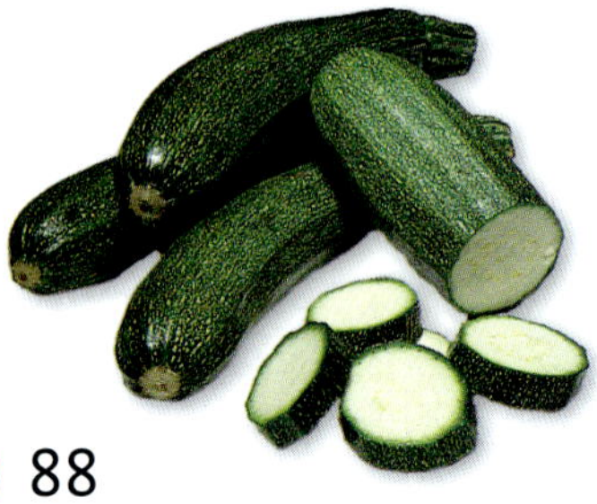

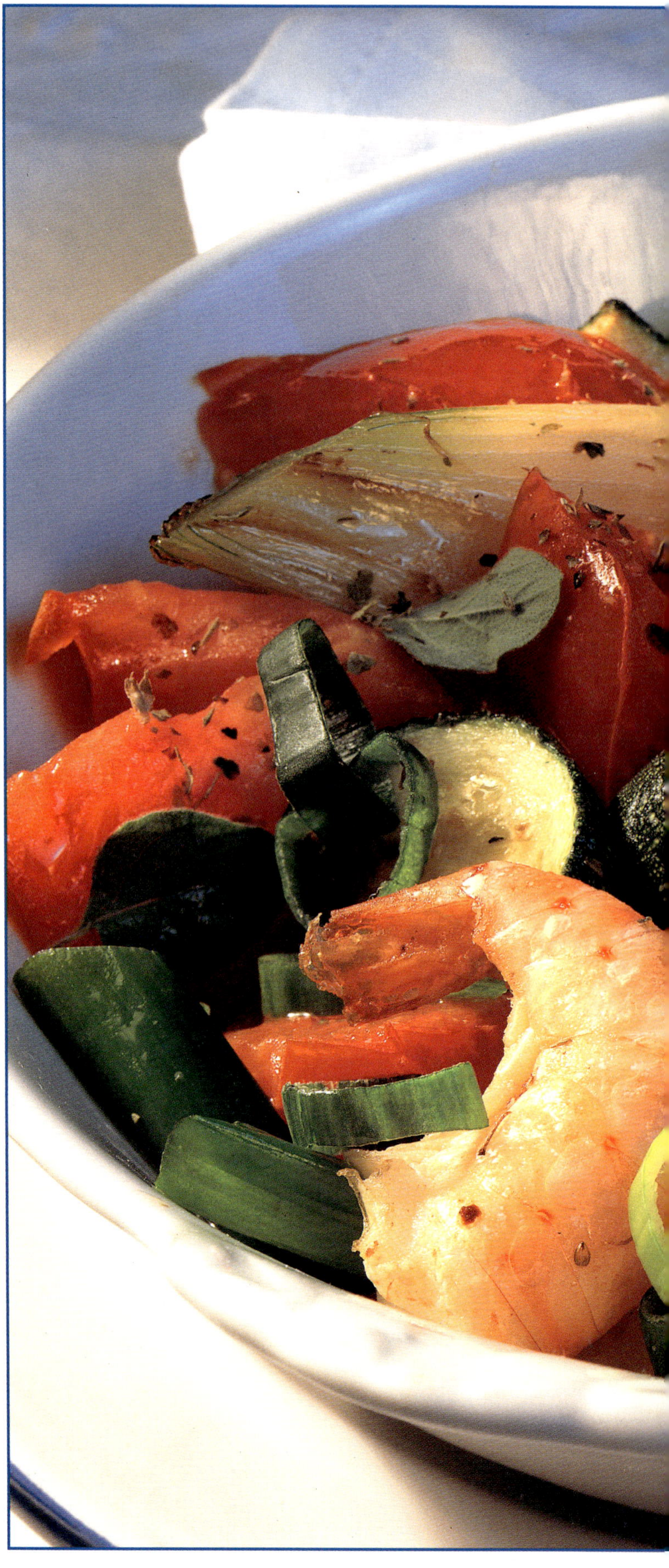

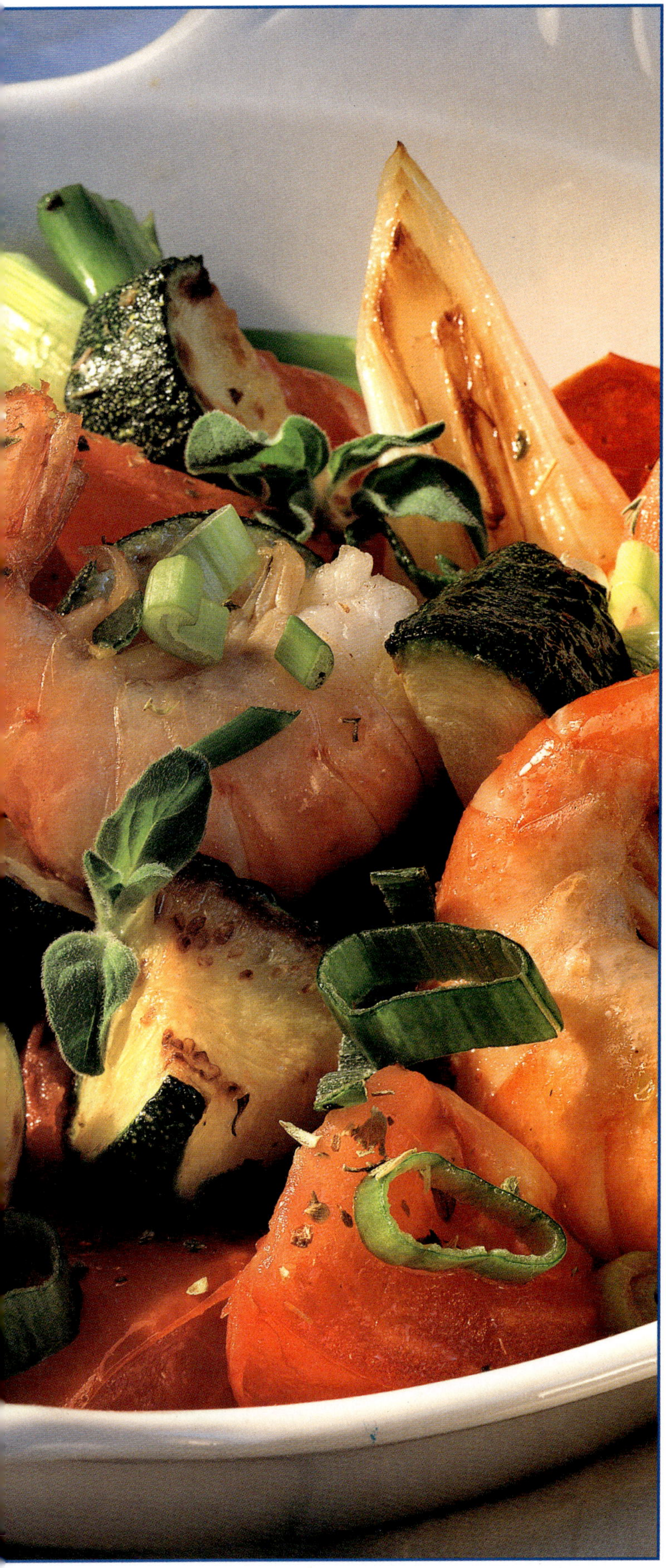

KRABBEN-GEMÜSE-PFANNE

ZUTATEN FÜR 4 PERSONEN:

1 Dose (236 ml) Ananasscheiben
200 g Sojasprossen
1 Dose (228 ml) Bambussprossen
1 Staude (400 g) Paksoi
1 Knoblauchzehe
1 Chilischote
2 EL Öl
250 g Riesengarnelen-Schwänze
Salz
Cayennepfeffer
½ Flasche (125 ml) Asia-Soße

◆ Ananas abtropfen lassen und den Saft dabei auffangen. Ananas in Stücke schneiden. Sojasprossen putzen und waschen. Bambussprossen abtropfen lassen. Paksoi putzen, waschen und, bis auf den Strunk, in Streifen schneiden. Knoblauch schälen und durch eine Knoblauchpresse drücken. Chili längs einritzen, entkernen und hacken.

◆ Öl im Wok schwenken und erhitzen. Knoblauch und Garnelen darin ca. 3 Minuten braten. Mit Salz und Cayennepfeffer würzen, herausnehmen. Chili und Ananasstücke ebenfalls ca. 3 Minuten braten, beiseite nehmen. Soja- und Bambussprossen und Paksoi in den Wok geben. Soße zufügen und vorbereitete Zutaten unterrühren. Mit Salz, Cayennepfeffer und 4–5 Eßlöffel Ananassaft abschmecken. Dazu schmeckt Basmati-Reis.

Zubereitungszeit ca. 35 Minuten.
Pro Portion ca. 1300 Joule/310 Kalorien. E: 17 g, F: 8 g, KH: 42 g.

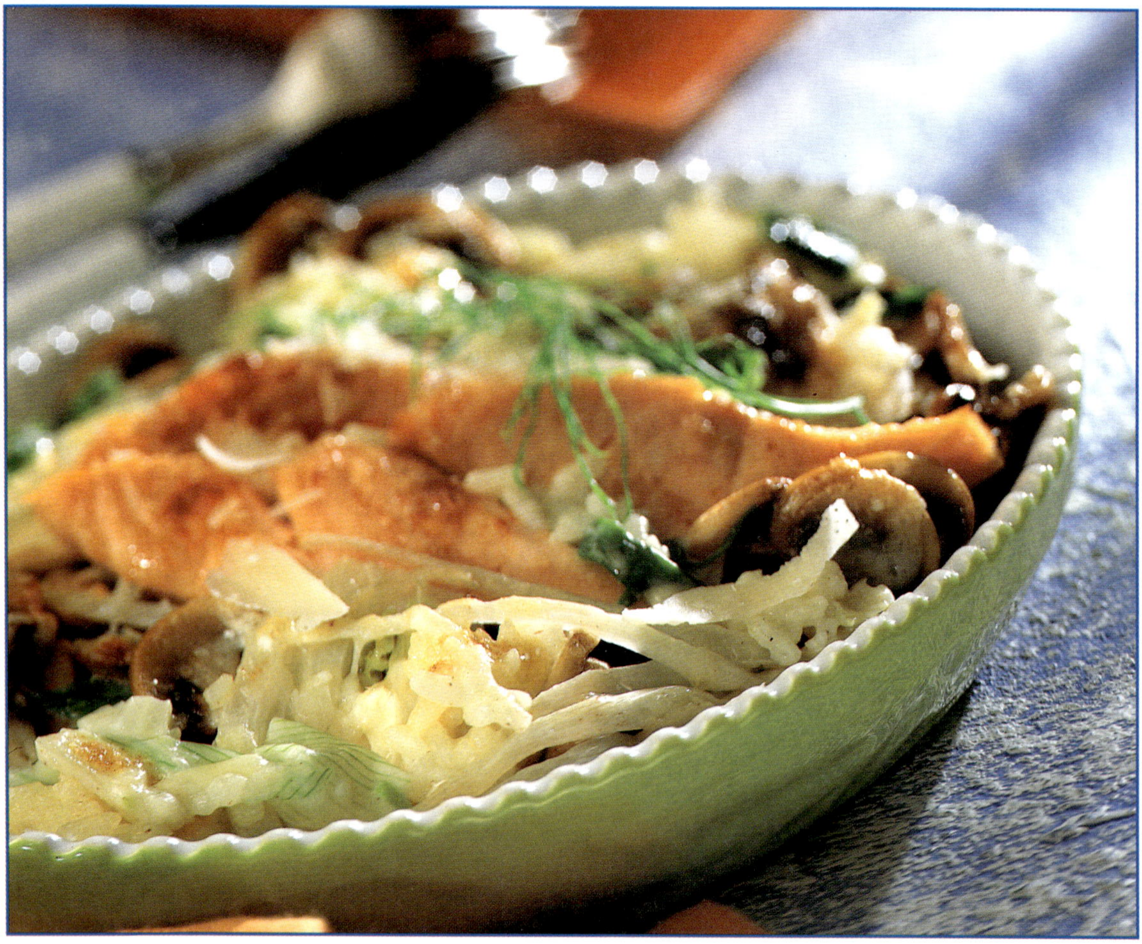

LACHS-RISOTTO-AUFLAUF

ZUTATEN FÜR 4 PERSONEN:

200 g Risottoreis, z.B. Arborio-Reis
7 EL Öl
700 ml Gemüsebrühe (Instant)
300 g Fenchel
Salz
250 g Champignons
4 Scheiben Lachsfilet (ohne Haut, à ca. 100 g)
1 Bund Lauchzwiebeln
½ Becher (100 g) Schlagsahne
4 EL geriebener Parmesan-Käse
frisch gemahlener Pfeffer
geriebene Muskatnuß
20 g Butter

◆ Reis in 3 Eßlöffel heißem Öl andünsten, mit 200 ml Brühe ablöschen und ca. 20 Minuten im offenen Topf dünsten. Die restliche Brühe nach und nach dazugießen.

◆ Inzwischen Fenchel waschen, putzen und das Grün zum Garnieren beiseite legen. Fenchelknollen halbieren und den Strunk herausschneiden. Hälften in Scheiben schneiden. Fenchel in wenig kochendem Salzwasser ca. 5 Minuten dünsten und abkühlen lassen.

◆ Champignons waschen, putzen und in Scheiben schneiden. Die Champignonscheiben in 2 Eßlöffel Öl anbraten und mit Salz würzen. Lachsfilet waschen, trockentupfen und im restlichen Öl von beiden Seiten kurz anbraten. Mit Salz würzen.

◆ Lauchzwiebeln waschen, putzen und schräg in Ringe schneiden. Sahne, Reis und jeweils ⅔ der Lauchzwiebelringe, der Champignons und des Fenchels mischen. 2 Eßlöffel geriebenen Käse unterheben. Mit Salz, Pfeffer und Muskat würzen. In eine ovale Auflaufform füllen. Restliches Gemüse und Fisch daraufgeben. Mit restlichem Parmesan bestreuen. Butter schmelzen und darüberträufeln. Im vorgeheizten Backofen (E-Herd: 225 °C/ Umluft: 200 °C/ Gas: Stufe 4) ca. 25 Minuten überbacken. Mit Fenchelgrün bestreuen und servieren. Dazu schmeckt Baguette.

Zubereitungszeit ca. 1 Stunde.
Pro Portion ca. 2890 Joule/690 Kalorien. E: 32 g, F: 43 g, KH: 45 g.

HAMBURGER PANNFISCH

ZUTATEN FÜR 4 PERSONEN:

350 g Kartoffeln
250 g Möhren
1 Stange Porree (Lauch)
4 EL Sonnenblumenöl
650 g Rotbarschfilet
2 EL Zitronensaft
Salz
Pfeffer
150 ml Gemüsebrühe (Instant)
1 Becher (250 g) Schlagsahne
2 EL grobkörniger Senf
2 EL heller Soßenbinder
½ Bund Schnittlauch

◆ Kartoffeln und Möhren schälen, waschen und in Scheiben schneiden. Porree putzen, waschen und in Ringe schneiden. Kartoffel- und Möhrenscheiben in 2 Eßlöffel heißem Öl ca. 10 Minuten braten. Porree ca. 5 Minuten vor Ende der Garzeit zufügen und mitbraten.

◆ Fisch kalt abspülen und trockentupfen. In Würfel schneiden und mit Zitronensaft beträufeln. Im restlichen Öl ca. 5 Minuten goldbraun braten. Mit Salz und Pfeffer würzen.

◆ Brühe und Sahne zum Gemüse gießen und aufkochen lassen. Senf und Soßenbinder einrühren und nochmals kurz aufkochen lassen. Mit Salz und Pfeffer abschmecken. Schnittlauch waschen, trockentupfen und in Röllchen schneiden. Mit dem Fisch zum Gemüse geben und kurz mit erhitzen.

Zubereitungszeit ca. 35 Minuten.
Pro Portion ca. 2350 Joule/560 Kalorien. E: 35 g, F: 37 g, KH: 20 g.

FOOD and more TIP

Fisch, insbesondere Meeresfisch, enthält wichtige Fettsäuren und das in unserer Kost seltene Jod. Deshalb sollte er ein fester Bestandteil des Speiseplans sein. Guten Appetit!

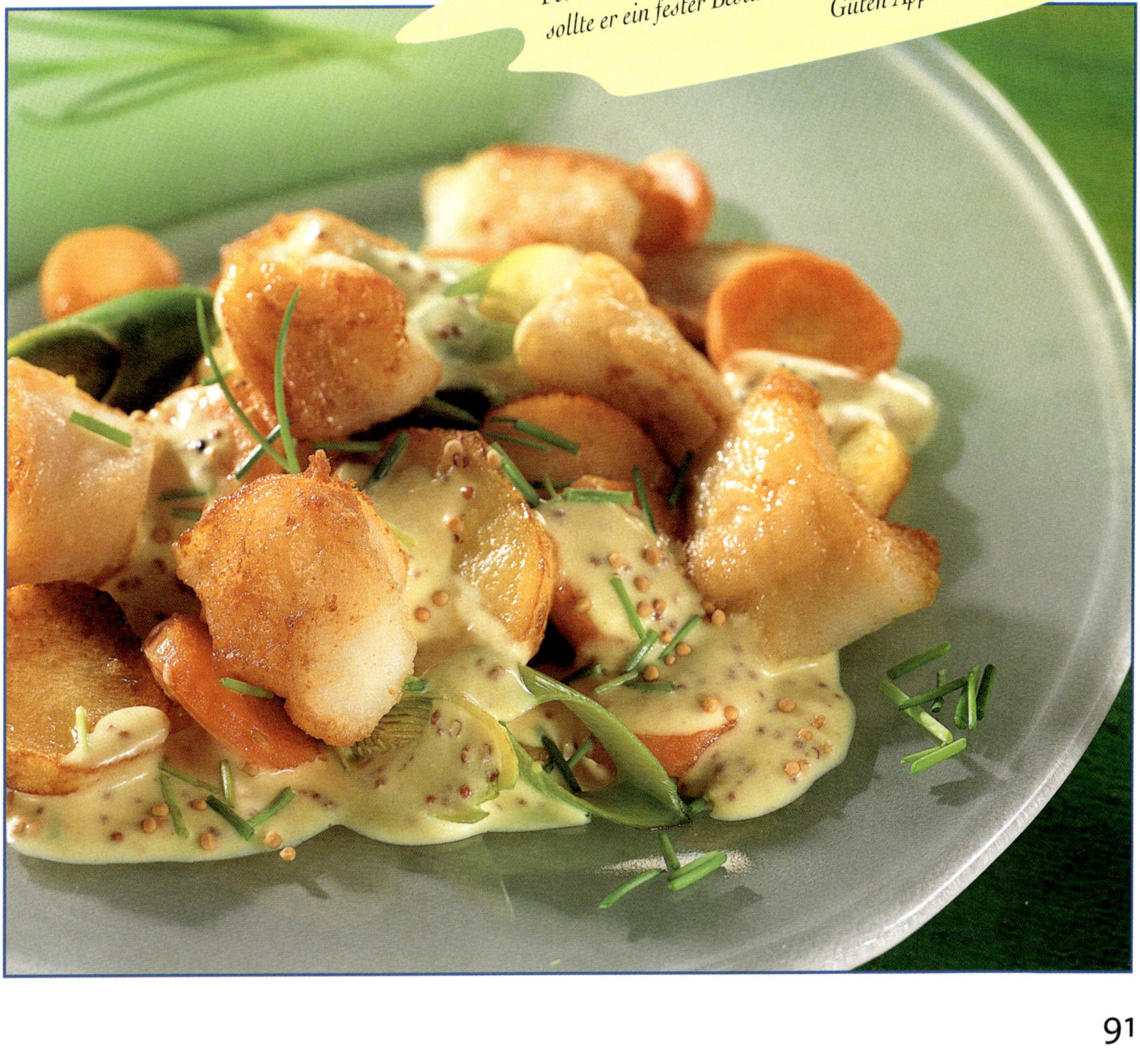

Hier können Sie richtig genießen –
FLEISCH-GERICHTE *auf leichte Art*

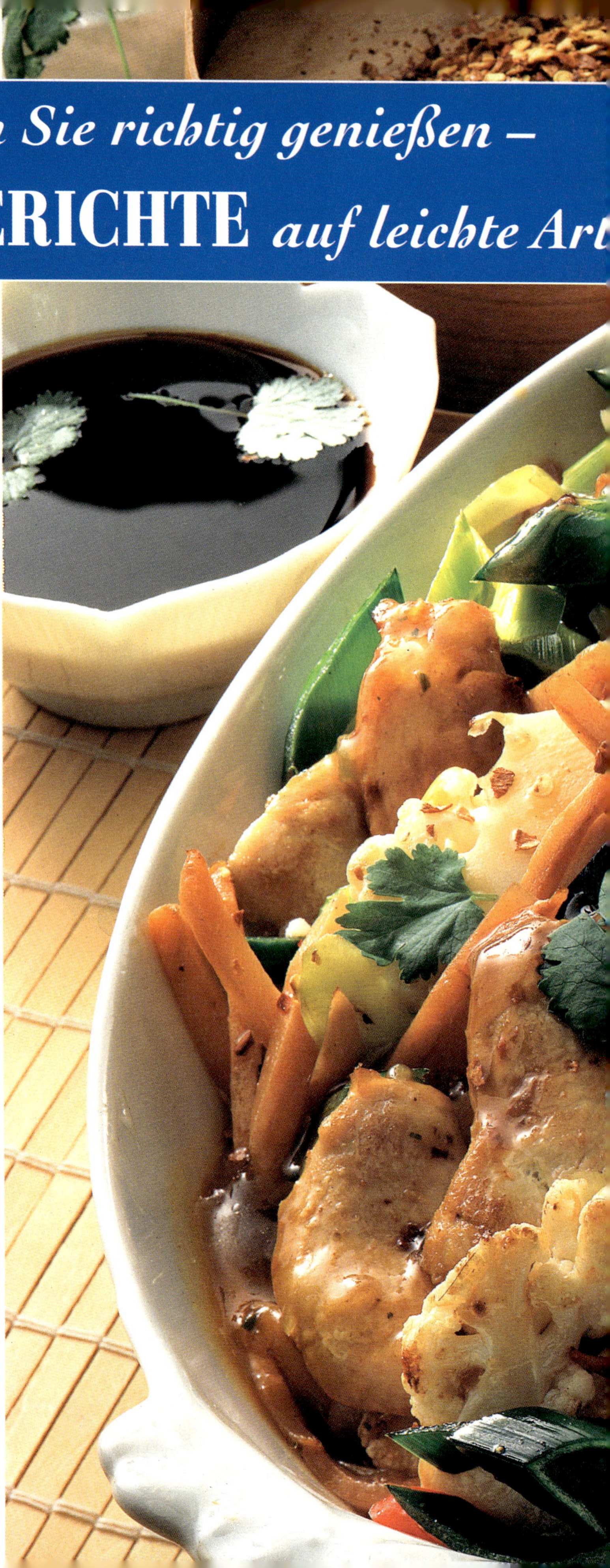

BLUMENKOHL-PORREE-PFANNE

ZUTATEN FÜR 4 PERSONEN:

400 g Hähnchenfilets
2–3 EL Sojasoße
1 kleiner Blumenkohl
250 g Möhren
2 Stangen Porree (Lauch)
1–2 rote Chilischoten
3 EL Öl
1/8 l Brühe (Instant)
gemahlener Koriander
Salz, Pfeffer
Petersilie zum Garnieren

◆ Hähnchenfilets waschen, trockentupfen und in Scheiben schneiden. Mit 2 Eßlöffel Sojasoße beträufeln und ca. 20 Minuten ziehen lassen. Blumenkohl putzen, waschen und in Röschen teilen. Röschen in dicke Scheiben schneiden. Möhren schälen, waschen und in Stifte schneiden. Porree putzen, waschen und in Scheiben schneiden. Chilischote waschen, aufschneiden, entkernen und in Ringe schneiden.

◆ Fleisch im heißen Öl 5 Minuten braten, herausnehmen und warm stellen. Gemüse im Bratfett andünsten. Brühe und Chili zufügen, aufkochen und ca. 5 Minuten garen. Fleisch zufügen. Mit Koriander, Sojasoße, Salz und Pfeffer würzen. Mit Petersilie garnieren.

Zubereitungszeit ca. 50 Minuten.
Pro Portion ca. 1380 Joule/330 Kalorien. E: 29 g, F: 20 g, KH: 8 g.

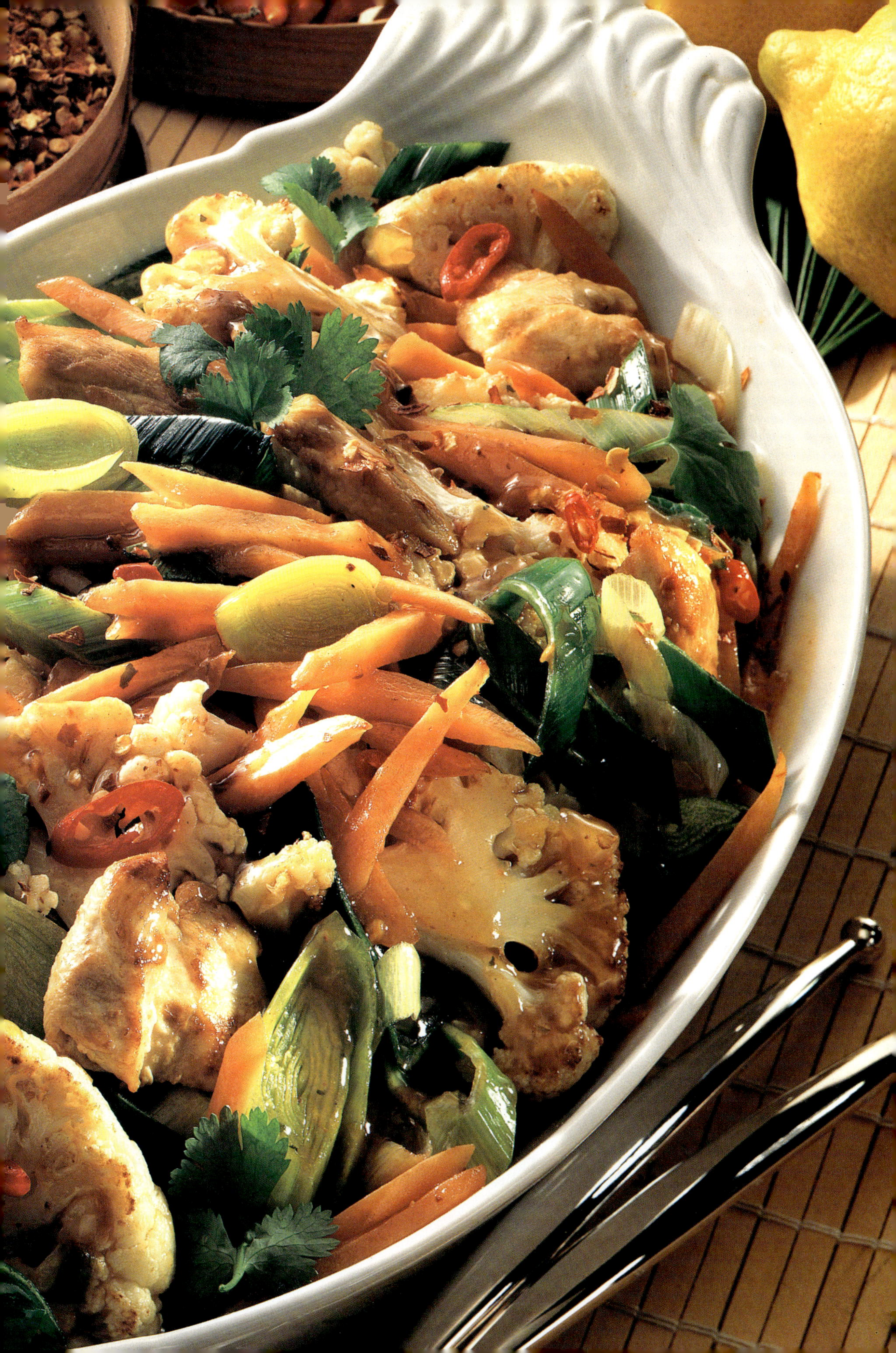

SCHNEIDEBOHNEN MIT RINDFLEISCH-SPIESSEN

ZUTATEN FÜR 4 PERSONEN:

750 g Schneidebohnen
½ TL getrocknetes Bohnenkraut
Salz
600 g Beefsteak oder Rumpsteak im Stück
100 g Tomaten
1 Bund Petersilie
3 Stiele frischer Thymian
750 g Kartoffeln
40 g Butter oder Margarine
30 g Mehl
400 ml Milch
Pfeffer aus der Mühle
2 EL Öl
geriebene Muskatnuß
Holzspießchen

◆ Bohnen putzen, waschen und schräg in Stücke schneiden. Bohnen und Bohnenkraut in wenig kochendem Salzwasser 10–15 Minuten garen. Fleisch waschen, trockentupfen und in Würfel schneiden. Fleischwürfel auf 8 Spieße verteilen. Tomaten waschen, trockentupfen, halbieren und entkernen. Hälften fein würfeln. Petersilie und Thymian waschen und, bis auf etwas zum Garnieren, fein hacken. Kartoffeln schälen, waschen und in Salzwasser ca. 20 Minuten kochen.

◆ Bohnen auf ein Sieb gießen, Gemüsewasser auffangen und ¼ l abmessen. 30 g Fett in einem Topf erhitzen und das Mehl darin anschwitzen. Gemüsewasser und ¼ Liter Milch unter Rühren angießen, aufkochen und ca. 5 Minuten köcheln lassen. Bohnen und Petersilie, bis auf einen Eßlöffel, in die Soße geben, mit Salz und Pfeffer abschmecken und warm stellen.

◆ Öl in einer Pfanne erhitzen und die Spieße darin unter Wenden 6–8 Minuten braten. Fleischspieße mit Salz, Pfeffer und Thymian würzen.

◆ Kartoffeln abgießen. Restliche Milch und Fett erhitzen, zu den Kartoffeln geben und alles mit einem Kartoffelstampfer grob zerdrücken. Mit Muskat würzen. Gemüse, Fleischspieße und Stampfkartoffeln auf Tellern anrichten. Mit Tomatenwürfeln und restlicher Petersilie bestreuen. Mit Petersilie und Thymian garniert servieren.

Zubereitungszeit ca. 50 Minuten.
Pro Portion ca. 2520 Joule/600 Kalorien. E: 46 g, F: 24 g, KH: 46 g.

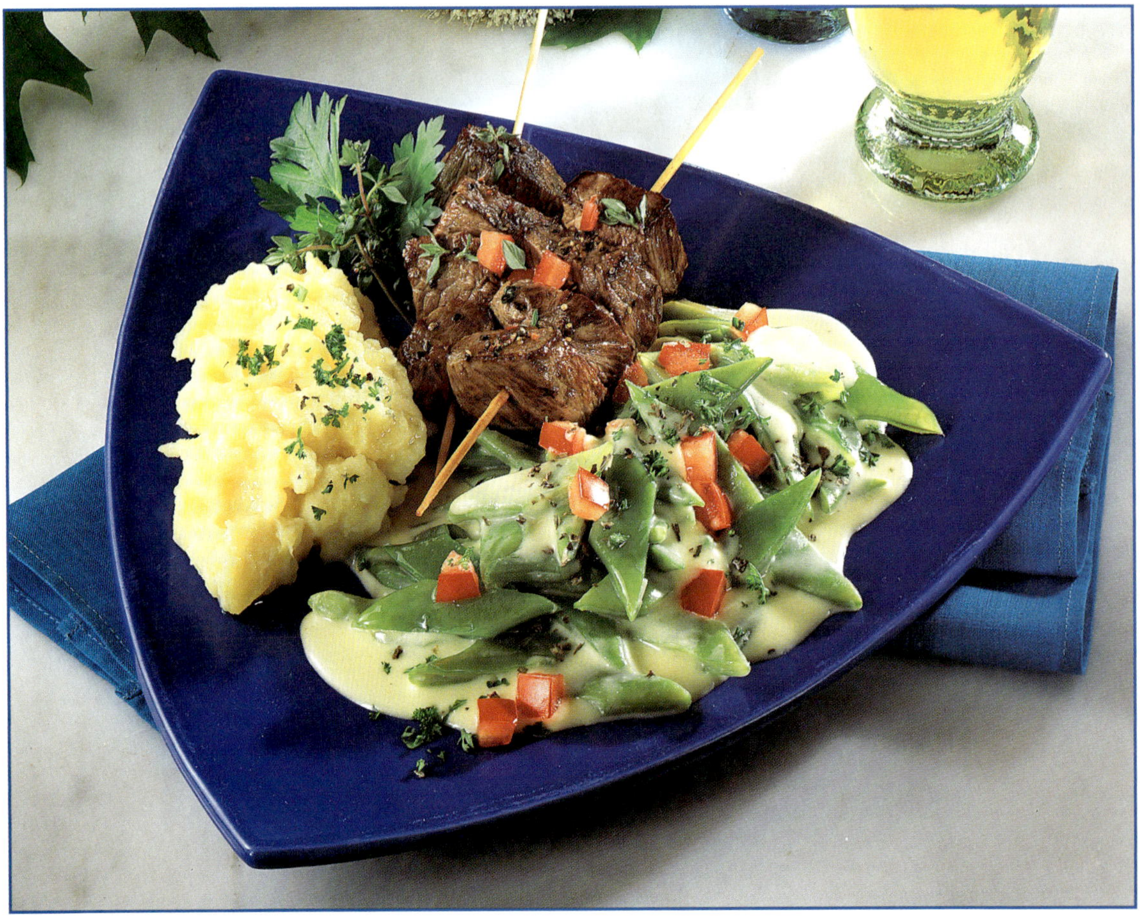

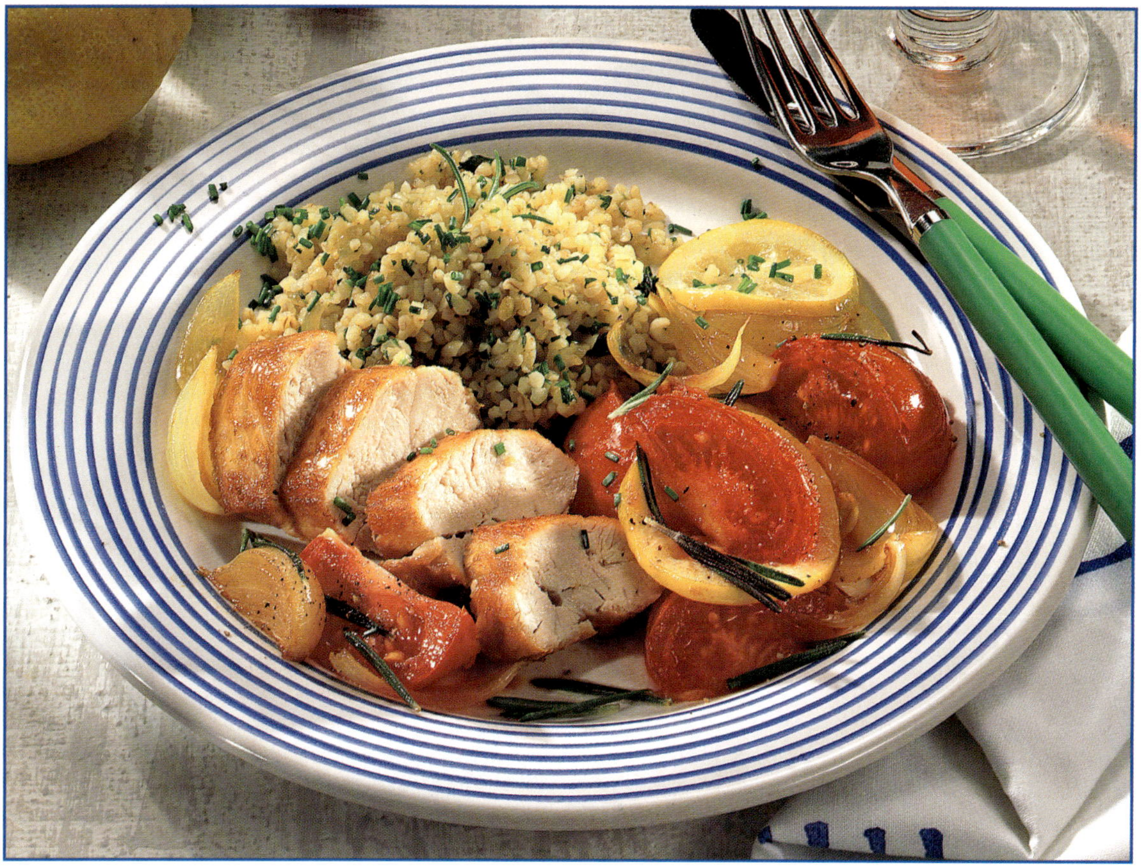

HÄHNCHENFILET AUF TOMATEN-GEMÜSE

ZUTATEN FÜR 1 PERSON:

1 Hähnchenfilet (ca. 175 g)
2 Zwiebeln
2 Tomaten
2 Stiele Petersilie
¼ Bund Schnittlauch
1 Stiel Rosmarin
1 Knoblauchzehe
3 EL Öl
2 Zitronenscheiben von 1 unbehandelten Zitrone
Salz
frisch gemahlener schwarzer Pfeffer
150 ml Gemüsebrühe (Instant)
75 g Bulgur

◆ Hähnchenfilet waschen und trockentupfen. Zwiebeln schälen, halbieren, eine Zwiebelhälfte fein würfeln, restliche Zwiebeln in Spalten schneiden. Tomaten putzen, waschen und in Spalten schneiden. Petersilie waschen, trockenschütteln und fein hacken. Schnittlauch waschen, trockenschütteln und in feine Röllchen schneiden. Rosmarinnadeln von den Stielen zupfen. Knoblauch schälen und fein hacken.

◆ 2 Eßlöffel Öl in einer Pfanne erhitzen und das Hähnchenfilet darin von jeder Seite 6–7 Minuten braten. 4–5 Minuten vor Ende der Bratzeit Zwiebelspalten, Tomaten und Rosmarin zufügen und unter Wenden mitbraten. 1 Minute vor Ende der Garzeit die Zitronenscheiben und den Knoblauch zufügen. Das Hähnchenfilet und das Gemüse mit Salz und Pfeffer würzen.

◆ Inzwischen restliches Öl erhitzen, Zwiebelwürfel darin glasig dünsten, mit Brühe ablöschen und aufkochen lassen. Bulgur darin 4–5 Minuten bei schwacher Hitze köcheln lassen. Schnittlauch und Petersilie unterrühren. Bulgur, in Scheiben geschnittenes Hähnchenfilet und das Gemüse auf einem Teller anrichten.

Zubereitungszeit ca. 30 Minuten.
Portion ca. 3360 Joule/800 Kalorien. E: 46 g, F: 42 g, KH: 53 g.

FOOD and more TIP

Bulgur ist vorgekochter, getrockneter, geschroteter Weizen. Er ist vor allem in der orientalischen Küche verbreitet, ist vielseitig einsetzbar und schnell zubereitet. Guten Appetit!

HÄHNCHENKEULE MIT PAPRIKA-ERDNUSS-GEMÜSE

FOTO

ZUTATEN FÜR 4 PERSONEN:

4 Hähnchenkeulen (à ca. 200 g)
Salz
Pfeffer
Edelsüß-Paprika
½ Gemüsezwiebel
2 rote Paprikaschoten
1 Bund Lauchzwiebeln
1 EL Öl
1 Becher (250 g) Schlagsahne
150 ml Hühnersuppe (Instant)
1–2 EL heller Soßenbinder
50 g geröstete, gesalzene Erdnüsse
1 EL Curry
Öl für die Fettpfanne

◆ Hähnchenkeulen waschen und trockentupfen. Mit Salz, Pfeffer und Paprika einreiben. Die Fettpfanne des Backofens mit Öl einstreichen, die Keulen darauflegen und im vorgeheizten Backofen (E-Herd: 200 °C/ Umluft: 180 °C/ Gas: Stufe 3) ungefähr 25 Minuten braten.

◆ In der Zwischenzeit Zwiebel schälen und in Spalten schneiden. Paprika und Lauchzwiebeln putzen, waschen und in Stücke schneiden. Zwiebelspalten und Paprika im heißen Öl ca. 5 Minuten braten. Lauchzwiebeln zufügen, kurz mitbraten. Sahne und Suppe angießen, aufkochen lassen und den Soßenbinder einrühren. Nochmals kurz aufkochen lassen. Erdnüsse grob hacken und zufügen. Gemüse mit Salz, Pfeffer und Curry abschmecken.

Zubereitungszeit ca. 35 Minuten.
Pro Portion ca. 2560 Joule/610 Kalorien. E: 34 g, F: 48 g, KH: 14 g.

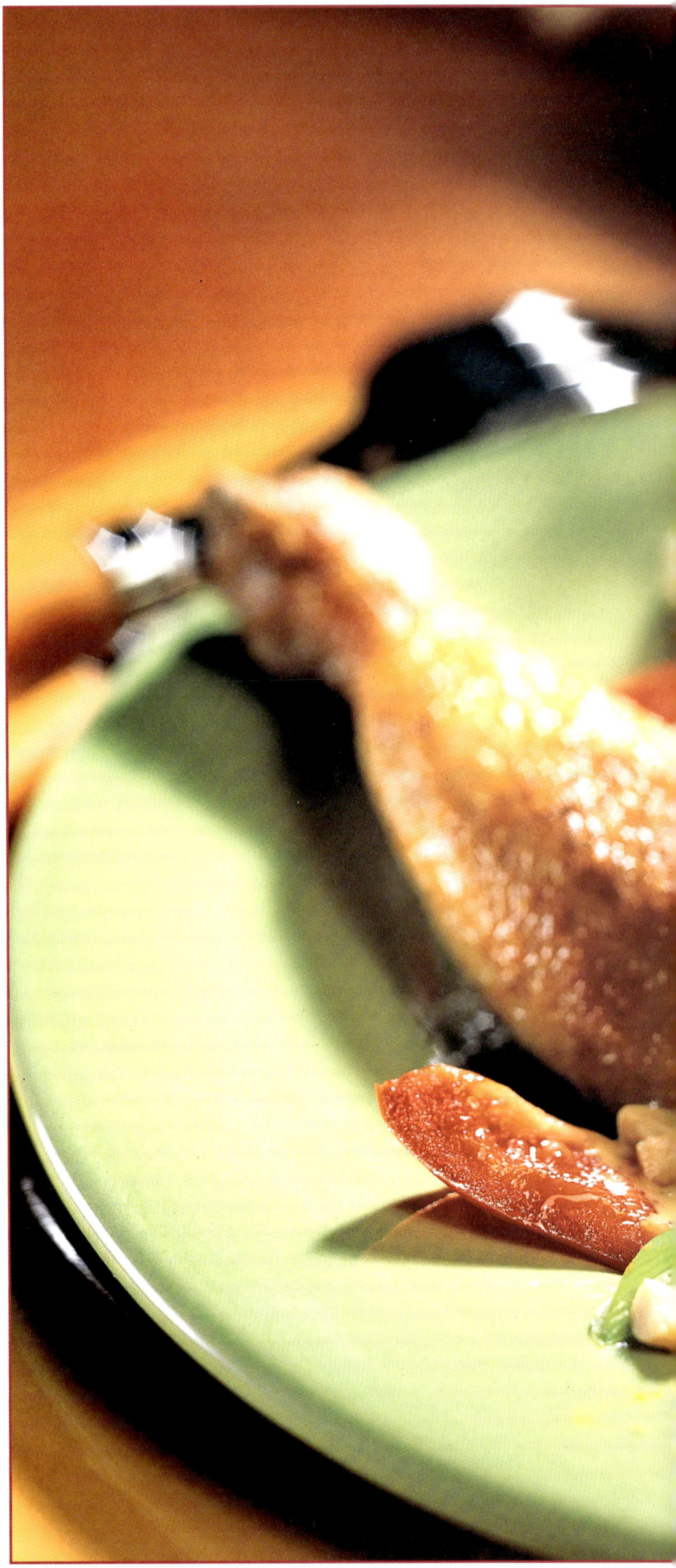

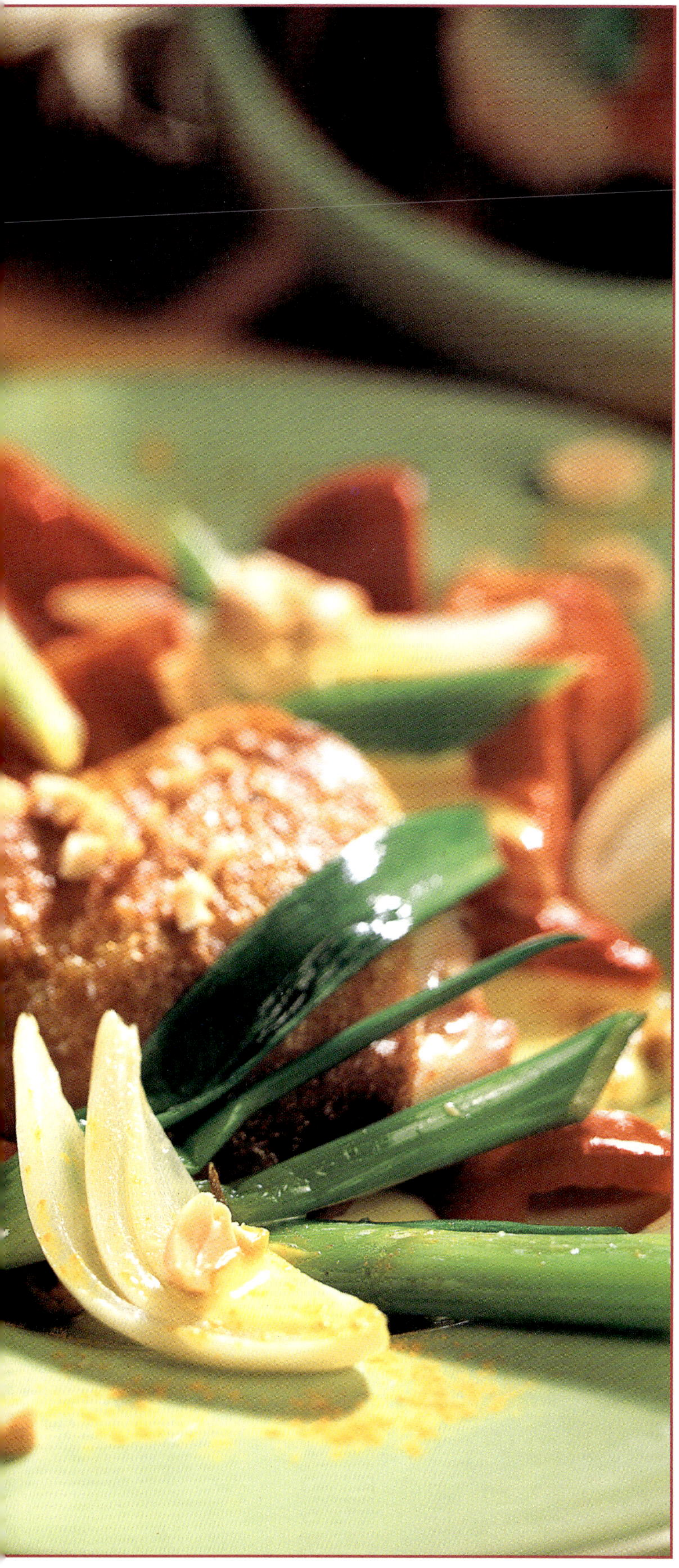

PUTENSCHNITZEL MIT MÖHREN UND BROKKOLI

ZUTATEN FÜR 2 PERSONEN:

250 g Möhren
250 g Brokkoli
250 g Kartoffeln
½ l Gemüsebrühe (Instant)
1 EL geschälter Sesam
2 Putenschnitzel (à ca. 175 g)
2 EL Öl
½ Bund Schnittlauch
1 TL Speisestärke
Saft von 1 Zitrone
Salz
Pfeffer
Zucker

◆ Möhren putzen, schälen, waschen und dann in Scheiben schneiden. Brokkoli putzen, waschen und in Röschen teilen. Kartoffeln schälen, waschen und in Spalten schneiden. Gemüse in ⅜ l kochender Brühe ca. 10 Minuten garen.

◆ Sesam rösten. Fleisch waschen und trockentupfen. Öl in einer Pfanne erhitzen. Putenschnitzel darin von jeder Seite ca. 3 Minuten braten. In der Zwischenzeit Schnittlauch waschen, trockenschütteln und in Röllchen schneiden. Fleisch aus der Pfanne nehmen, mit Sesam bestreuen und warm stellen.

◆ Speisestärke und etwas Wasser glattrühren. Bratfett mit Zitronensaft und restlicher Brühe ablöschen und aufkochen lassen. Stärke einrühren und nochmals aufkochen lassen. Soße mit Salz, Pfeffer und Zucker abschmecken. Gemüse mit Soße und Putenschnitzel anrichten. Mit Schnittlauch bestreut servieren.

Zubereitungszeit ca. 30 Minuten
Pro Portion ca. 2010 Joule/480 Kalorien. E: 50 g, F: 15 g, KH: 29 g.

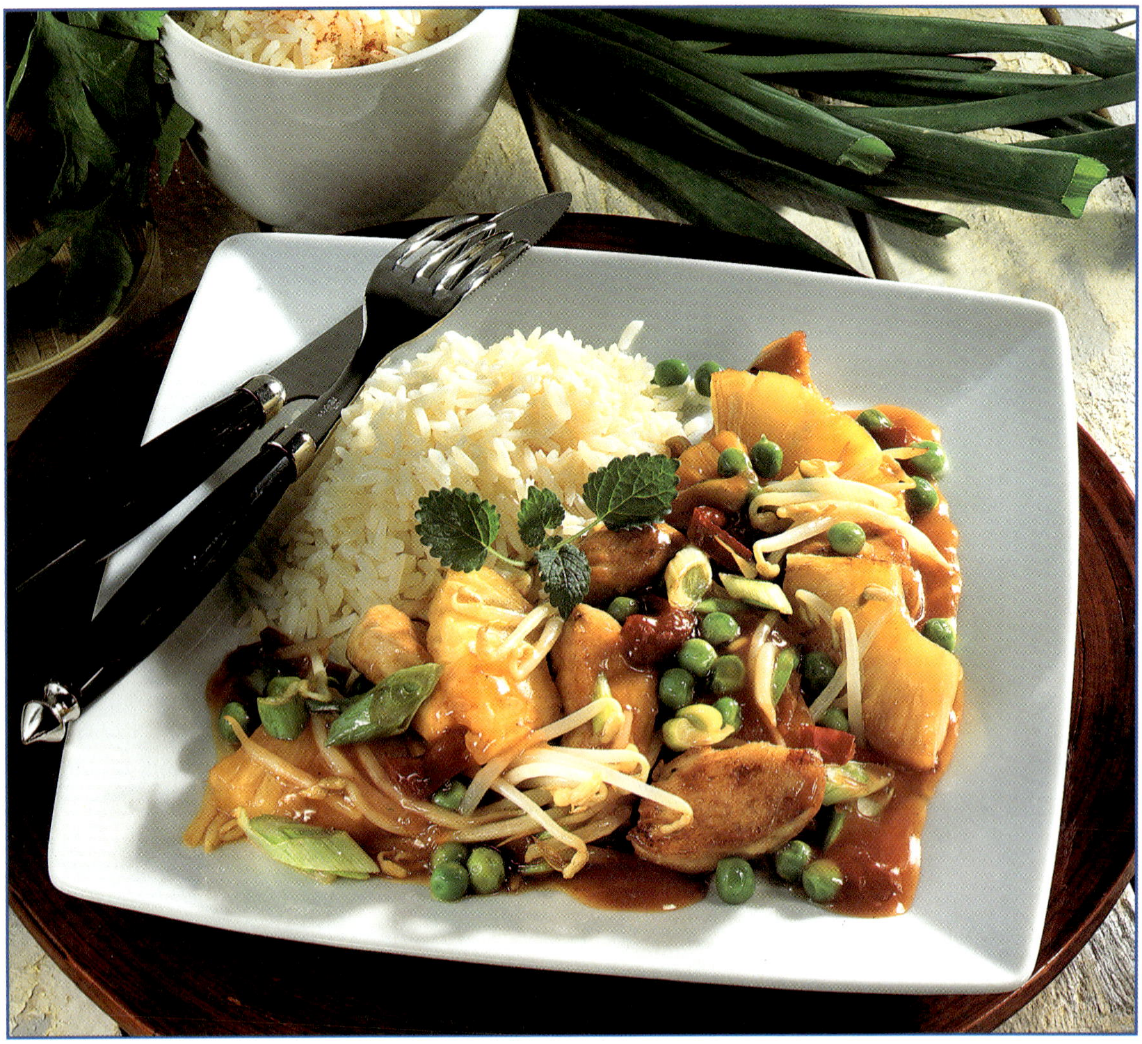

HÄHNCHEN AUF CHINESISCHE ART

ZUTATEN FÜR 3 PERSONEN:

100 g Lauchzwiebeln
1 Dose (236 ml) Ananas in Ringen
125 g Sojasprossen
500 g Hähnchenfilets
200 g 10-Minuten Reis
Salz
2–3 EL Öl
100 g tiefgefrorene Erbsen
2–3 EL Sojasoße
1 Glas (350 g) Chinesische Szechuan Soße
Cayennepfeffer
evtl. Melisse zum Garnieren

◆ Lauchzwiebeln putzen, waschen und schräg in Ringe schneiden. Ananas abtropfen lassen und den Saft auffangen. Ananasringe vierteln. Sprossen waschen und abtropfen lassen. Hähnchenfilets waschen, trockentupfen, halbieren und in Scheiben schneiden.

◆ Reis in kochendes Salzwasser geben, kurz aufkochen und zugedeckt bei schwacher Hitze 10–12 Minuten köcheln lassen.

◆ Öl in einer Pfanne erhitzen und das Fleisch unter Wenden kräftig anbraten. Lauchzwiebeln, Ananas, Sprossen und tiefgefrorene Erbsen zufügen, kurz mit anschmoren und mit Sojasoße, Ananassaft und ca. 50 ml Wasser ablöschen. Aufkochen, chinesische Soße zufügen und zugedeckt 1 Minute köcheln lassen. Mit Salz und Cayennepfeffer abschmecken und mit Reis servieren. Nach Belieben mit Melisse garnieren.

Zubereitungszeit ca. 20 Minuten.
Pro Portion ca. 3060 Joule/730 Kalorien. E: 48 g, F: 26 g, KH: 92 g.

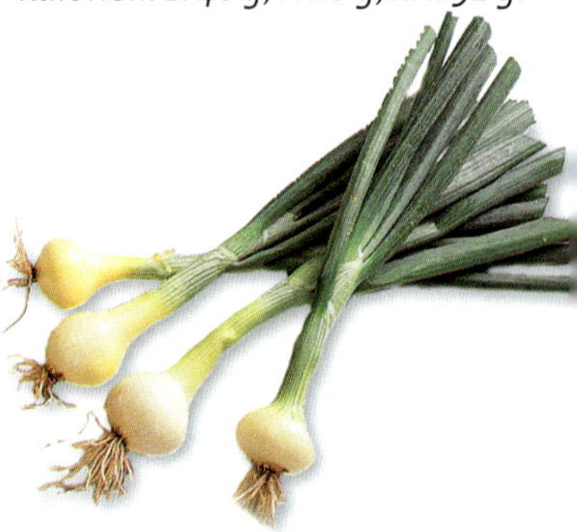

RINDERFILET MIT GEMÜSEQUARK

ZUTATEN FÜR 4 PERSONEN:

500 g Kartoffeln
Salz
75 g gemischte Sprossen (z.B. Alfalfa-Sprossen)
je 1 rote und grüne Paprikaschote (400 g)
1 Bund Petersilie
1–2 Knoblauchzehen
375 g Magerquark
75 ml Mineralwasser
Pfeffer
20 g Sonnenblumenkerne
4 Scheiben (à 80 g) Rinderfilet
1 EL Öl
nach Belieben einige Salatblätter und krause Petersilie zum Garnieren

◆ Kartoffeln waschen, in kochendem Salzwasser ca. 20 Minuten garen. In der Zwischenzeit Sprossen waschen und abtropfen lassen. Paprika putzen, waschen und in feine Würfel schneiden. Petersilie waschen, trockenschütteln und fein hakken. Knoblauch schälen und durch eine Knoblauchpresse drücken. Quark, Hälfte der Paprika, Hälfte Petersilie, Knoblauch und Mineralwasser verrühren. Mit Salz und Pfeffer abschmecken.

◆ Sonnenblumenkerne in einer Pfanne ohne Fett rösten und herausnehmen. Fleisch waschen und trockentupfen. Kartoffeln abgießen, abschrecken und die Schale abziehen. Mit der restlichen Petersilie bestreuen.

◆ Öl in einer Grillpfanne erhitzen und das Fleisch darin von jeder Seite 2 Minuten braten, anschließend mit Salz und Pfeffer würzen. Fleisch mit den Sonnenblumenkernen bestreut, Kartoffeln und Quark auf vier Tellern anrichten. Quark nach Belieben auf Salatblättern anrichten und mit den restlichen Paprikawürfeln und Sprossen bestreuen. Nach Belieben mit Petersilie garnieren.

Zubereitungszeit ca. 30 Minuten
Pro Portion ca. 1380 Joule/330 Kalorien. E: 35 g, F: 9 g, KH: 26 g.

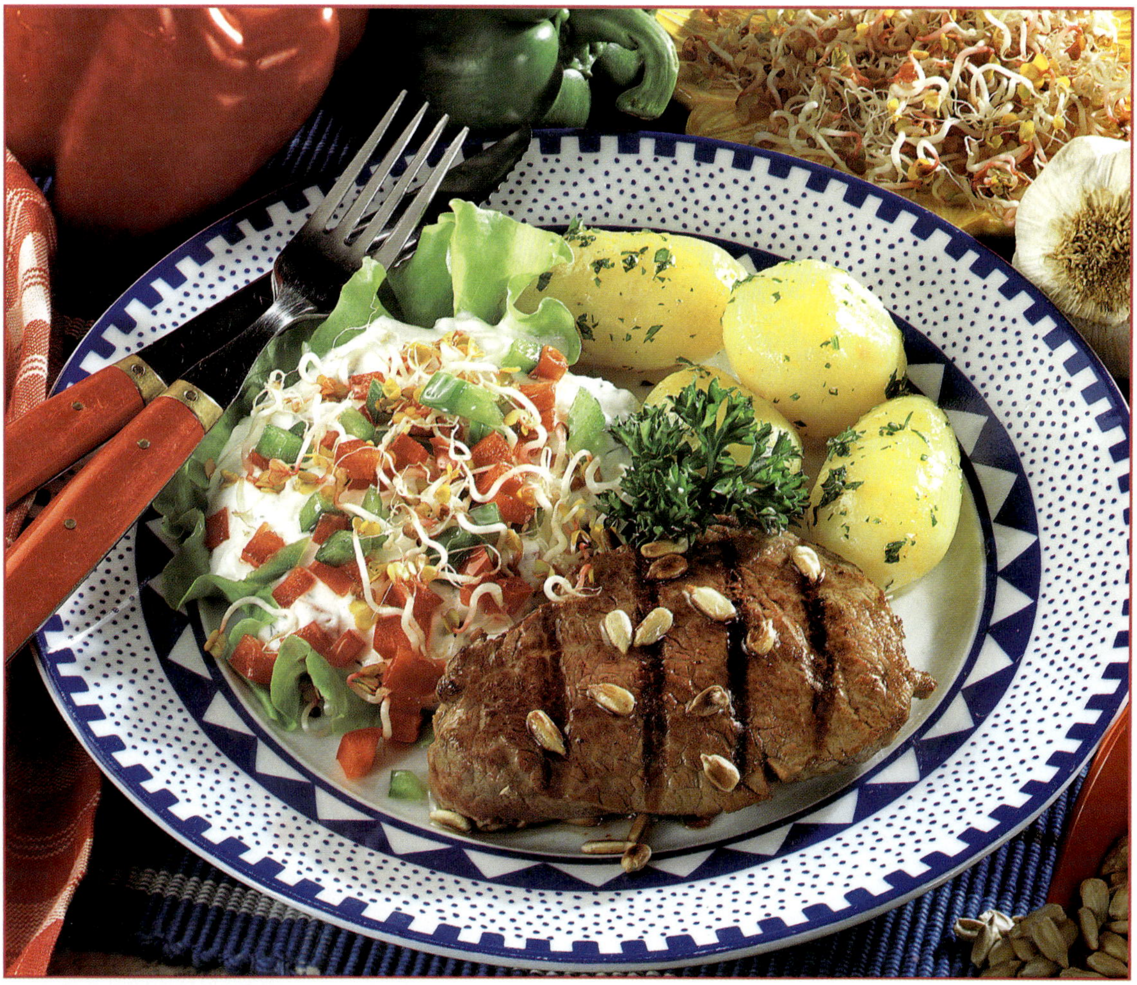

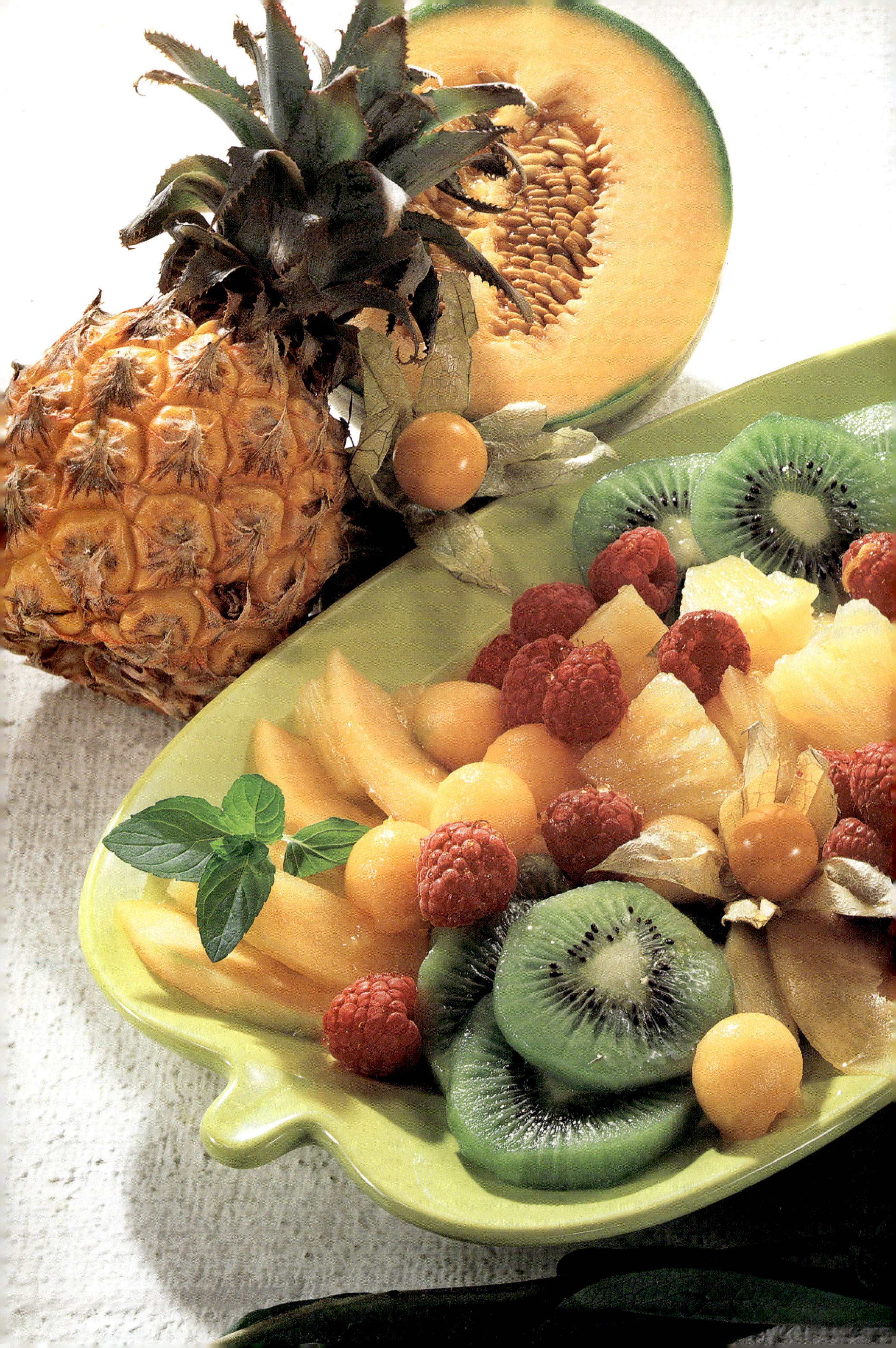

Mit aromatischen Früchten – DESSERTS *zum Verwöhnen*

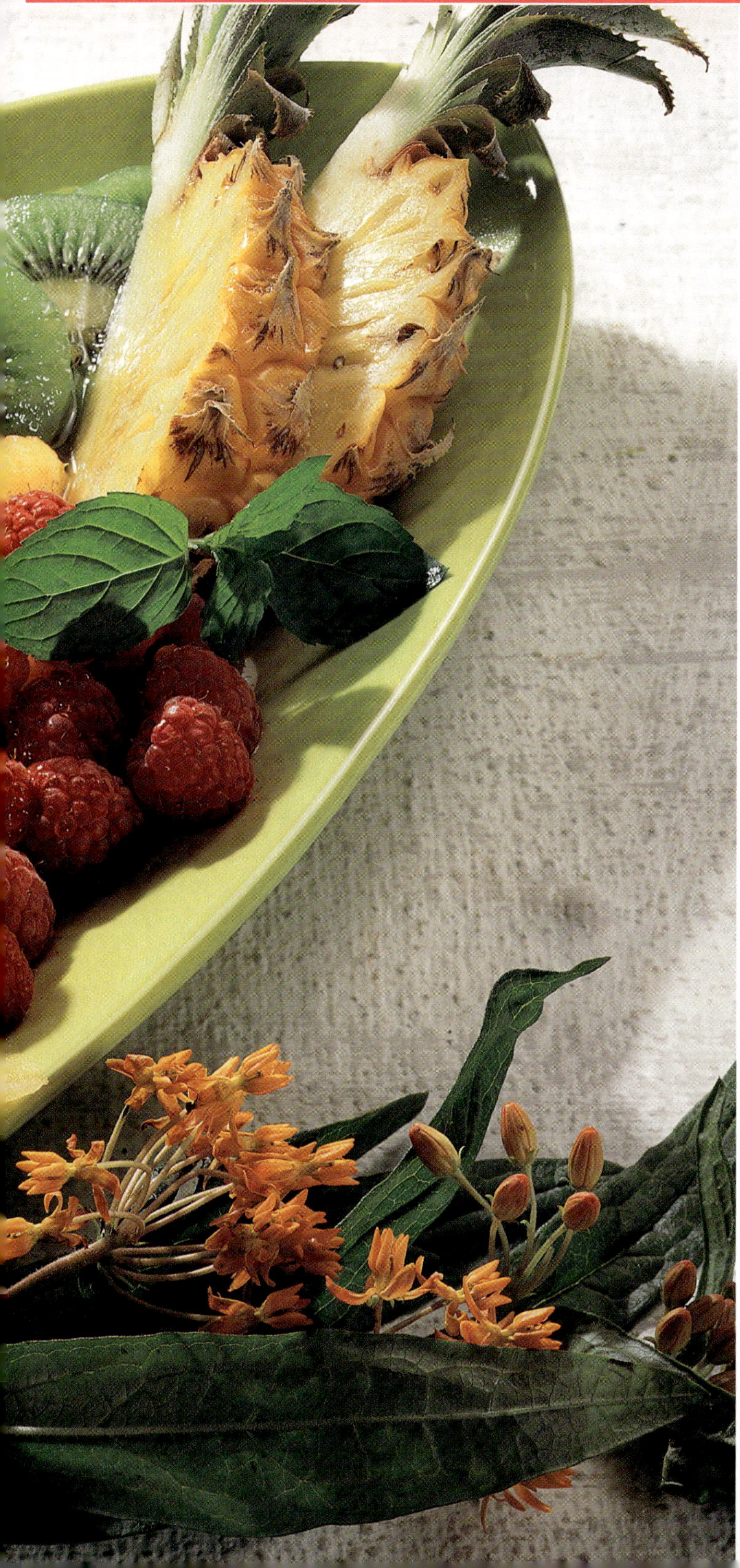

EXOTISCHER OBSTSALAT

ZUTATEN FÜR 2 PERSONEN:

200 g Himbeeren
3 Scheiben Ananas (aus der Dose)
½ Charentais-Melone (ca. 175 g)
2 Kiwis
100 ml frisch gepreßter Orangensaft
50 ml Ahornsirup
1 Päckchen Vanillin-Zucker
1–2 EL Orangenlikör
nach Belieben Kapstachelbeeren, Babyananasspalten und Minze zum Verzieren

◆ Himbeeren verlesen. Ananas abtropfen lassen und in Stücke schneiden. Melonenhälfte halbieren und mit einem Eßlöffel entkernen. Eine Hälfte schälen und in Spalten schneiden. Aus der restlichen Melone mit einem Kugelausstecher Kugeln ausstechen. Kiwis schälen und in Scheiben schneiden.

◆ Orangensaft, Sirup, Vanillin-Zucker und Likör verrühren. Obst auf einer Platte anrichten, mit der Orangenmarinade übergießen und kurz ziehen lassen. Nach Belieben mit Kapstachelbeeren, Ananas und Minzeblättchen verzieren.

Zubereitungszeit ca. 20 Minuten (ohne Wartezeit).
Pro Portion ca. 1260 Joule/300 Kalorien. E: 3 g, F: 1 g, KH: 68 g.

SOMMERLICHER OBSTSALAT

FOTO

ZUTATEN FÜR 4 PERSONEN:

500 g Erdbeeren
3 EL Zucker
2 säuerliche Äpfel
5 EL frisch gepreßter Zitronensaft
2 Pfirsiche
Limettenscheiben und Zitronenmelisse zum Verzieren
200 ml Vanilleeis

◆ Erdbeeren waschen, putzen und in Stücke schneiden. Mit Zucker überstreuen und kurz ziehen lassen.

◆ Äpfel waschen, vierteln, Kerngehäuse herausschneiden. Äpfel in dünne Spalten schneiden und mit Zitronensaft beträufeln. Die Pfirsiche waschen, halbieren und entsteinen. Das Fruchtfleisch in mundgerechte Stücke schneiden.

◆ Vorbereitete Früchte mischen. Mit Limettenscheiben und Melisseblättchen verziert servieren. Leicht geschmolzenes Vanilleeis extra dazu reichen.

Zubereitungszeit ca. 20 Minuten.
Pro Portion ca.790 Joule/190 Kalorien. E: 3 g, F: 3 g, KH: 35 g.

ZITRONEN-JOGHURT-KALTSCHALE

ZUTATEN FÜR 4 PERSONEN:

250 g Erdbeeren
125 g Himbeeren
75 g Zucker
1 Dose (425 ml) Pfirsiche
1 unbehandelte Zitrone
4 Becher (à 150 g) Vollmilch-Joghurt
160 g Knusper Flakes (Knusprige Getreidekost mit Mandeln)
Zitronenmelisse zum Verzieren

◆ Erdbeeren waschen, trokkentupfen, putzen und in feine Scheiben schneiden. Himbeeren verlesen. Himbeeren, Erdbeeren und 25 g Zucker mischen und 20 Minuten ziehen lassen.

◆ Pfirsiche abtropfen lassen, den Saft dabei auffangen. Die Pfirsichhälften in schmale Spalten schneiden. Zitrone waschen und die Schale fein abreiben. Zitrone auspressen.

◆ Joghurt, restlichen Zucker, Zitronensaft und -schale glattrühren. Pfirsichsaft unterrühren. Erdbeeren, Himbeeren und Pfirsiche mischen und mit dem Joghurt in 4 Teller verteilen. Mit Knusper Flakes bestreuen und mit Melisse verziert servieren.

Zubereitungszeit ca. 20 Minuten (ohne Wartezeit).
Pro Portion ca. 1890 Joule/450 Kalorien. E: 10 g, F: 11 g, KH: 75 g.

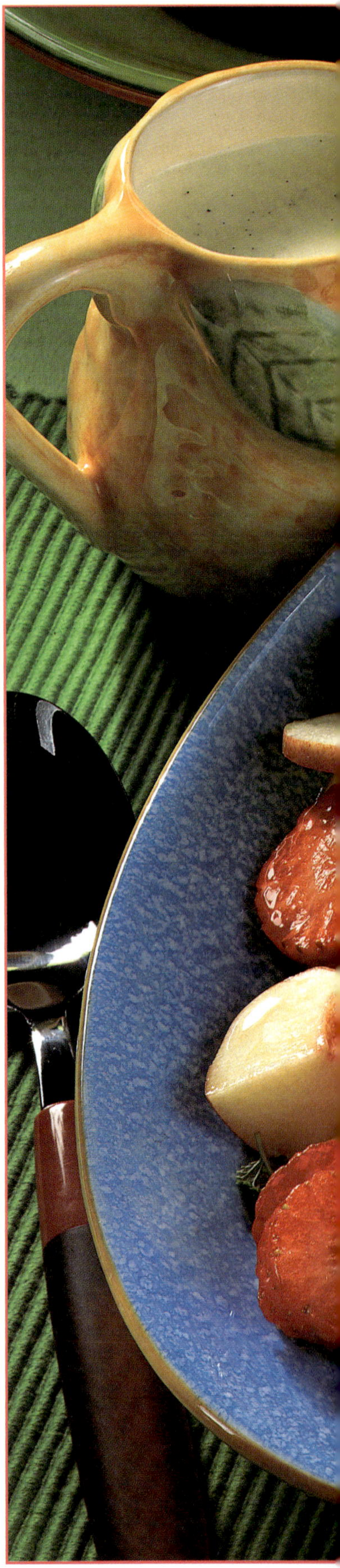

FOOD and more TIP

Erdbeeren sind nicht nur einmalig im Aroma, sondern auch reich an den Mineralstoffen Kalium, Magnesium und Eisen. So decken 200 g Erdbeeren 30 % des Tagesbedarfes an Eisen. Der Vitamin- C-Gehalt ist bei Erdbeeren höher als bei Orangen. Und alles bei nur 32 Kalorien je 100 g. Guten Appetit!

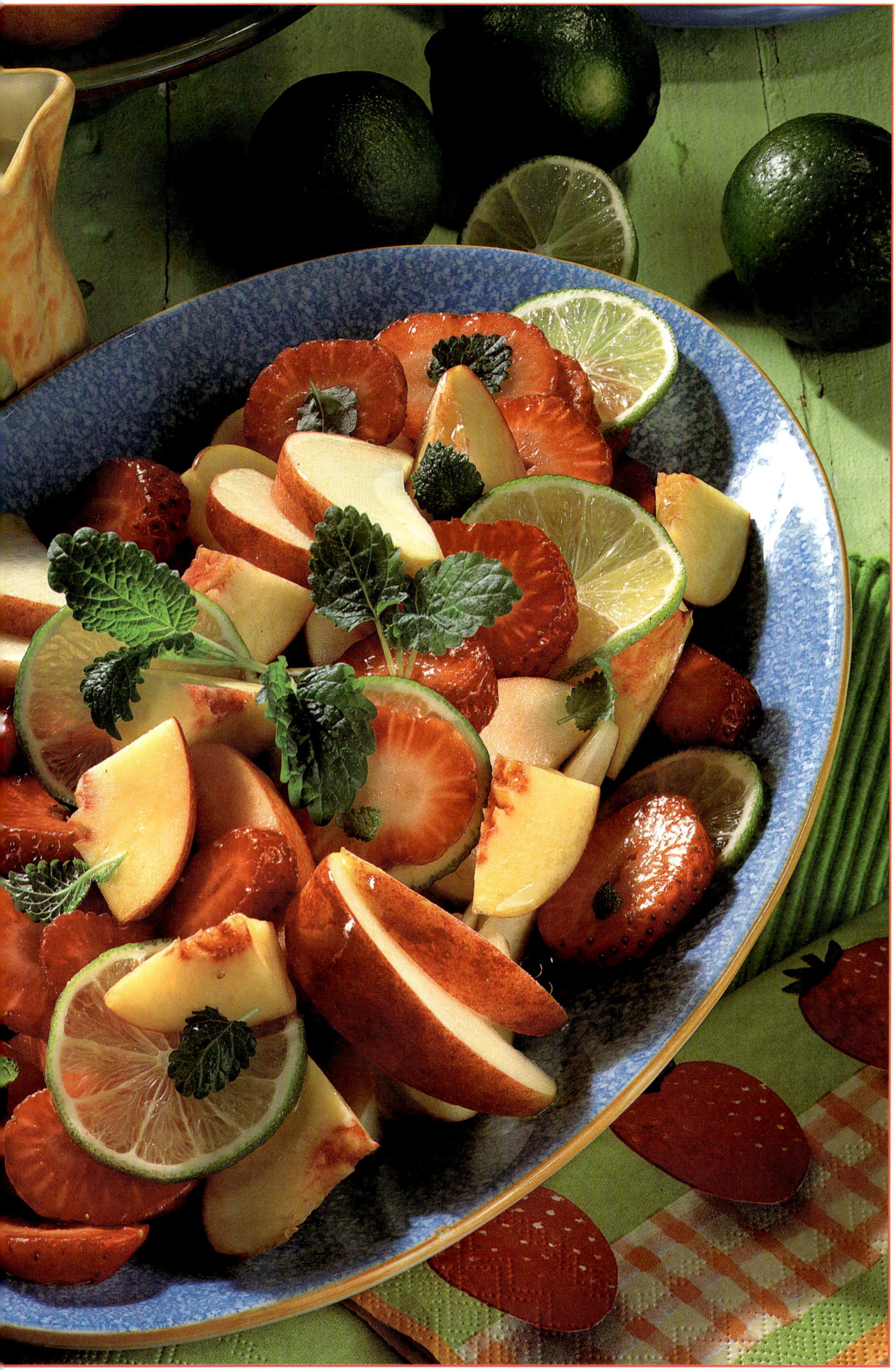

ORANGENCREME UND FRÜCHTE

ZUTATEN FÜR 4 PERSONEN:

6 Blatt weiße Gelatine
4–5 große Orangen
50 g Zucker
1 Becher (250 g) Schlagsahne
1 Päckchen Vanillin-Zucker
200 ml Multivitaminsaft
½ TL Speisestärke
6 EL Limettensaft
1 Granatapfel
Limette, Karambole, Orange, Kumquats und Minze zum Verzieren

◆ Gelatine in kaltem Wasser einweichen. Orangen auspressen, ¼ Liter Saft abmessen.

◆ Zucker und Orangensaft verrühren. Sahne und Vanillin-Zucker steif schlagen. Gelatine ausdrücken, auflösen und in den Saft rühren. Kühl stellen. Sobald die Creme fest zu werden beginnt, Sahne unterziehen und in eine Form füllen. Erneut kühl stellen.

◆ Für die Soße 2 Eßlöffel Multivitaminsaft und Speisestärke glattrühren. Restlichen Multivitamin- und Limettensaft aufkochen. Speisestärke einrühren und nochmals aufkochen. Granatapfel halbieren, Kerne mit einem Löffel herausschlagen und in die Soße geben.

◆ Mit 2 Eßlöffeln Nocken aus der Creme abstechen und mit der Soße auf Tellern anrichten. Dessert mit Obstscheiben und Minzeblättchen verzieren.

Zubereitungszeit ca. 40 Minuten (ohne Wartezeit).

Pro Portion ca. 1340 Joule/320 Kalorien. E: 5 g, F: 21 g, KH: 32 g.

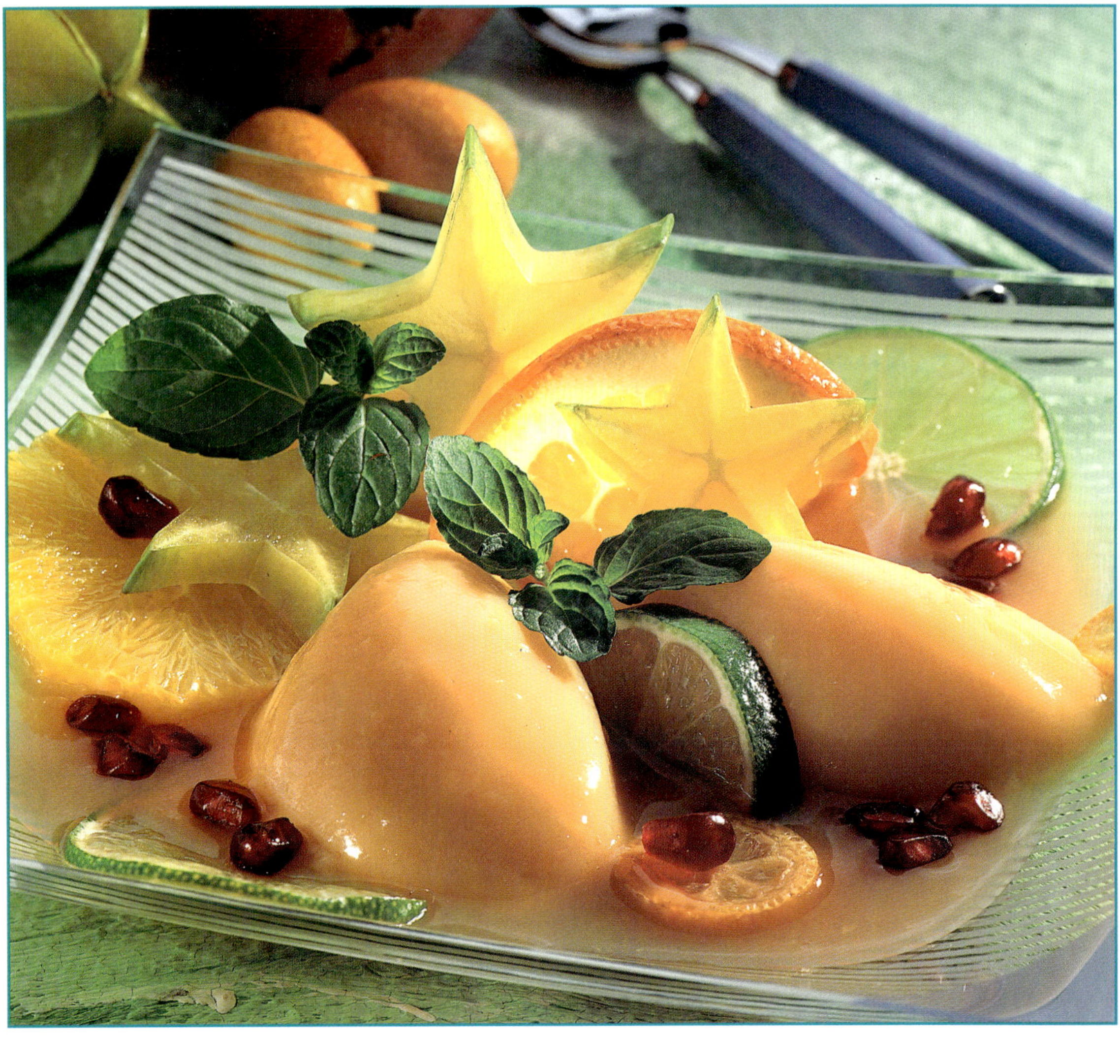

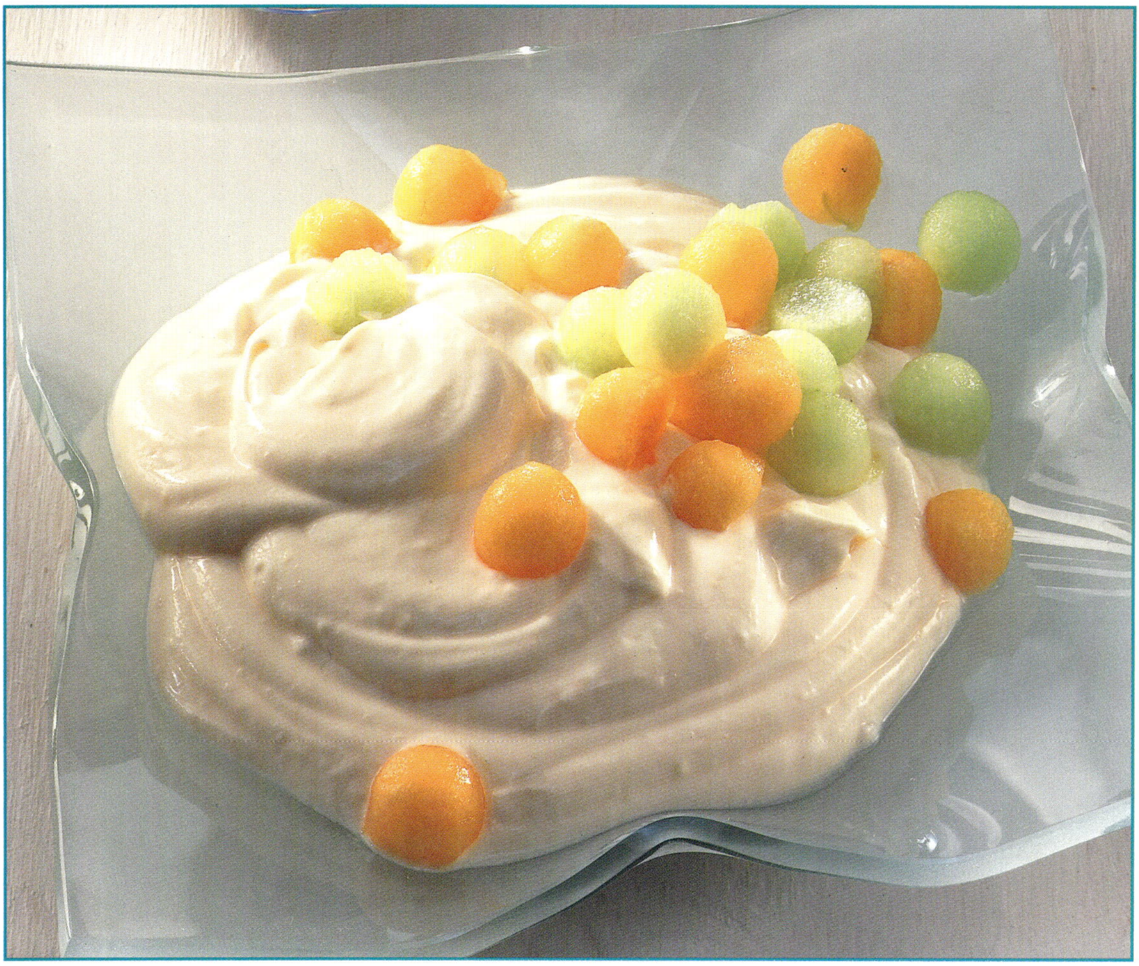

MELONEN-QUARK

ZUTATEN FÜR 4 PERSONEN:

250 g Mascarpone
250 g Magerquark
250 g Sahnequark
100 ml Wassermelonen-Likör
50 g Zucker
1 Päckchen Vanillin-Zucker
Saft und abgeriebene Schale von ½ unbehandelten Orange
½ grünfleischige Melone (z. B. Ogen-Melone)
½ orangefleischige Melone (z.B. Charentais)

◆ Mascarpone, Quark und Likör verrühren. Zucker, Vanillin-Zucker, Orangenschale und -saft zufügen.

◆ Melonenhälften entkernen. Fruchtfleisch mit einem Kugelausstecher ausstechen. Quark mit Melonenkugeln in Dessertschalen anrichten.

Zubereitungszeit ca. 20 Minuten.
Pro Portion ca. 2520 Joule/600 Kalorien. E: 19 g, F: 34 g, KH: 37 g.

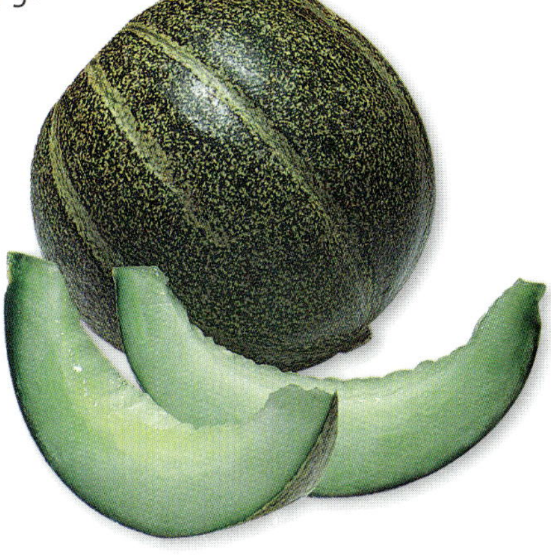

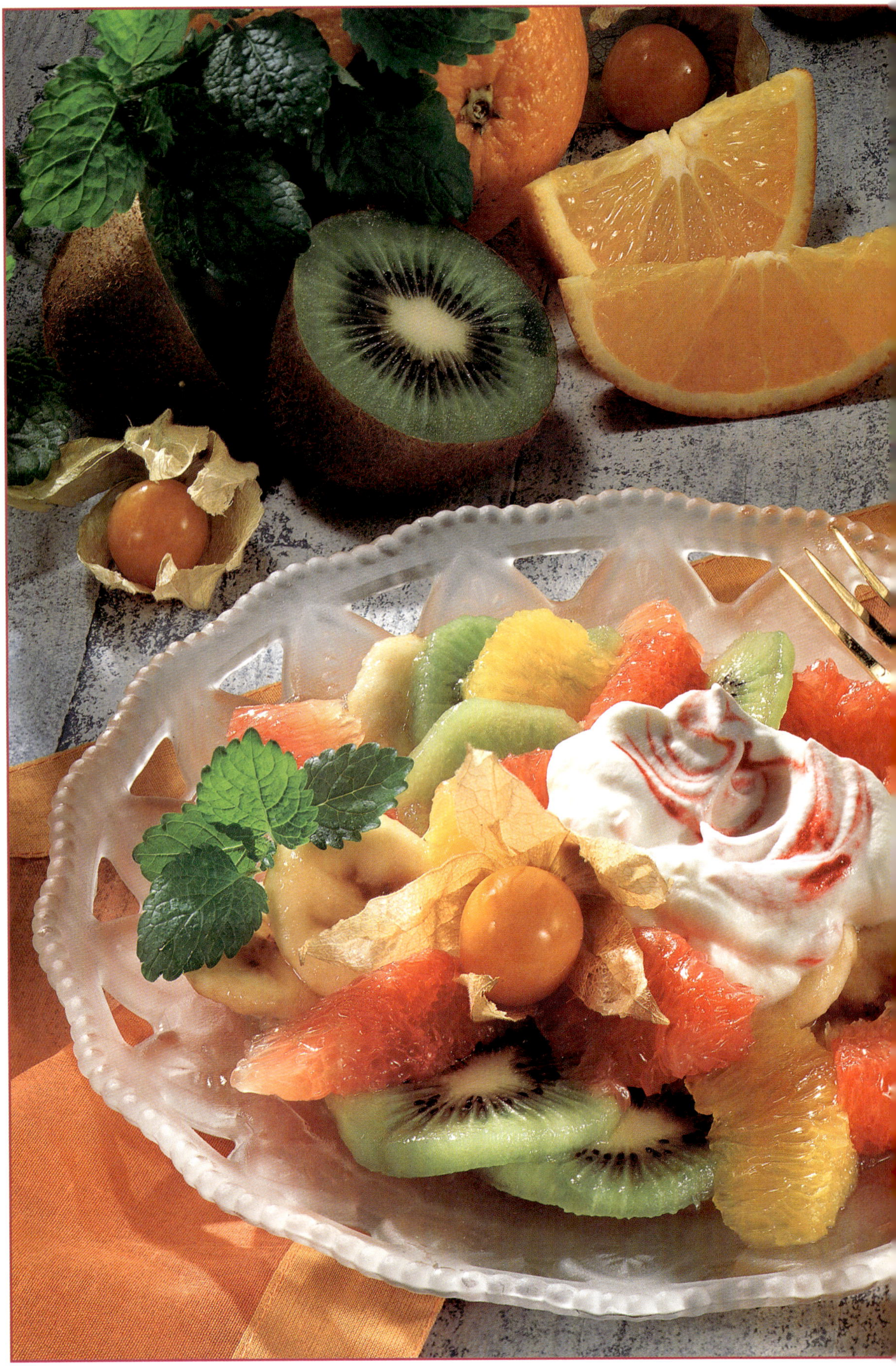

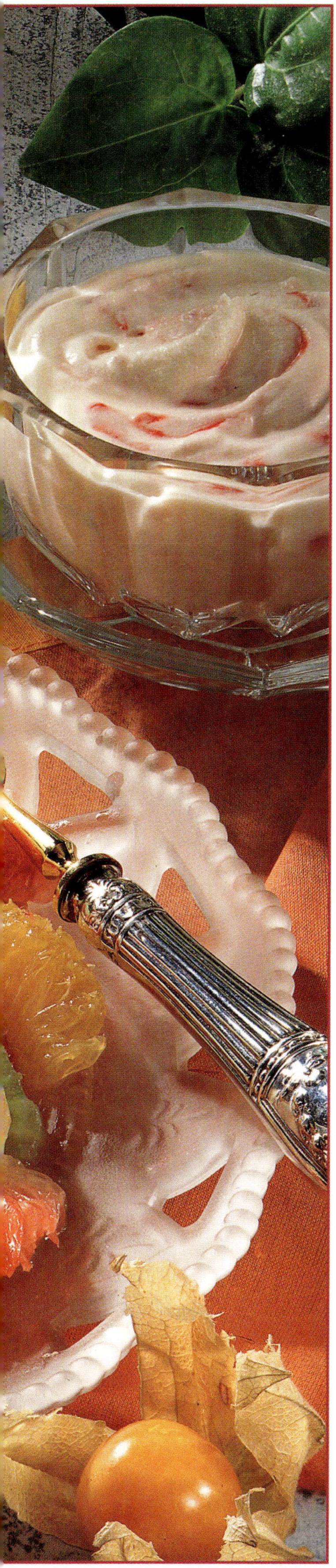

CITRUS-SALAT MIT HIMBEERSAHNE

FOTO

ZUTATEN FÜR 4 PERSONEN:

½ Packung (125 g) tiefgefrorene Himbeeren
1 Orange (ca. 250 g)
2 rosa Grapefruits (à ca. 300 g)
3 Kiwis (à ca. 100 g)
1 Banane (ca. 150 g)
3–4 EL Orangenlikör (z.B. Cointreau)
1 EL Honig
1 Becher (200 g) Schlagsahne
1 Päckchen Vanillin-Zucker
nach Belieben Kapstachelbeeren und Zitronenmelisse zum Verzieren

◆ Himbeeren auftauen lassen. Orange und Grapefruits dick schälen, so daß die weiße Haut vollständig entfernt wird. Filets zwischen den Trennhäuten herausschneiden und evtl. halbieren. Aus der Orange restlichen Saft pressen. Kiwis und Banane schälen und in Scheiben schneiden.

◆ Orangensaft, Likör und Honig verrühren und zusammen mit den Früchten in eine Schüssel geben. Vorsichtig vermengen und ca. 30 Minuten marinieren lassen.

◆ Sahne und Vanillin-Zucker steif schlagen. Himbeeren mit einer Gabel zerdrücken und unter die Sahne heben. Citrus-Salat und Himbeersahne auf 4 Tellern anrichten. Nach Belieben mit Kapstachelbeeren und Melisse verziert servieren.

Zubereitungszeit ca. 30 Minuten (ohne Wartezeit).
Pro Portion ca. 1430 Joule/340 Kalorien. E: 4 g, F: 17 g, KH: 36 g.

FLIEDERBEER-SUPPE MIT APFELSCHEIBEN

ZUTATEN FÜR 4 PERSONEN:

½ l Fliederbeersaft
½ l Apfelsaft
3 kleine Äpfel
1 Zimtstange
2 Stücke Sternanis
2 EL Zitronensaft
ca. 50 g Zucker
2 EL Speisestärke
nach Belieben Pfefferminze zum Verzieren

◆ Fliederbeer- und Apfelsaft aufkochen. Äpfel schälen, vierteln, das Kerngehäuse entfernen. Apfelviertel in dünne Spalten schneiden und mit dem Zimt und Sternanis in den kochenden Fruchtsaft geben. Etwa 3 Minuten darin garen. Zitronensaft und Zucker zufügen.

◆ Speisestärke und etwas kaltes Wasser glattrühren. In den Saft rühren und nochmals aufkochen lassen. Eventuell mit etwas Zucker abschmecken. Fliederbeersuppe in Tellern anrichten. Nach Belieben mit Minzeblättchen verzieren.

Zubereitungszeit ca. 20 Minuten.
Pro Portion ca. 840 Joule/200 Kalorien. E: 1 g, F: 1 g, KH: 45 g.

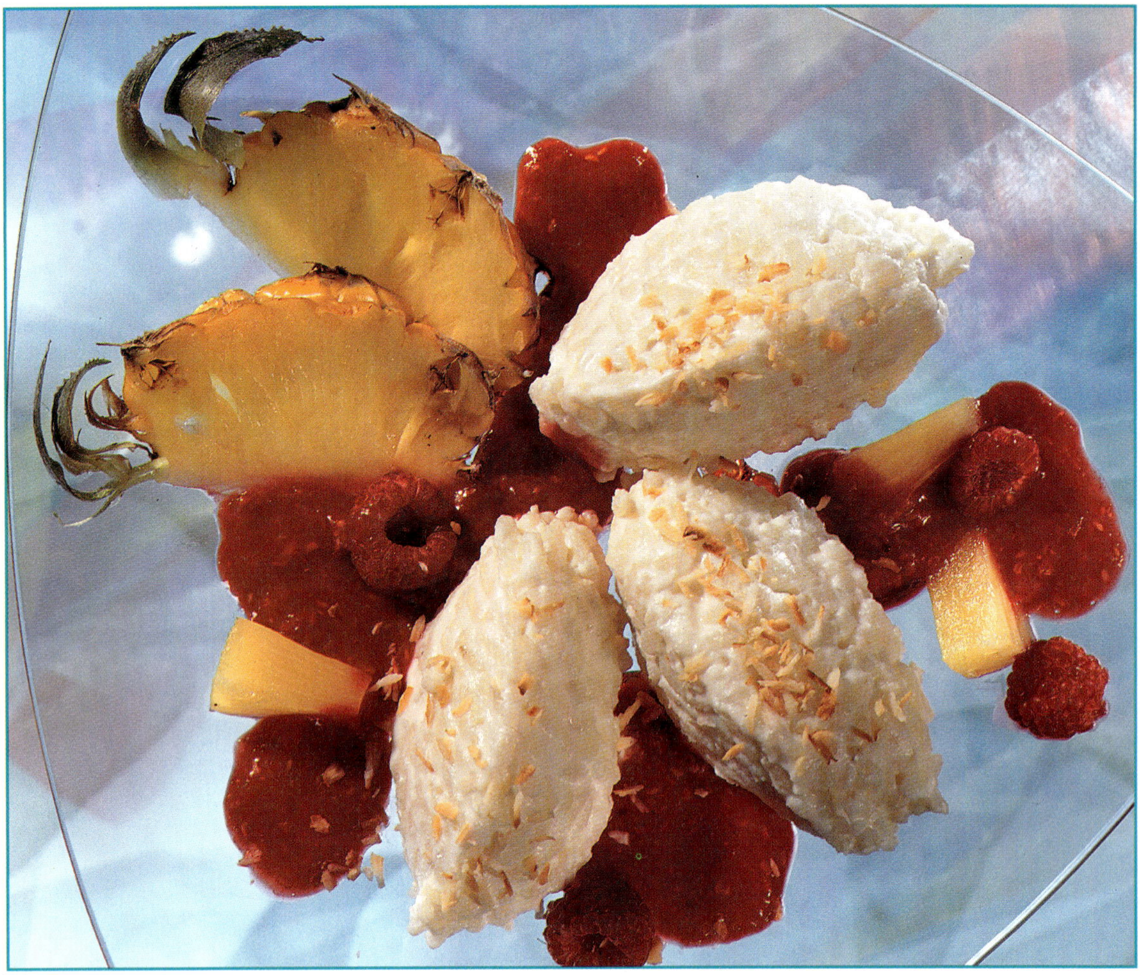

KOKOS-MILCHREIS

ZUTATEN FÜR 4 PERSONEN:

1 Packung (250 g) tiefgefrorene Himbeeren
1 Dose (400 ml) Kokosmilch
400 ml Milch
4 EL Zucker
1 Stück unbehandelte Zitronenschale
125 g Milchreis
2 EL Kokosraspel
1 Päckchen Vanillin-Zucker
2 Scheiben Ananas (aus der Dose)

◆ Himbeeren auftauen lassen. Kokosmilch, Milch, Zucker und Zitronenschale unter Rühren aufkochen. Reis hineinstreuen und bei schwacher Hitze ca. 30 Minuten ausquellen lassen. Zitronenschale entfernen, Reis erkalten lassen.

◆ Kokosraspel in einer Pfanne ohne Fett goldbraun rösten. Für die Soße Himbeeren pürieren. Vanillin-Zucker unterrühren. Ananas fein würfeln und zum Himbeerpüree geben.

◆ Aus dem Milchreis mit zwei Eßlöffeln Nocken formen und mit der Soße auf 4 Tellern anrichten. Mit Kokosraspeln bestreut servieren.

Zubereitungszeit ca. 45 Minuten.
Pro Portion ca. 1000 Joule/240 Kalorien. E: 6 g, F: 8 g, KH: 37 g.

FOOD and more TIP

Quark ist optimal für eine gesunde Ernährung. Er stärkt unsere Knochen und Zähne, da er eine geballte Ladung Kalzium liefert. Und als Eiweißlieferant gibt er unseren Muskeln die nötige Power.

Guten Appetit!

QUARKPLINSEN MIT ERDBEEREN

ZUTATEN FÜR 4 PERSONEN:

250 g Erdbeeren
60 g Zucker
70 g Butter oder Margarine
abgeriebene Schale von 1 unbehandelten Zitrone
1 Prise Salz
2 Eier (Gr. M)
500 g Magerquark
150 g Mehl
nach Belieben Pistazienkerne zum Verzieren

◆ Erdbeeren waschen, putzen und trockentupfen. Früchte in feine Scheiben schneiden und mit 40 g Zucker bestreuen. Kurz ziehen lassen.

◆ Für die Plinsen 50 g Fett, restlichen den Zucker, die Zitronenschale und das Salz cremig rühren. Eier zufügen und gut verrühren. Quark und Mehl unterrühren.

◆ Restliches Fett in einer Pfanne erhitzen. Teig darin eßlöffelweise von beiden Seiten 2–3 Minuten goldgelb backen. Quarkplinsen mit Erdbeeren auf 4 Tellern anrichten. Nach Belieben mit Pistazienkernen verziert servieren.

Zubereitungszeit ca. 45 Minuten.
Pro Portion ca. 1970 Joule/470 Kalorien. E: 25 g, F: 18 g, KH: 49 g.

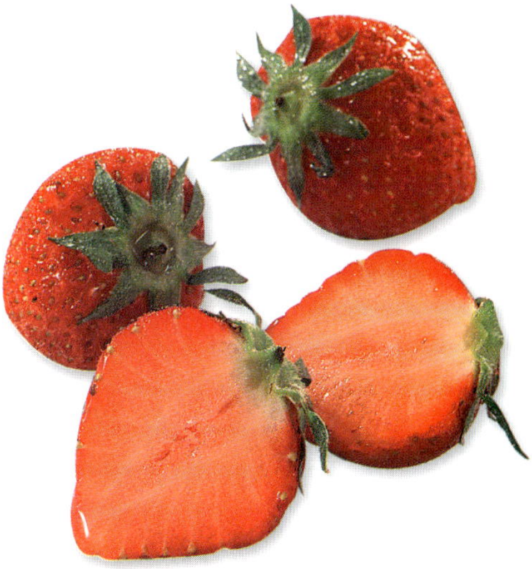

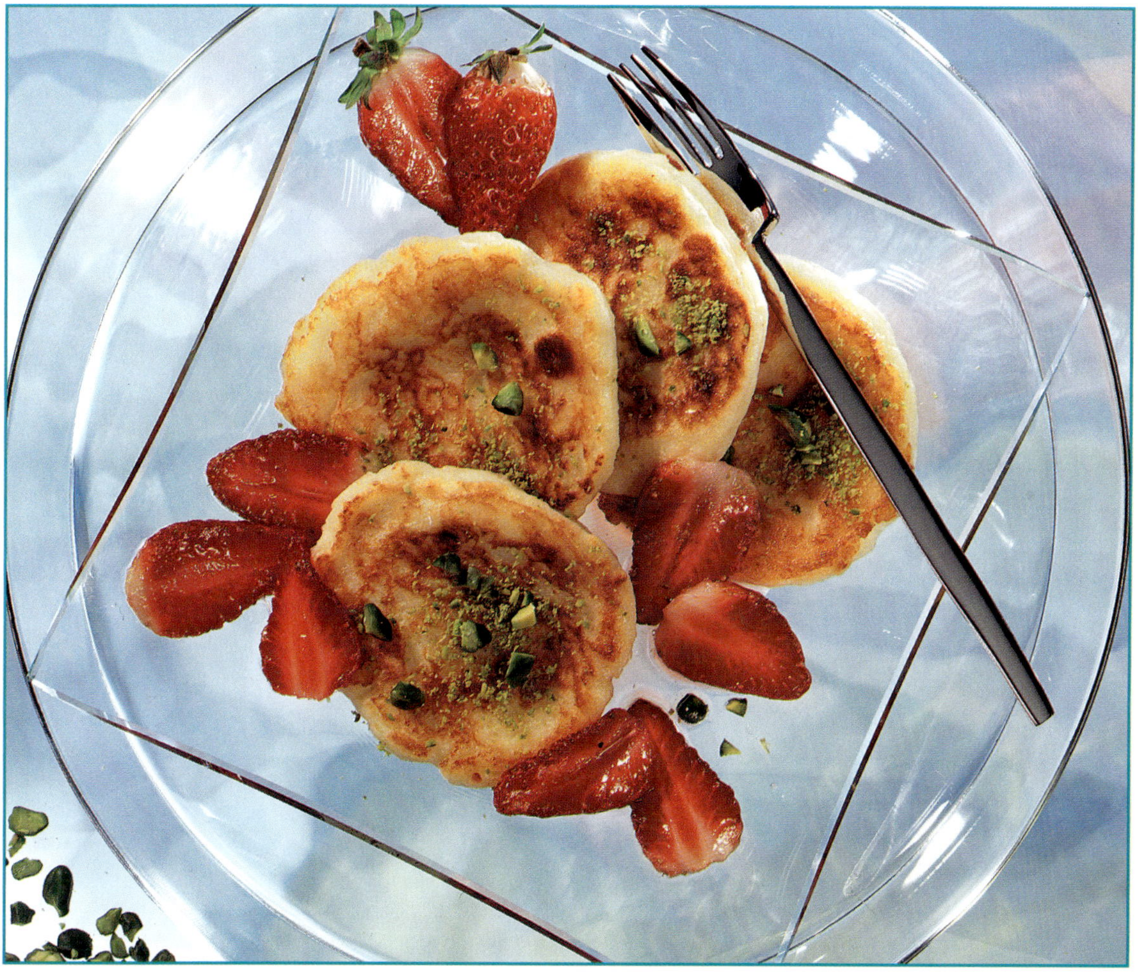

Kulinarisches für den ABEND

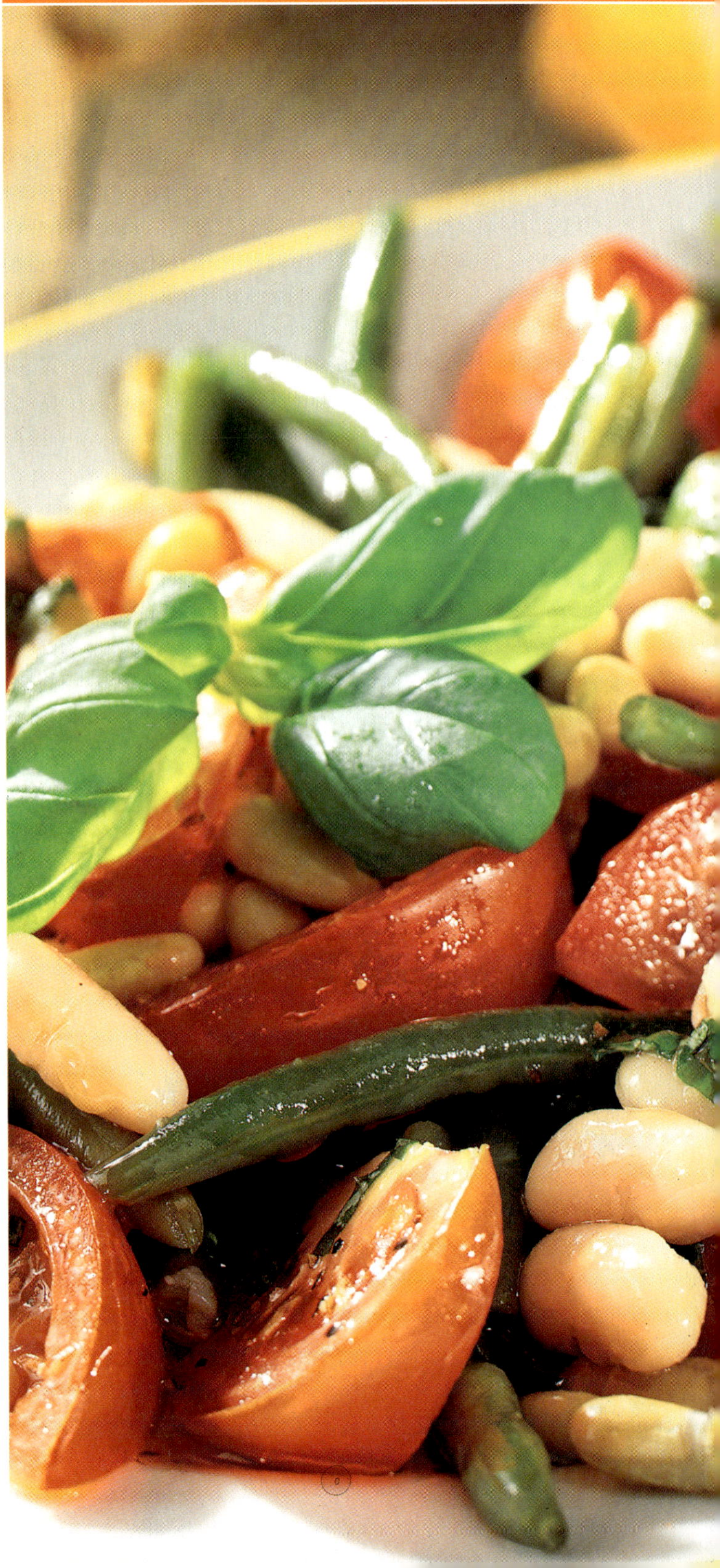

ITALIENISCHER TOMATEN-BOHNEN-SALAT

ZUTATEN FÜR 8 PERSONEN:

1 Packung (300 g) tiefgefrorene Prinzeßbohnen
Salz
1 Dose (425 ml) grüne Bohnenkerne (Flageolets)
750 g Tomaten
2 EL Zitronensaft
4 EL weißer Balsam-Essig
Pfeffer aus der Mühle
5–6 EL Olivenöl
1 Knoblauchzehe
1 Topf Basilikum
nach Belieben Basilikum zum Garnieren

◆ Tiefgefrorene Prinzeßbohnen in kochendes Salzwasser geben und 4–5 Minuten garen. Anschließend kalt abschrecken, abtropfen und abkühlen lassen.

◆ Bohnenkerne auf einem Sieb abspülen und abtropfen lassen. Tomaten waschen, putzen und achteln. Zitronensaft und Essig verrühren. Mit Salz und Pfeffer würzen. Olivenöl darunterschlagen.

◆ Knoblauch schälen und fein hacken. Basilikum waschen, trockenschütteln und Blättchen in Streifen schneiden. Basilikum und Knoblauch zur Vinaigrette geben und unterrühren.

◆ Vorbereitete Salatzutaten mit der Vinaigrette mischen und ca. 30 Minuten ziehen lassen. Nochmals abschmecken und nach Belieben mit Basilikumblättern garniert servieren.

Zubereitungszeit ca. 15 Minuten (ohne Wartezeit).
Pro Portion ca. 500 Joule/120 Kalorien. E: 4 g, F: 7 g, KH: 10 g.

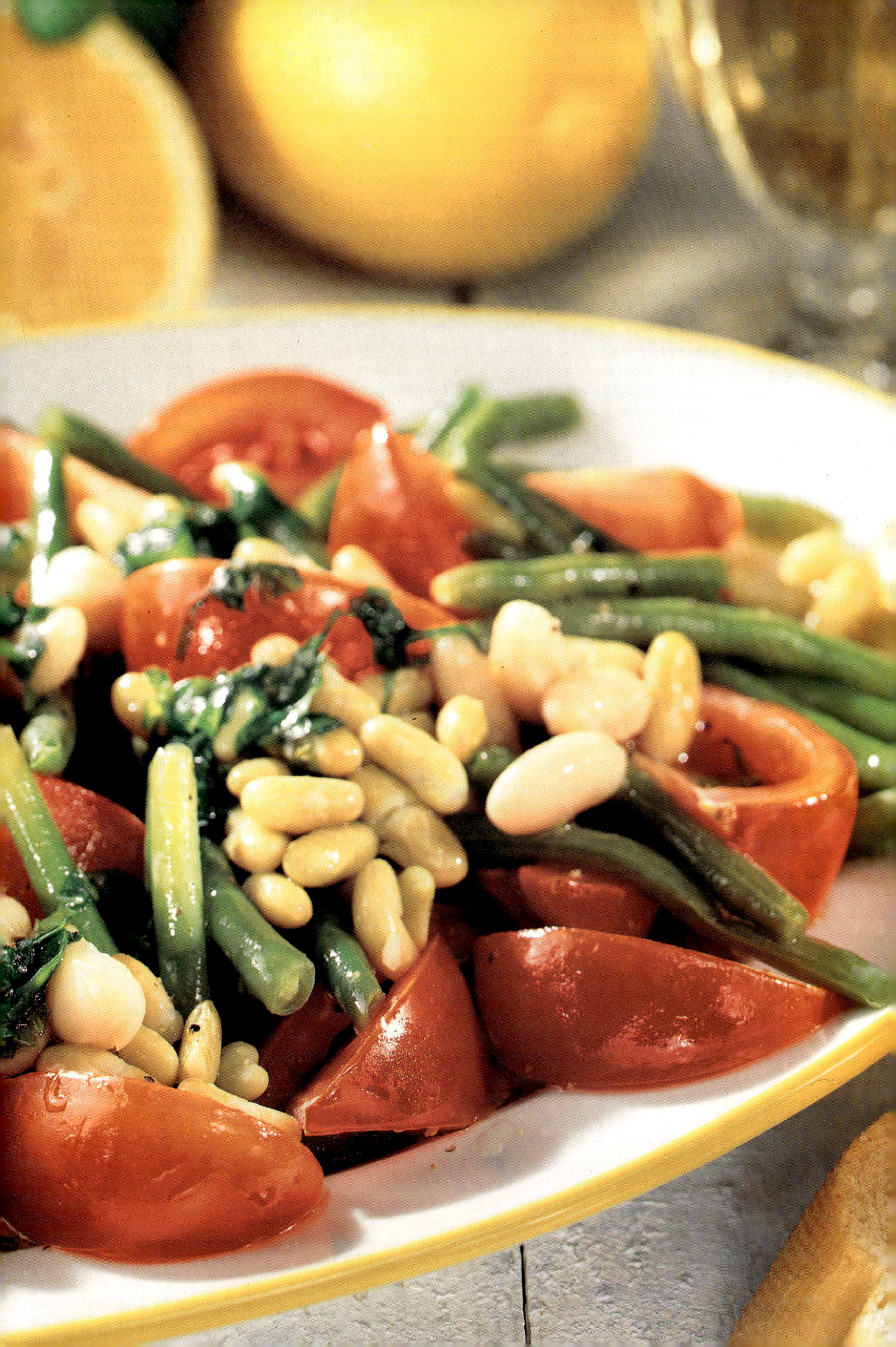

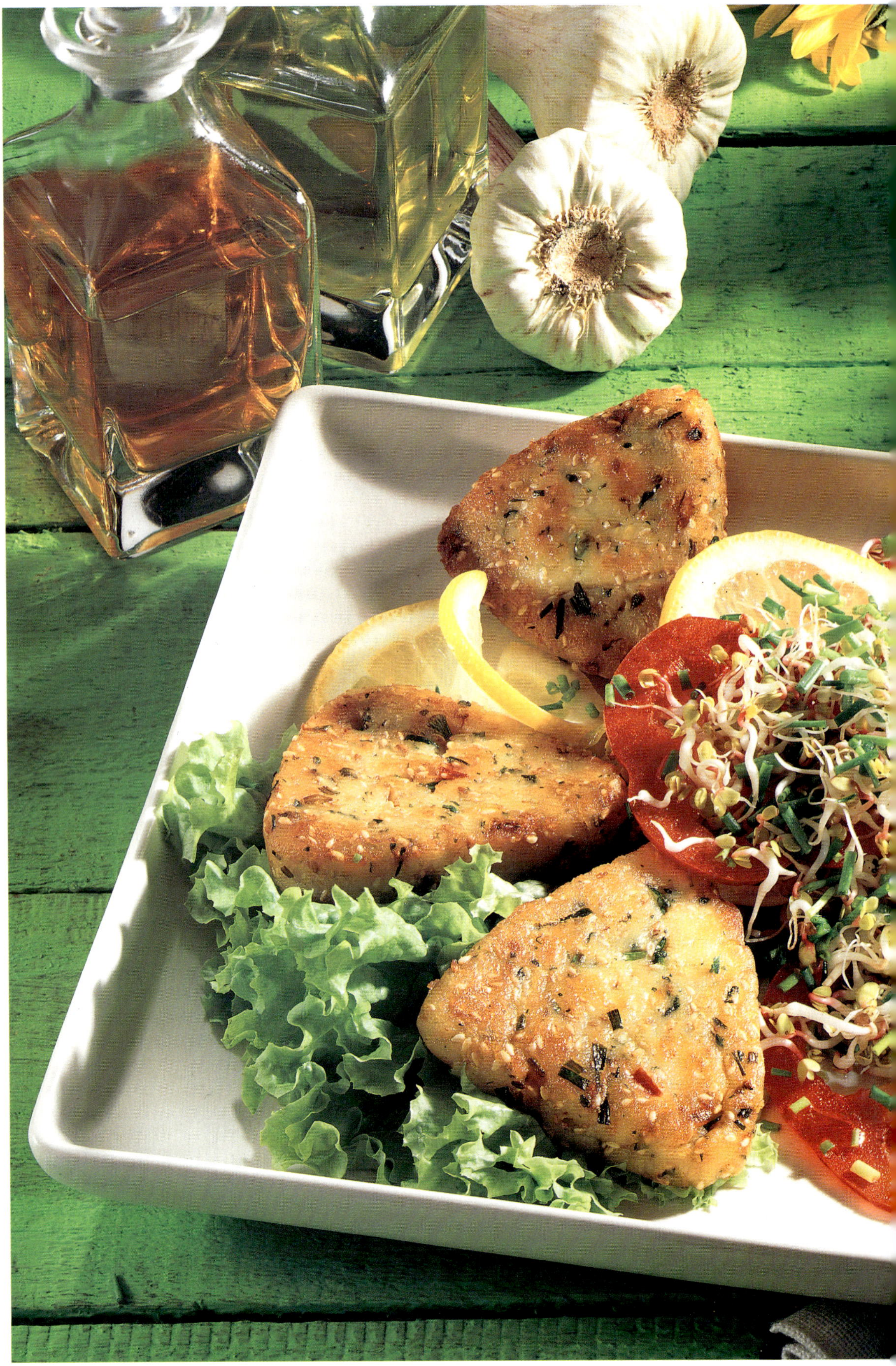

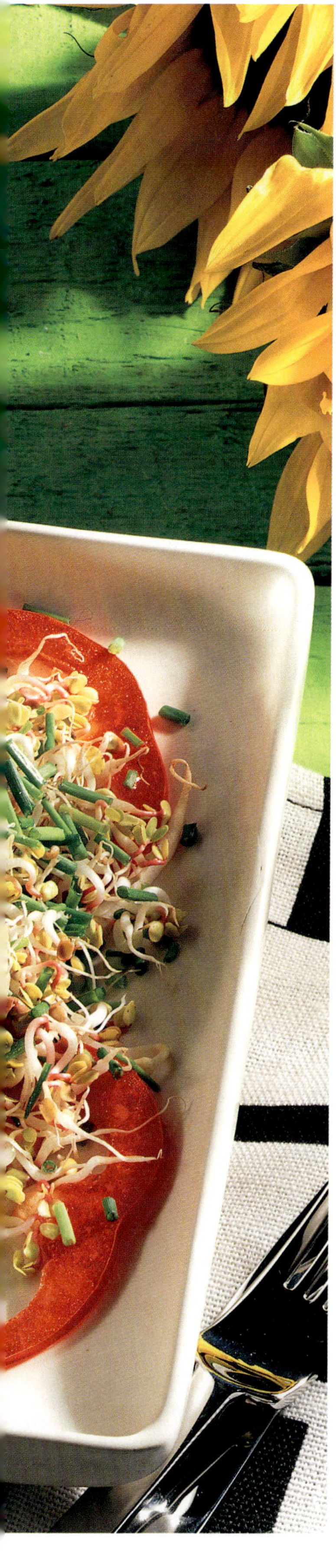

KARTOFFEL-PLÄTZCHEN MIT SALAT

FOTO

ZUTATEN FÜR 3 PERSONEN:

1 EL Sesamsamen
1 Knoblauchzehe
6 EL Olivenöl
1 Tüte (für 250 ml) Kartoffel-Plätzchen mit Kräutern und Räucherspeck
1 Packung (25 g) tiefgefrorene Würzmischung „Asiatisch"
2 rote Paprikaschoten
100 g Radieschensprossen
1 Bund Schnittlauch
3 EL Zitronen-Essig
Salz
Pfeffer
1 Prise Zucker
Zitrone und Salatblätter zum Garnieren

◆ Sesam goldbraun rösten. Knoblauch schälen, fein hacken und in 1 Teelöffel heißem Öl goldgelb dünsten.

◆ Plätzchenpulver, Sesam, Knoblauch, Würzmischung und ¼ Liter kaltes Wasser verrühren. Ca. 5 Minuten quellen lassen.

◆ Paprika putzen, waschen, in Ringe schneiden. Sprossen waschen und abtropfen lassen. Schnittlauch waschen und in Röllchen schneiden.

◆ Essig mit Salz, Pfeffer und Zucker pikant würzen. 3 Eßlöffel Öl darunterschlagen. Vorbereitete Zutaten damit marinieren.

◆ Teig zu einer Rolle drehen und dreieckig formen. In 9 dicke Scheiben schneiden und etwas flachdrücken. Im heißen Öl unter Wenden goldbraun braten. Alles anrichten und garnieren.

Zubereitungszeit ca. 35 Minuten.
Pro Portion ca. 1840 Joule/440 Kalorien. E: 10 g, F: 29 g, KH: 36 g.

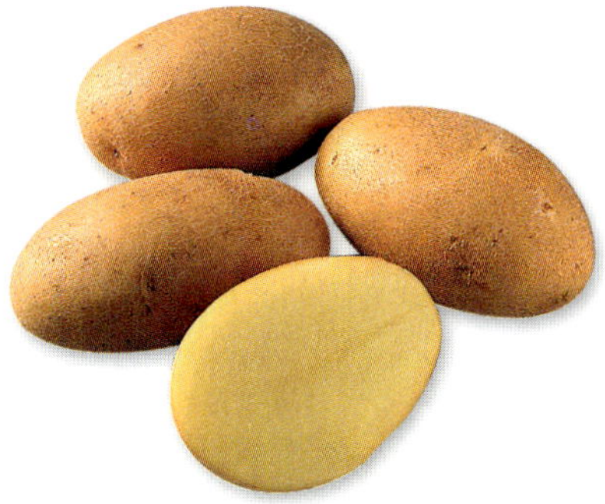

SCHNELLE SPINAT-PFANNE

ZUTATEN FÜR 1 PERSON:

300 g festkochende Kartoffeln (z. B. Linda)
3 EL Öl
1 Zwiebel
3 tiefgefrorene Spinatpettys (gewürzt; à 50 g)
Salz
gemahlener Pfeffer
1 Ei
geriebene Muskatnuß

◆ Kartoffeln schälen, waschen und in Spalten schneiden. In 2 Eßlöffel Öl ca. 10 Minuten bei milder Hitze braten. Zwiebel schälen, in Ringe schneiden und zu den Kartoffeln geben.

◆ 2–3 Eßlöffel Wasser in einem Topf erhitzen, Spinat hineingeben und dann zugedeckt ca. 10 Minuten garen.

◆ Kartoffeln mit Salz und Pfeffer abschmecken und in der Pfanne zusammenschieben. Das restliche Öl in der Pfanne erhitzen. Ei aufschlagen und darin braten. Mit Salz und Pfeffer abschmecken.

◆ Spinat mit etwas Muskat würzen und ebenfalls in die Pfanne geben.

Zubereitungszeit ca. 25 Minuten.
Portion ca. 2810 Joule/670 Kalorien. E: 18 g, F: 47 g, KH: 42 g.

CANNELLONI MIT SPINATFÜLLUNG

ZUTATEN FÜR 4 PERSONEN:

4 Eier
3 Zwiebeln
4 EL Öl
1 Dose (850 ml) Tomaten
Salz
Pfeffer
1 Prise Zucker
1 kg Spinat
1 Knoblauchzehe
4 EL Crème fraîche
1 Packung (250 g) Cannelloni
100 g Parmesan-Käse

◆ Eier in 10 Minuten hart kochen. Zwiebeln schälen und fein würfeln. 1/3 der Zwiebelwürfel in 2 Eßlöffel heißem Öl glasig dünsten. Tomaten mit dem Saft zugießen und im offenen Topf kurz einkochen lassen. Mit Salz, Pfeffer und Zucker würzen.

◆ Eier abgießen und kalt abschrecken. Spinat verlesen, waschen und abtropfen lassen. Knoblauch schälen und hacken.

◆ Restliche Zwiebelwürfel und Knoblauch im übrigen Öl andünsten. Spinat zufügen und zusammenfallen lassen. Mit Salz und Pfeffer kräftig würzen.

◆ Eier hacken und zum Spinat geben. Crème fraîche unterrühren. Cannellonirollen mit Spinat-Eimasse füllen und in eine flache Auflaufform schichten. Einzelne Lagen mit Tomatensoße begießen. Restliche Tomatensoße zum Schluß über die Cannelloni geben.

◆ Käse reiben und auf der Tomatensoße gleichmäßig verteilen. Cannelloni im vorgeheizten Backofen (E-Herd: 200 °C/ Gas: Stufe 3) ca. 35 Minuten goldgelb überbacken.

Zubereitungszeit ca. 1 Stunde.
Pro Portion ca. 2680 Joule/640 Kalorien. E: 33 g, F: 32 g, KH: 53 g.

FOOD and more TIP

Pasta machen nicht dick. Es sind die kalorienhaltigen Soßen, die auf die Waage schlagen. Nudeln sind für uns ein wichtiger Energielieferant – sie liefern Futter fürs Gehirn.

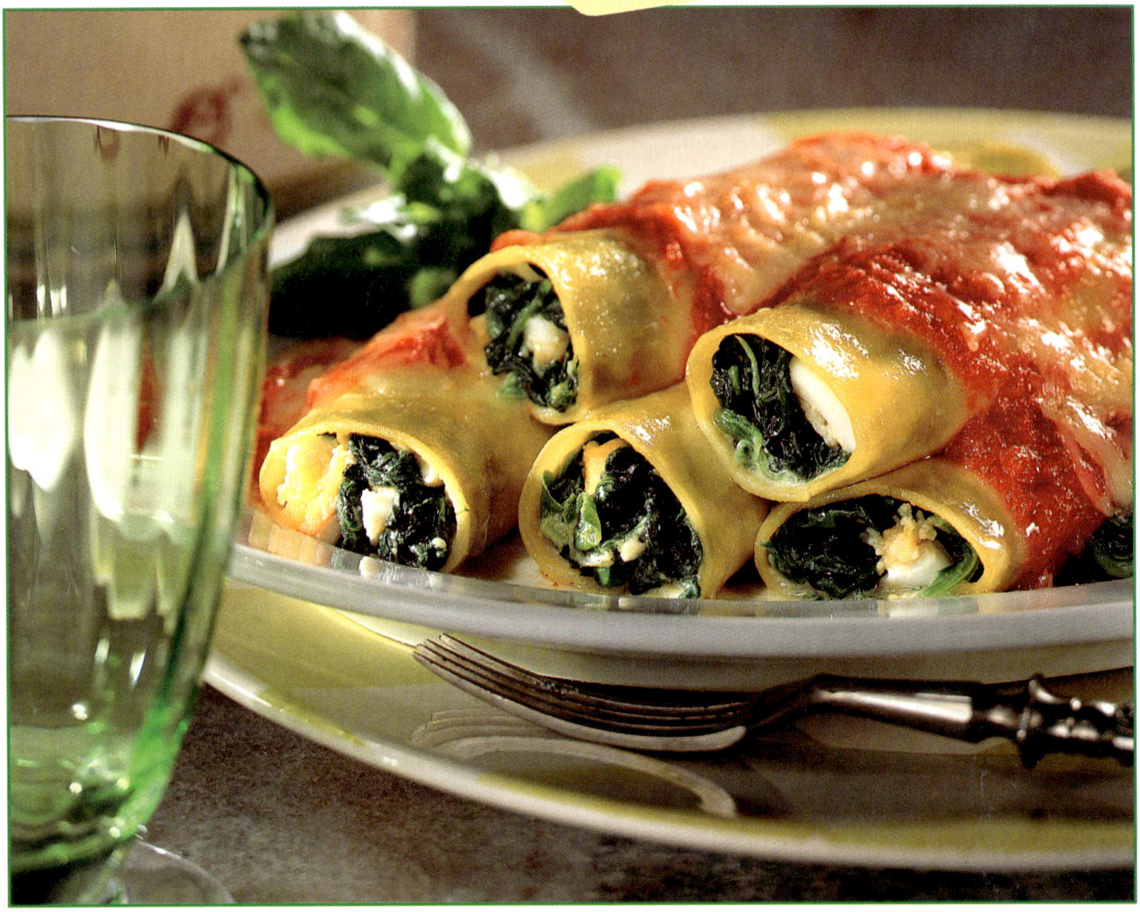

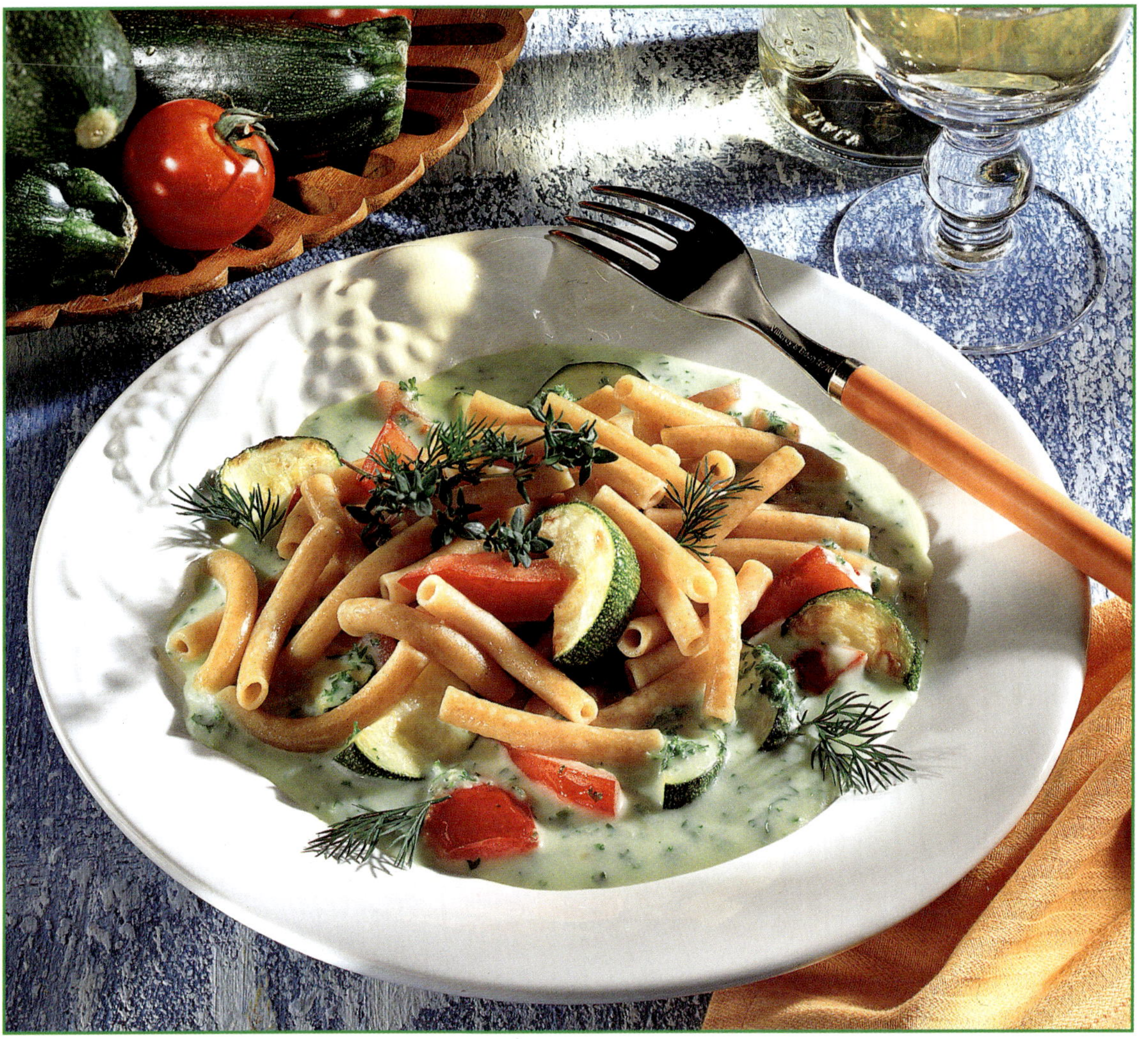

VOLLKORN-NUDELN MIT ZUCCHINI-SOSSE

ZUTATEN FÜR 4 PERSONEN:

300 g Zucchini
4 Tomaten
3 Stiele Dill
3 Stiele Thymian
1 Zwiebel
300 g Vollkorn-Nudeln; z. B. Maccaroni
Salz
2 EL Olivenöl
½ l Gemüsebrühe (Instant)
1 Becher (200 g) Schlagsahne
Pfeffer
100 g Doppelrahm-Frischkäse

◆ Zucchini waschen, putzen, längs halbieren und in Scheiben schneiden. Tomaten waschen, putzen, vierteln und entkernen. Fruchtfleisch in Stücke schneiden. Kräuter waschen, trockenschütteln und, bis auf etwas zum Garnieren, fein hacken. Zwiebel schälen, fein würfeln.

◆ Die Nudeln in kochendem Salzwasser 7–10 Minuten garen. Anschließend abgießen und abtropfen lassen.

◆ Olivenöl in einer Pfanne erhitzen. Zwiebelwürfel und Zucchinischeiben darin unter Wenden 3–5 Minuten anbraten. Mit Brühe und Sahne ablöschen. Soße aufkochen und mit Salz und Pfeffer würzen.

◆ Tomaten und Kräuter zufügen. Käse darin schmelzen lassen. Nochmals abschmecken. Nudeln mit der Soße anrichten und mit Kräutern garnieren.

Zubereitungszeit ca. 30 Minuten.
Pro Portion ca. 2430 Joule/580 Kalorien. E: 15 g, F: 33 g, KH: 51 g.

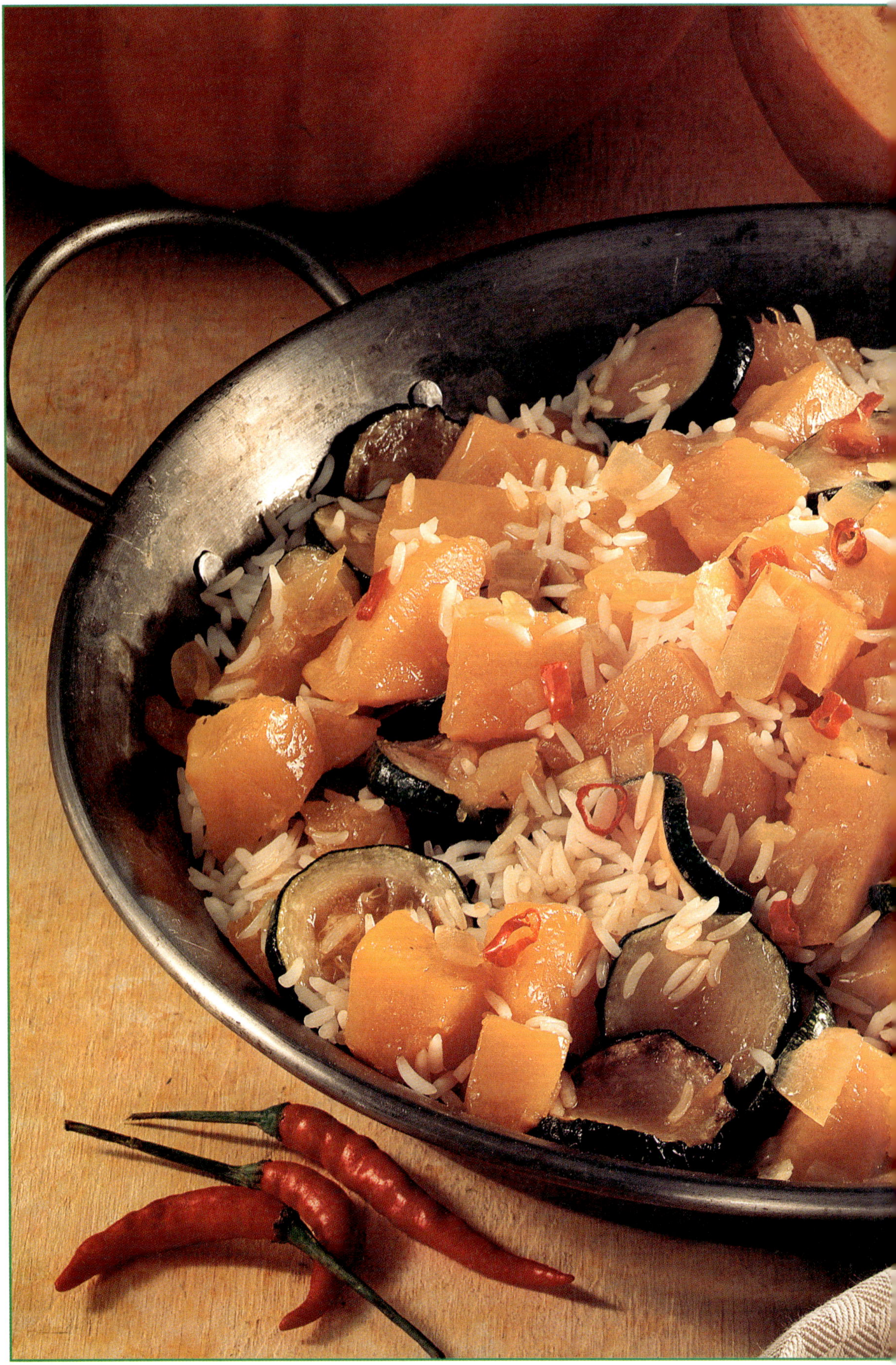

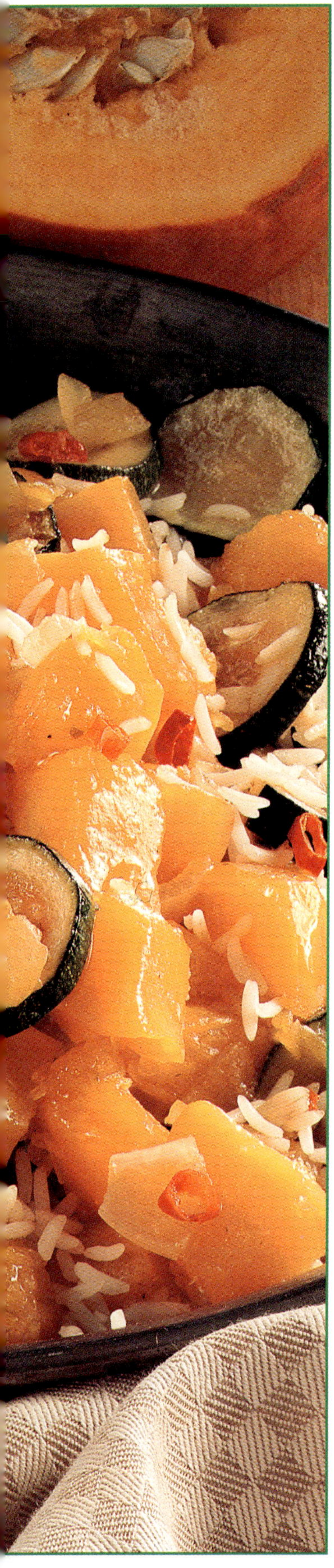

SCHARFE KÜRBIS-REIS-PFANNE

FOTO

ZUTATEN FÜR 4 PERSONEN:

½ l Gemüsebrühe (Instant)
150 g Langkornreis
800 g Kürbis (geputzt ca. 600 g)
250 g Zucchini
1 Zwiebel
1 Knoblauchzehe
1–2 rote Chilischoten
125 g Zucker
100 ml Weißwein-Essig
1 Gewürznelke
1 Prise gemahlener Zimt

◆ 350 ml Brühe aufkochen, Reis zufügen und zugedeckt bei schwacher Hitze ca. 20 Minuten ausquellen lassen.

◆ Kürbis waschen, schälen und die Kerne entfernen. Kürbis grob würfeln. Zucchini putzen, waschen und in feine Scheiben schneiden. Zwiebel und Knoblauch schälen und fein würfeln. Chilischoten waschen, entkernen und in Ringe schneiden.

◆ Zucker in einer Pfanne leicht karamelisieren lassen. Mit Essig und restlicher Brühe ablöschen und unter Rühren aufkochen lassen. Kürbis, Zucchini, Zwiebel, Knoblauch, Chili, Gewürznelke und Zimt zufügen. Alles 8–10 Minuten köcheln lassen. Reis unterheben und kurz anschmoren. Sofort servieren.

Zubereitungszeit ca. 30 Minuten.
Pro Portion ca. 1260 Joule/300 Kalorien. E: 5 g, F: 0 g, KH: 69 g.

GEFÜLLTES FLADENBROT

ZUTATEN FÜR 4 PERSONEN:

je 1 gelbe, rote und grüne Paprikaschote
1 Zucchini (ca. 250 g)
3 Knoblauchzehen
2 Zwiebeln
2 Packungen (à 220 g) Mozzarella-Käse (italienischer Frischkäse)
3 EL Olivenöl
1 TL getrockneter Rosmarin
Salz
Pfeffer
Edelsüß-Paprika
1 Fladenbrot (ca. 300 g)
bunter Pfeffer
nach Belieben frischer Rosmarin zum Garnieren

◆ Paprika und Zucchini putzen, waschen und in Stücke schneiden. Knoblauch und Zwiebeln schälen, fein würfeln. Mozzarella gut abtropfen lassen und in Scheiben schneiden.

◆ Öl in einer Pfanne erhitzen. Zucchini und Paprika darin unter Wenden ca. 5 Minuten braten. Knoblauch und Rosmarin ca. 1 Minute vor Ende der Bratzeit zufügen. Mit Salz, Pfeffer und Paprika würzen.

◆ Einen Deckel vom Fladenbrot herausschneiden, dabei einen 1 cm breiten Rand stehenlassen. Gemüse und Mozzarellascheiben in das Brot geben und im vorgeheizten Backofen (E-Herd: 200 °C/ Umluft: 175°C/ Gas: Stufe 3) ca. 15 Minuten backen. Fladenbrot mit buntem Pfeffer bestreuen und nach Belieben mit Rosmarin garniert servieren.

Zubereitungszeit ca. 40 Minuten.
Pro Portion ca. 1630 Joule/390 Kalorien. E: 20 g, F: 19 g, KH: 35 g.

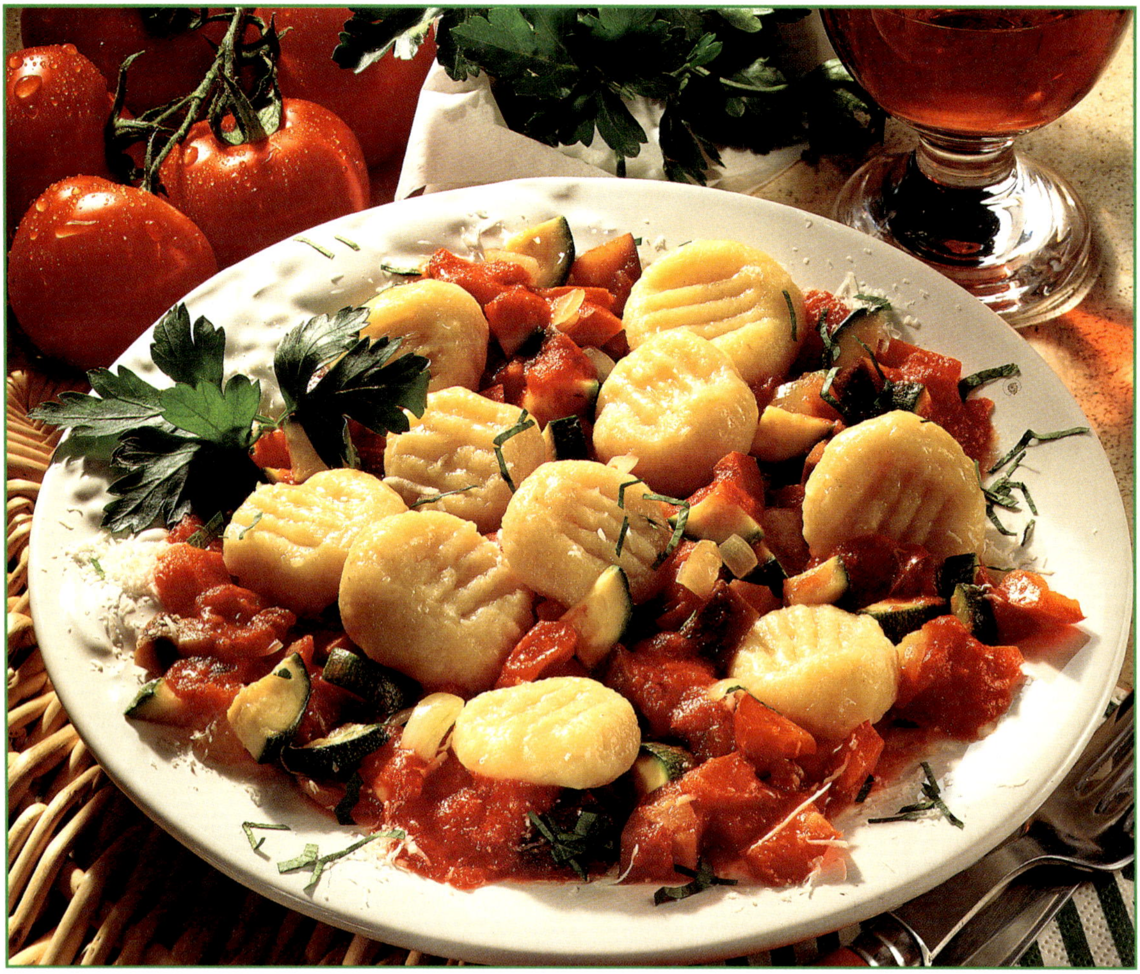

PARMESAN-GNOCCHI AUF GEMÜSE

ZUTATEN FÜR 4 PERSONEN:

500 g mehlig kochende Kartoffeln
150 g Mehl
30 g geriebener Parmesan-Käse
Salz
1 Zwiebel
1 Aubergine
1 Zucchini
1 rote Paprikaschote
2 EL Olivenöl
1 Packung (250 g) Tomatenfruchtfleisch in Stücken
Pfeffer
1 Bund Petersilie
Mehl für die Arbeitsfläche
Frischhaltefolie

◆ Kartoffeln waschen und in kochendem Wasser ca. 20 Minuten garen. Anschließend abgießen, kalt abschrecken und pellen. Noch heiß durch eine Kartoffelpresse drücken. Etwas abkühlen lassen.

◆ Mehl und Parmesan nach und nach unter die Kartoffelmasse kneten. Mit Salz würzen und auf einer bemehlten Arbeitsfläche zu länglichen Rollen (ca. 2 cm Ø) formen. In Scheiben schneiden und mit einer Gabel eindrücken. Mit Folie bedeckt beiseite legen.

◆ Zwiebel schälen und würfeln. Gemüse putzen, waschen und kleinschneiden. Zwiebelwürfel und Paprika in heißem Öl ca. 3 Minuten dünsten. Rest Gemüse zufügen und weitere ca. 5 Minuten garen. Tomatenstückchen zugeben und mit erhitzen. Mit Salz und Pfeffer abschmecken.

◆ Gnocchi in leicht siedendem Salzwasser 3–5 Minuten garen, bis sie an die Oberfläche steigen. Mit einer Schaumkelle herausnehmen.

◆ Petersilie waschen, trockenschütteln und, bis auf etwas zum Garnieren, hacken. Gnocchi und Gemüse mit Petersilie bestreuen und garnieren.

Zubereitungszeit ca. 1 Stunde (ohne Wartezeit).

Pro Portion ca. 1260 Joule/310 Kalorien. E: 11 g, F: 8 g, KH: 48 g.

KARTOFFEL-ZUCCHINI-PUFFER

ZUTATEN FÜR 1 PERSON:

200 g Brokkoli
Salz
1–2 TL heller Soßenbinder
Pfeffer
geriebene Muskatnuß
1 EL Crème fraîche
300 g Kartoffeln
100 g Zucchini
1 Eigelb
1 TL Mehl
1 TL Öl
grob gemahlene Rosa Beeren
Petersilie zum Garnieren

◆ Brokkoli putzen, waschen und in kleine Röschen teilen. In ¼ Liter kochendem Salzwasser ca. 7 Minuten bißfest garen. Anschließend gut abtropfen lassen und den Fond dabei auffangen.

◆ 100 ml Fond aufkochen. Soßenbinder einrühren und nochmals aufkochen. Mit Salz, Pfeffer und Muskat abschmekken. Mit Crème fraîche verfeinern. Brokkoli darin erwärmen.

◆ Für den Puffer Kartoffeln schälen, waschen und grob raspeln. Zucchini putzen, waschen und raspeln. Beides mit Eigelb und Mehl mischen. Mit Salz und Pfeffer würzen.

◆ Aus der Kartoffelmasse im heißen Öl von jeder Seite 2–3 Minuten einen Puffer braten. Mit dem Brokkoli anrichten Mit Rosa Beeren bestreuen und mit Petersilie garnieren.

Zubereitungszeit ca. 35 Minuten.
Portion ca. 1760 Joule/420 Kalorien. E: 15 g, F: 18 g, KH: 48 g.

FOOD and more TIP

Der aus der Kohlfamilie stammende Brokkoli kommt bei uns immer häufiger auf den Tisch. Nicht ohne Grund: Sein feiner Geschmack erinnert leicht an Spargel, und der hohe Gehalt an B-Vitaminen ist gut für starke Nerven. Guten Appetit!

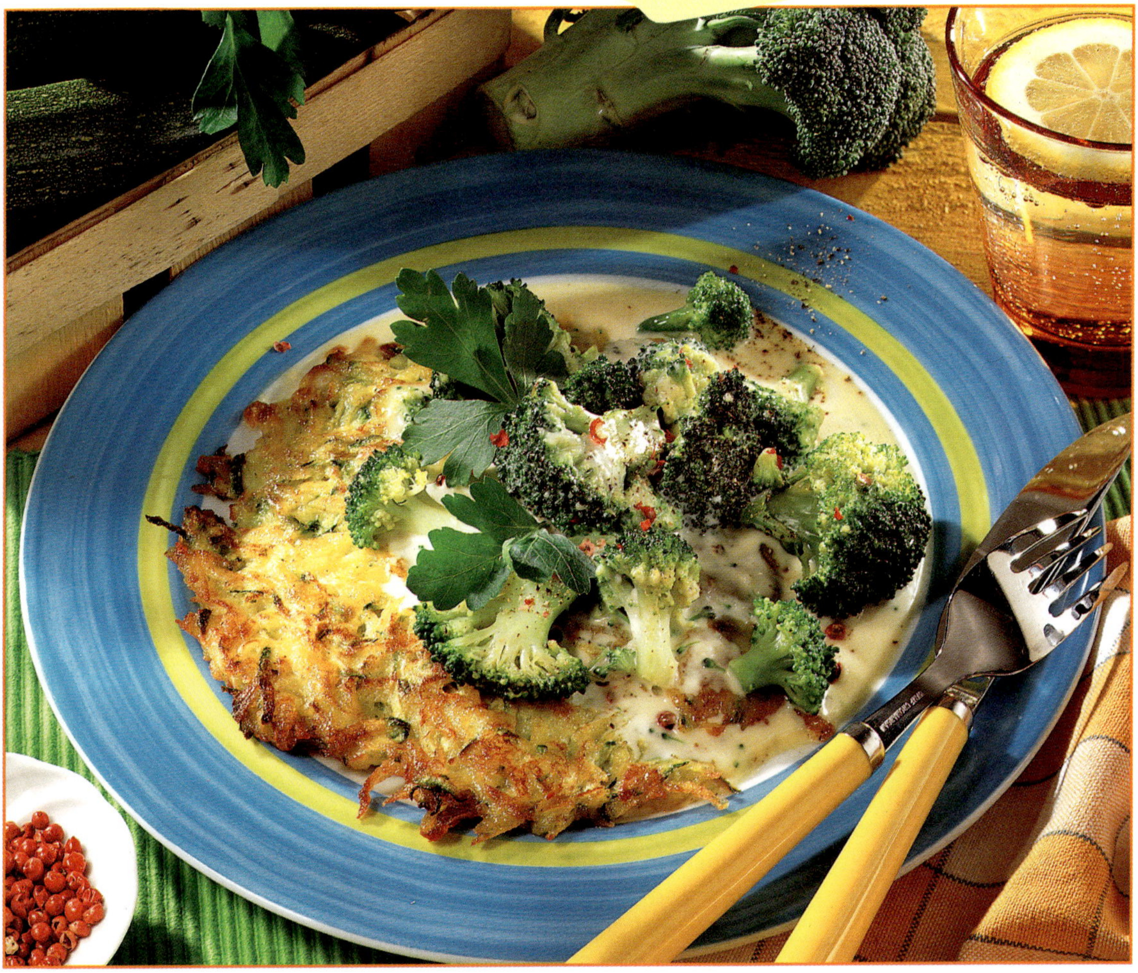

GEFÜLLTE PAPRIKASCHOTE MIT REISSALAT

FOTO

ZUTATEN FÜR 4 PERSONEN:

200 g Naturreis
½ l Gemüsebrühe (Instant)
50 g Radieschensprossen
2 Tomaten
100 g Bel Paese-Käse
4 grüne Paprikaschoten
1 Zwiebel
2–3 Knoblauchzehen
150 g Rauke (Rucola)
2 TL mittelscharfer Senf
Salz, Pfeffer
Zucker
6 EL Weißwein-Essig
1–2 EL Sojasoße
3–4 EL Olivenöl

◆ Den Reis in der Brühe ca. 20 Minuten garen. Inzwischen die Sprossen waschen und abtropfen lassen. Tomaten putzen, waschen, in Stücke schneiden. Käse fein würfeln.

◆ Deckel der Paprikaschoten abschneiden, Strunk herausdrehen. Paprika putzen und waschen. Zwiebel und Knoblauch schälen, würfeln. Rauke putzen, waschen und die Hälfte in Stücke zupfen. Sprossen, Tomaten, Zwiebel, Käse, Reis und zerzupfte Rauke mischen.

◆ Senf, Knoblauch, Salz, Pfeffer, Zucker, Essig und Sojasoße verrühren. Öl darunterschlagen und mit dem Reissalat mischen. Ca. 30 Minuten ziehen lassen. Salat in die Schoten füllen, Deckel daraufsetzen und mit Rauke verzieren.

Zubereitungszeit ca. 35 Minuten (ohne Wartezeit).
Pro Portion ca. 1720 Joule/410 Kalorien. E: 15 g, F: 18 g, KH: 45 g.

HIRSE-RAUTEN MIT PILZRAGOUT

ZUTATEN FÜR 4 PERSONEN:

1 Zwiebel
150 g Hirse-Grieß
50 g Butter oder Margarine
½ l Gemüsebrühe (Instant)
1 Eigelb
100 g geriebener Greyerzer-Käse
Salz, Pfeffer
1 Bund Petersilie
½ Bund Thymian
1 Tomate
500 g Champignons
100 g Austernpilze
100 g Shiitake-Pilze
150 g Schlagsahne
Tomaten, Petersilie und Thymian zum Garnieren

◆ Zwiebel schälen und würfeln. Mit Hirse-Grieß in 20 g heißem Fett andünsten. Brühe angießen und ca. 5 Minuten bei geringer Hitze quellen lassen. Eigelb und Käse unterrühren. Mit Salz und Pfeffer würzen. Masse in einer Auflaufform (ca. 15 x 20 cm) glattstreichen.

◆ Kräuter waschen und hakken. Tomate putzen, waschen und würfeln. Pilze putzen, waschen und vierteln.

◆ Hirsemasse stürzen und daraus ca. 8 Rauten schneiden. Restliches Fett in einer Pfanne schmelzen und Rauten darin von beiden Seiten ca. 3 Minuten goldbraun braten. Herausnehmen und warm stellen.

◆ Pilze im Bratfett anbraten. Mit Sahne und 150 ml Wasser ablöschen. Mit Salz und Pfeffer würzen. Kräuter unterheben. Alles anrichten. Mit Tomate und Kräutern garnieren.

Zubereitungszeit ca. 35 Minuten.
Pro Portion ca. 2100 Joule/500 Kalorien. E: 18 g, F: 35 g, KH: 30 g.

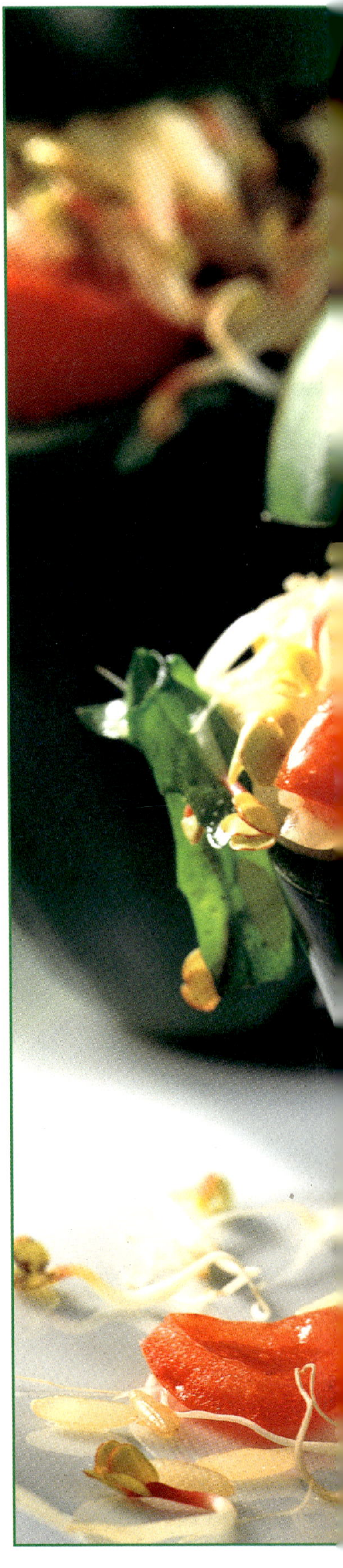

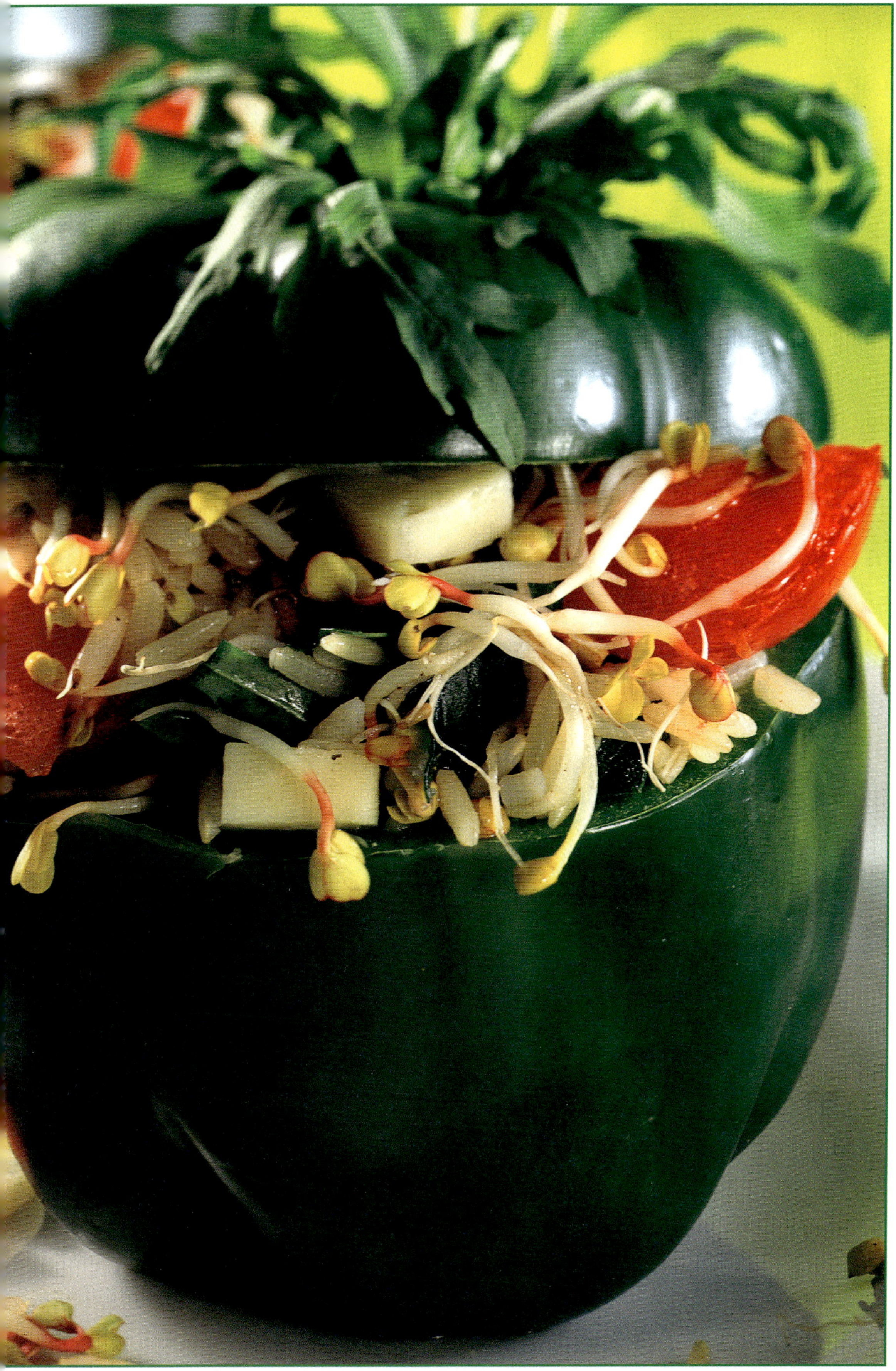

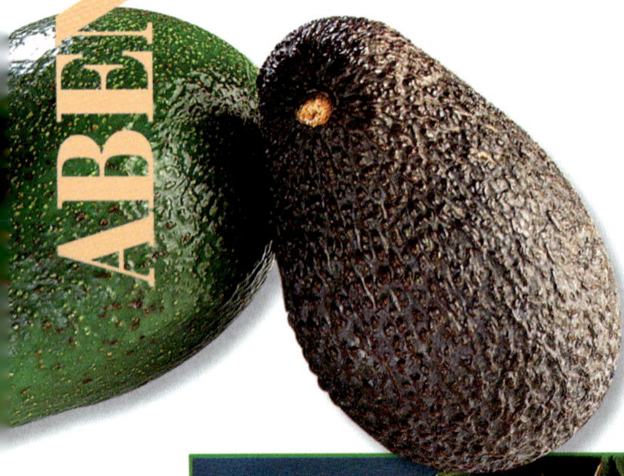

ERFRISCHEND BUNTER SALAT

ZUTATEN FÜR 4 PERSONEN:

1 kleine Galiamelone
200 g Kirschtomaten
2 gelbe Paprikaschoten
1 Salatgurke
1 Avocado
6 EL Weinessig
3 EL Zitronensaft
Salz
grober bunter Pfeffer
Zucker
6 EL Öl
125 g Rauke (Rucola)
einige grüne Pfefferkörner

◆ Melone vierteln, entkernen und aus dem Fruchtfleisch mit einem Kugelausstecher Kugeln ausstechen. Die Tomaten putzen, waschen und halbieren. Paprika waschen, putzen und in feine Ringe schneiden. Salatgurke waschen. Der Länge nach, am besten mit einem Spargelschäler, in breite Streifen schneiden. Avocado halbieren, entkernen, schälen und das Fruchtfleisch in Scheiben schneiden.

◆ Essig und Zitronensaft mit Salz, Pfeffer und Zucker würzen. Öl darunterschlagen.

◆ Vorbereitete Salatzutaten und Marinade mischen. Rauke putzen, waschen, in mundgerechte Stücke zupfen und eine Salatschüssel damit auslegen. Salat einfüllen, Pfefferkörner darüberstreuen und servieren.

Zubereitungszeit ca. 30 Minuten.
Pro Portion ca. 1300 Joule/310 Kalorien. E: 3 g, F: 27 g, KH: 11 g.

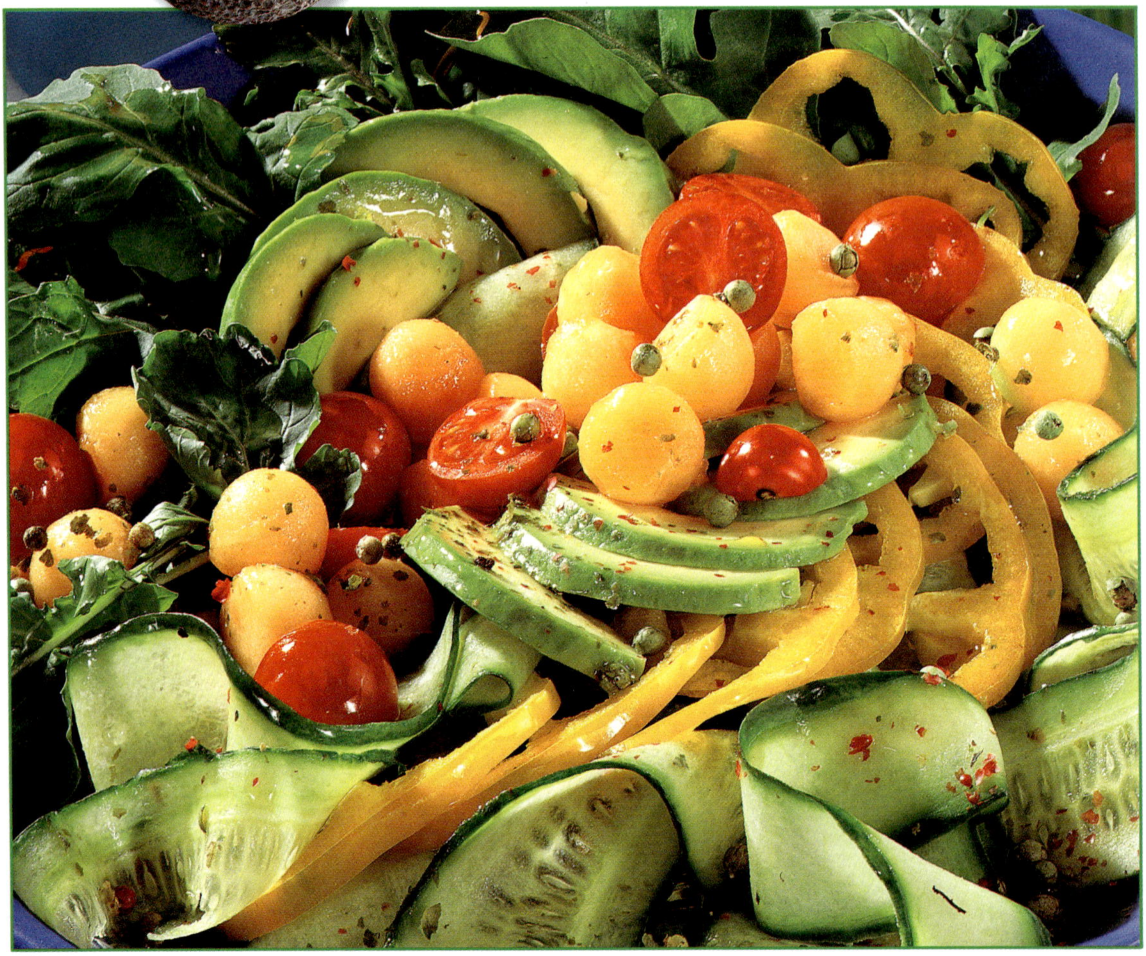

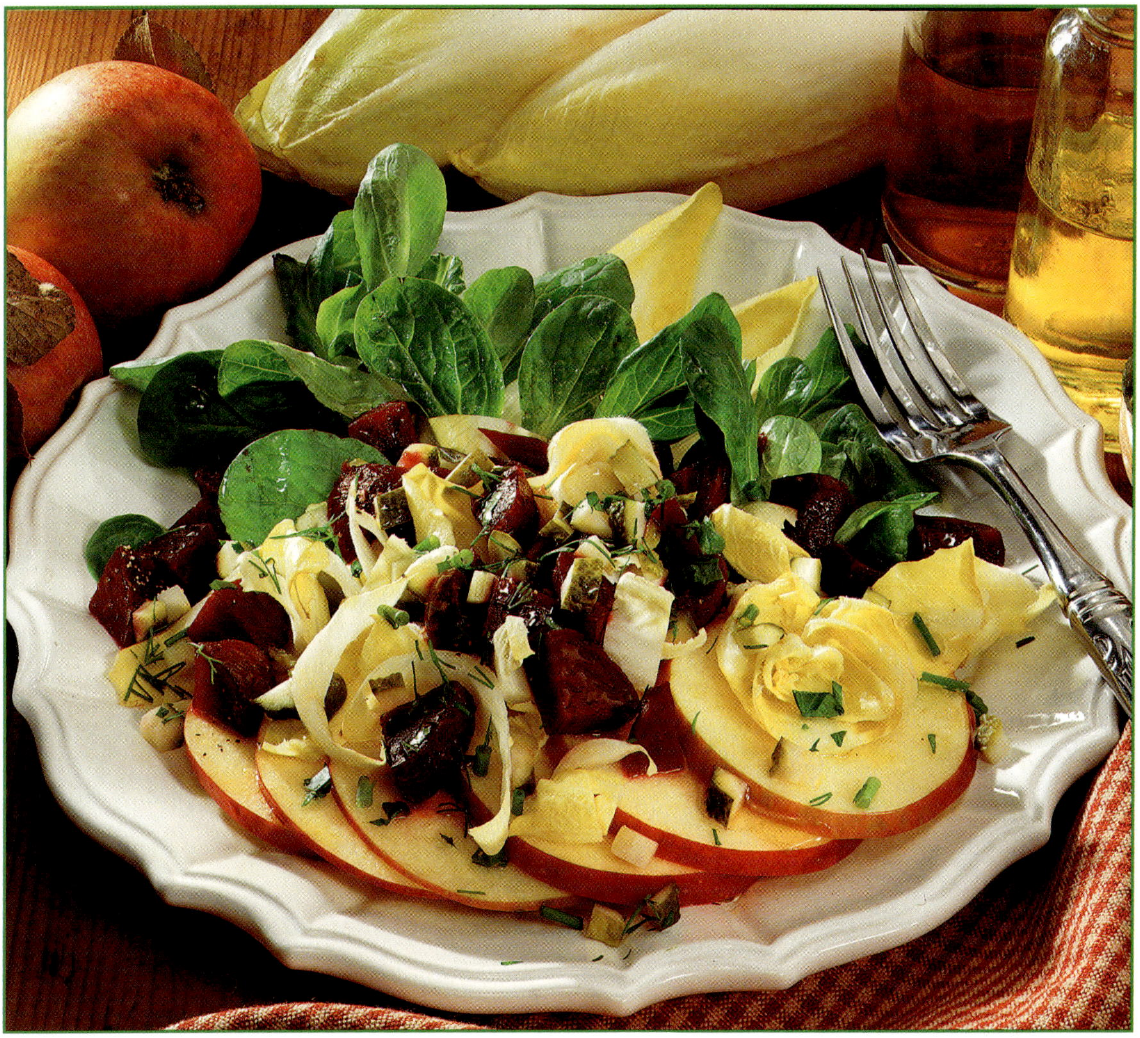

CHICORÉE-APFELSALAT MIT ROTER BETE

ZUTATEN FÜR 4 PERSONEN:

500 g Chicorée
150 g Feldsalat
3 kleine Äpfel (ca. 400 g)
200 g Gewürzgurken
375 g eingelegte rote Bete (aus dem Glas)
4 EL Apfel- oder Obstessig
Salz
Pfeffer aus der Mühle
1 TL grober, körniger Senf
4 EL Öl
½ Bund Schnittlauch
½ Bund Dill

◆ Chicorée putzen, waschen, gut trockentupfen und, bis auf 8 schöne äußere Blätter, in feine Streifen schneiden. Feldsalat putzen, gründlich waschen und abtropfen lassen. Äpfel waschen, Kerngehäuse mit einem Apfelausstecher herausstechen und die Äpfel in Ringe schneiden. Gewürzgurken fein und rote Bete grob würfeln.

◆ Essig, etwas Salz, Pfeffer und Senf verrühren. Öl darunterschlagen. Schnittlauch und Dill waschen, trockentupfen, fein hacken und unterrühren.

◆ Äpfel, Chicoréeblätter und Feldsalat auf 4 Salattellern anrichten. Chicoréestreifen, rote-Bete-Würfel und Gewürzgurken mischen und auf die Salatteller verteilen. Mit der Vinaigrette übergießen und sofort servieren.

Zubereitungszeit ca. 30 Minuten.
Pro Portion ca. 790 Joule/190 Kalorien. E: 3 g, F: 11 g, KH: 16 g.

KNACKIGER FRÜHLINGSSALAT

Foto

ZUTATEN FÜR 4 PERSONEN:

1 Kohlrabi
1 Bund Radieschen
2 Lauchzwiebeln
1/2 Kopf Eskariol-Salat
300 g Buttermilch
2 EL Crème fraîche
1–2 EL Zitronensaft
Salz
weißer Pfeffer
1 Prise Zucker
1/2 Beet Kresse

◆ Kohlrabi, Radieschen und Lauchzwiebeln putzen und waschen. Kohlrabi in grobe Stifte, Radieschen in Scheiben und Lauchzwiebeln in feine Ringe schneiden. Salat putzen, waschen und in mundgerechte Stücke schneiden.

◆ Buttermilch und Crème fraîche glattrühren. Mit Zitronensaft, Salz, Pfeffer und Zucker abschmecken. Kresse waschen, trockenschütteln, Blättchen mit einer Schere vom Beet schneiden und in die Soße rühren.

◆ Vorbereitete Salatzutaten auf 4 Tellern anrichten. Buttermilch-Soße darübergeben.

Zubereitungszeit ca. 20 Minuten.
Pro Portion ca. 330 Joule/80 Kalorien. E: 4 g, F: 4 g, KH: 6 g.

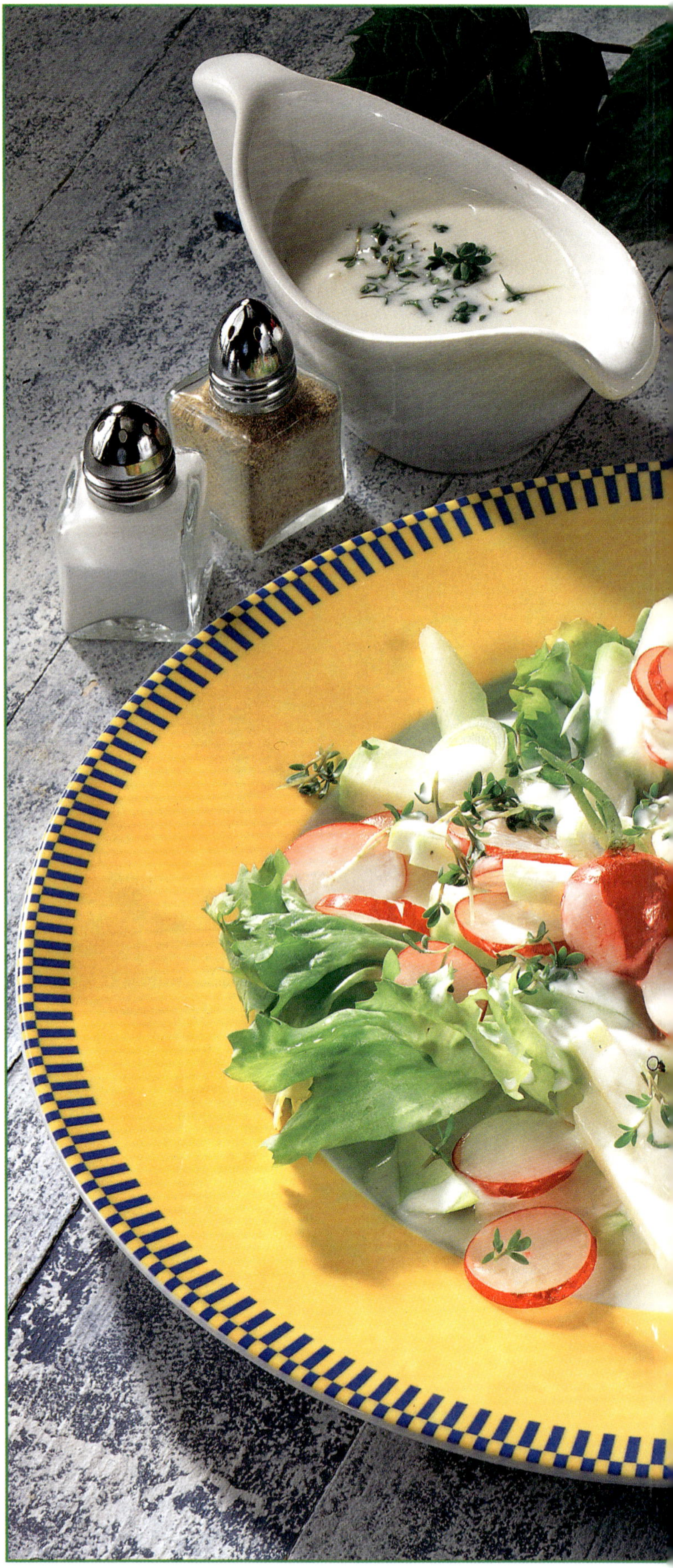

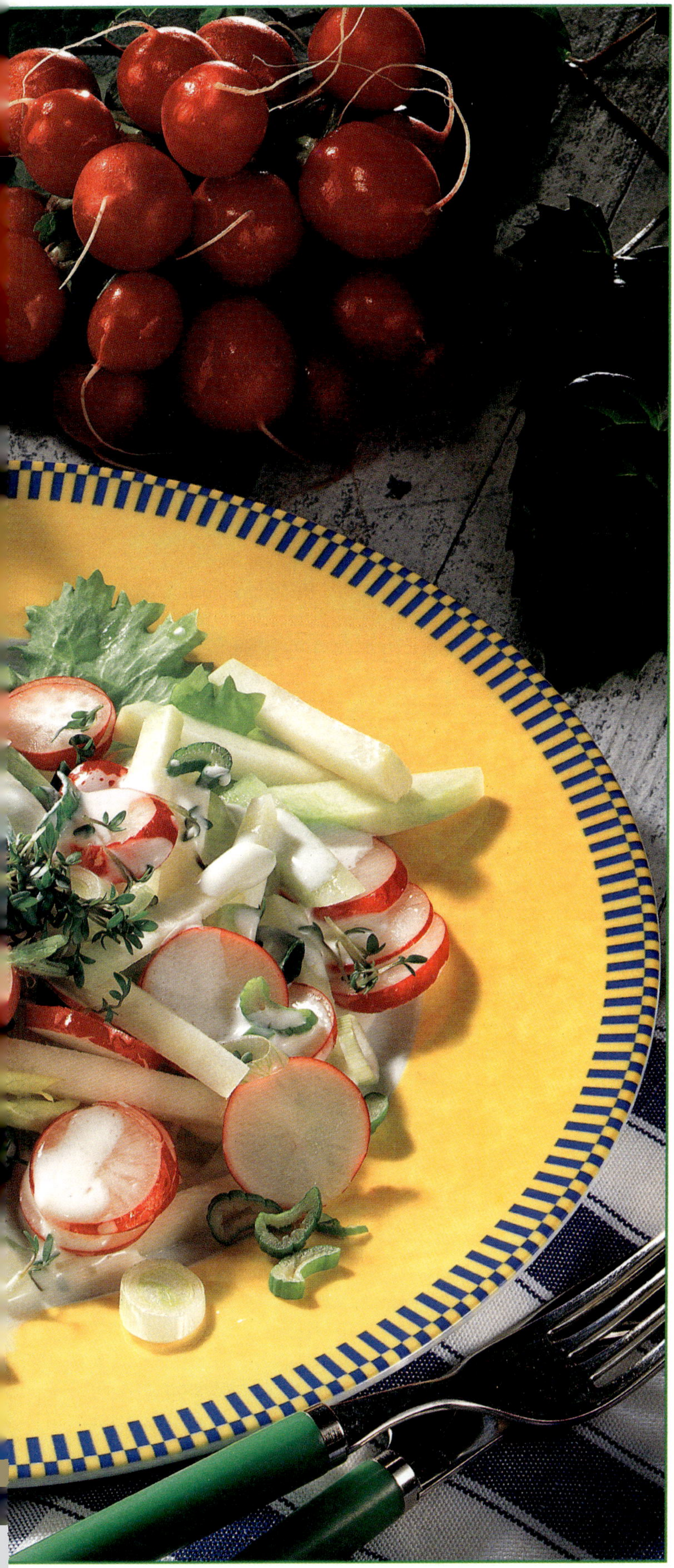

LINSEN-SPROSSENSALAT MIT LAMM

ZUTATEN FÜR 2 PERSONEN:

250 g ausgelöster Lammrücken (Lammlachs)
Pfeffer
3 EL Sonnenblumenöl
100 g Zuckerschoten
Salz
1 Packung (250 g) Linsensprossen
2 EL Himbeer-Essig
1 Prise Zucker
1 kleiner Kopf Radicchio-Salat
Petersilie zum Garnieren
Alufolie

◆ Lammlachs waschen, trokkentupfen und mit Pfeffer einreiben. Fleisch in 2 Eßlöffel heißem Öl kurz anbraten. Bei mittlerer Hitze in ca. 10 Minuten zu Ende braten.

◆ Zuckerschoten putzen, waschen und in Salzwasser ca. 5 Minuten kochen. Sprossen verlesen, waschen und auf einen Sieb abtropfen lassen.

◆ Fleisch herausnehmen, mit Salz würzen und in Alufolie gewickelt ruhen lassen. Restliches Öl, Essig und 2 Eßlöffel Wasser in den Bratensatz geben und unter Rühren aufkochen. Mit Salz, Pfeffer und Zucker abschmecken. Sprossen und abgetropfte Zuckerschoten darin wenden.

◆ Salat putzen, waschen und eine Platte damit auslegen. Fleisch aufschneiden und mit Zuckerschoten und Sprossen auf dem Salat anrichten. Mit Petersilie garniert servieren.

Zubereitungszeit ca. 30 Minuten.
Pro Portion ca. 1340 Joule/320 Kalorien. E: 31 g, F: 15 g, KH: 8 g.

Rezept-Register